W0253840

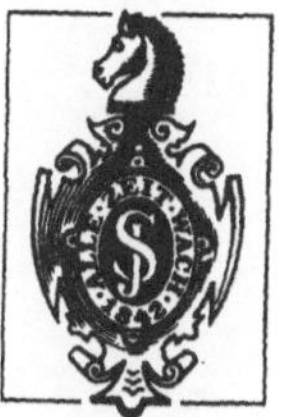

# Refresher Course

# Aktuelles Wissen für Anästhesisten

Nr. 19 September 1993, Dresden

Herausgegeben von der
Deutschen Akademie für Anästhesiologische Fortbildung

Springer-Verlag
Berlin Heidelberg New York London Paris
Tokyo Hong Kong Barcelona Budapest

Prof. Dr. R. Purschke
Deutsche Akademie für
Anästhesiologische Fortbildung
St. Johannes-Hospital
Johannesstraße 9-11
D-44137 Dortmund

*Mit 28 Abbildungen*

ISBN-13 : 978-3-540-57197-1 e-ISBN-13 : 978-3-642-78493-4
DOI: 10.1007/978-3-642-78493-4



Satz: M. Masson-Scheurer, 66459 Kirkel

19/3130-5 4 3 2 1 0 - Gedruckt auf säurefreiem Papier

# Geleitwort

Die Deutsche Akademie für Anästhesiologische Fortbildung (DAAF) veranstaltet ihren 19. Refresher Course unter der Federführung von Prof. Dr. Purschke im zeitlichen Rahmen des Zentraleuropäischen Anästhesiekongresses (ZAK) in Dresden. Dem Präsidenten der Deutschen Gesellschaft für Anästhesiologie und Intensivmedizin, Herrn Prof. Dr. Benad, sei an dieser Stelle herzlich dafür gedankt, daß diese Weiterbildung im Zusammenhang mit dem ZAK stattfinden kann.

Anfängliche Bedenken bezüglich der Unterbringungs- und Veranstaltungsmöglichkeiten dürften in der Zwischenzeit ausgeräumt und einer freudigen Erwartung gewichen sein, so daß das historische Anästhesietreffen in der sächsischen Hauptstadt ein fachliches und kulturelles Großereignis für uns alle werden dürfte

Dem Veranstalter, den Vorsitzenden und den Referenten sei im Namen der DAAF für ihre Mühen sehr gedankt. Den Teilnehmern wünsche ich einen erfolgreichen Verlauf sowie stimulierende und verbindende Eindrücke in der sächsischen Metropole.

Univ.-Prof. Dr. med. G. Hempelmann
Präsident der Deutsche Akademie für
Anästhesiologische Fortbildung

# Inhaltsverzeichnis

Für Form und Inhalt der Beiträge sind ausschließlich die Autoren verantwortlich

# Verzeichnis der erstgenannten Autoren

ADAMS, H. A., Priv.-Doz. Dr. med.
Abteilung für Anästhesie und Intensivmedizin,
Marienkrankenhaus Trier-Ehrang, August-Antz-Str. 22, 54293 Trier

ALTEMEYER, K.-H., Prof. Dr. med.
Klinik für Anästhesiologie und operative Intensivmedizin,
Saarbrücker Winterbergkliniken, Postfach 75, 66119 Saarbrücken

BOLDT, J., Prof. Dr. med.
Abteilung Anästhesiologie und operative Intensivmedizin,
Justus-Liebig-Universität Gießen, Klinikstr. 29, 35392 Gießen

BORMANN, B. VON, Prof. Dr. med.
Klinik für Anästhesiologie und operative Intensivmedizin,
St. Johannes-Hospital, An der Abtei 7–11, 47166 Duisburg-Hamborn

BRANDT, L., Prof. Dr. med.
Klinik für Anästhesie, Intensivmedizin und Schmerztherapie,
Kliniken der Stadt, Heusnerstr. 40, 42283 Wuppertal

BRAUN, U., Prof. Dr. med.
Zentrum Anästhesiologie, Rettungs- und Intensivmedizin
der Universität Göttingen, Robert-Koch-Str. 40, 37075 Göttingen

BREUCKING, ELISABETH, Dr. med.
Oberärztin am Institut für Anästhesie der Kliniken der Stadt Wuppertal,
Klinikum Barmen, Heusnerstr. 40, 42283 Wuppertal

DIEFENBACH, C., Dr. med.
Institut für Anästhesiologie und operative Intensivmedizin
der Universität Köln, Joseph-Stelzmann-Str. 9, 50924 Köln

ECKART, J., Prof. Dr. med.
Institut für Anästhesiologie und operative Intensivmedizin,
Zentralklinikum, Postfach 10 19 20, 86009 Augsburg

KREIENBÜHL, G., Dr. med.
Kantonspital St. Gallen, Institut für Anästhesiologie, CH-9006 St. Gallen

LANDAUER, B., Prof. Dr. med.
Abteilung für Anästhesiologie und operative Intensivmedizin,
Städtisches Krankenhaus München-Bogenhausen, Englschalkinger Str. 77,
81925 München

MACHOTTA, A., Dr. med.
Universitätsklinikum R. Virchow, Klinik für Anästhesiologie,
Postfach 65 02 69, 13302 Berlin

MANG H., Dr. med.
Institut für Anästhesiologie, Universität Erlangen-Nürnberg,
Krankenhausstr. 12, 91054 Erlangen

MARTIN E., Prof. Dr. med.
Klinikum für Anästhesiologie, Ruprecht-Karls-Universität Heidelberg,
Im Neuenheimer Feld 110, 69120 Heidelberg

MERTZLUFFT, F., Priv-Doz. Dr. med.
Universitätskliniken des Saarlandes, Institut für Anästhesiologie,
Warburgring 78, 66421 Homburg

RADKE, J., Prof. Dr. med.
Universitätsklinik Halle-Wittenberg, Klinik für Anästhesiologie,
Magdeburger Str. 16, 06112 Halle
TRYBA, M., Prof. Dr. med.
Universitätsklinik für Anästhesiologie, Intensiv- und Schmerztherapie,
Berufsgenossenschaftliche Krankenanstalten Bergmannsheil,
Ruhr-Universität Bochum, Gilsingstr. 14, 44789 Bochum

# Muskelrelaxation und ihre Antagonisierung

C. DIEFENBACH

Eine unmittelbar postoperativ eingeschränkte muskuläre Reserve als Folge einer unvollständig abgeklungenen neuromuskulären Blockade kann zu hypoxischen Komplikationen durch Beeinträchtigung der Schutzreflexe, Verlegung der Atemwege und Minderung der Kraft der Atemmuskulatur führen. Eine Antagonisierung der neuromuskulären Blockade dient der rascheren Wiederherstellung der neuromuskulären Funktion, als sie durch das spontane Abklingen der Wirkung eines Muskelrelaxans erfolgen würde. Die Indikationsstellung muß sich an dem Grad der bereits erfolgten Spontanerholung einer neuromuskulären Blockade orientieren.

Zur Aufhebung einer überhängenden Relaxanswirkung eignen sich Pharmaka, die die Konzentration des Trasmitters Acetylcholin im synaptischen Spalt erhöhen, so daß nichtdepolarisierende Muskelrelaxanzien aus der Rezeptorbindung verdrängt werden. Verschiedene reversible Hemmstoffe der Acetylcholinesterase erfüllen diese Aufgabe, indem sie die Abbaurate von Acetylcholin vermindern. Weite klinische Verbreitung haben die Carbaminsäureester Neostigmin (Prostigmin) und Pyridostigmin (Mestinon) gefunden.

## Pharmakologie der Cholinesterasehemmer

### *Wirkmechanismus*

Neostigmin und Pyridostigmin gehen nach elektrostatischer Anlagerung eine kovalente Bindung mit funktionellen Gruppen des aktiven Zentrums der Acetylcholinesterase ein und blockieren die Anlagerung und Spaltung von Acetylcholin. Die spontane hydrolytische Spaltung dieser Bindung zwischen der Acetylcholinesterase und dem Antagonisten erfolgt mit einer Halbwertszeit von 15–30 min, während die formal ähnlich ablaufende Spaltung des physiologischen Substrates Acetylcholin nur 42 µs benötigt.

Neben der Hemmung der Acetylcholinspaltung entfalten Cholinesterasehemmer ihrerseits eine acetylcholinartige Wirkung an den Rezeptoren der motorischen Endplatte und erleichtern die Acetylcholinfreisetzung aus der Nervenendigung [16]. Welchen Anteil die beiden letztgenannten Mechanismen am Effekt der Antagonisierung einer neuromuskulären Blockade haben, ist nicht bekannt.

### *Dosis-Wirkungs-Beziehungen*

Dosis-Effekt-Beziehungen von Cholinesterasehemmern können mit 2 Methoden erstellt werden. Die 1. Methode besteht darin, den Antagonisten am Ende der Narkose zu verabreichen. Obwohl dieser Ansatz den klinischen Gegebenheiten entspricht, wird der Effekt des Antagonisten von simultanen Ereignissen wie der Abnahme der Konzentration des Muskelrelaxans und der Inhalationsanästhetika an der motorischen Endplatte überlagert. Bei der 2. Methode wird der Antagonist während einer stabilen Anästhesietiefe und einer konstanten Infusion des Muskelrelaxans gegeben. Diese Bedingungen entsprechen zwar keiner klinisch üblichen Situation, erlauben jedoch eine präzisere Beurteilung der antagonistischen Wirkung und einen Vergleich der Cholinesterasehemmer untereinander. Unter diesen Bedingungen hatten 42 µg Neostigmin/kg KG und 210 µg Pyridostigmin/kg KG den gleichen antagonistischen Effekt auf eine stabile 90%-ige Blockade der evozierten Muskelkontraktionen durch d-Tubocurarin [5]. Die Zeiten von Injektion bis zum Erreichen der maximal antagonistischen Wirkung betrugen 7–11 min für Neostigmin und 12–16 min für Pyridostigmin. Die Wirkzeiten äquiantagonistischer Dosen betrugen 76 min (Neostigmin) und 130 min (Pyridostigmin) [5].

Für die Antagonisierung neuromuskulärer Restblockaden von Vecuronium und Atracurium gelten die gleichen Dosierungen und Wirkzeiten der Cholinesterasehemmer wie bei der Antagonisierung langwirkender Muskelrelaxanzien. Die Aufhebung einer pancuroniuminduzierten Muskelrelaxation beansprucht jedoch bei gleicher Dosierung des Antagonisten und vergleichbarer neuromuskulärer Restblockade einen längeren Zeitraum als die Aufhebung einer atracurium- oder vecuroniuminduzierten neuromuskulären Blockade.

### *Pharmakokinetik*

Nach der Injektion eines Cholinesterasehemmers kann dessen Konzentrationsverlauf im Serum vereinfacht mit den Gesetzmäßigkeiten eines offenen Zweikompartimentmodells beschrieben werden. In der unmittelbar an die Injektion anschließenden α- oder Verteilungsphase tritt der Cholinesterasehemmer in den Extrazellulärraum über und gelangt an seinen Wirkort. Die Dauer einer α-Halbwertszeit beträgt ca. 3 min (Neostigmin) bis 7 min (Pyridostigmin). Die Eliminationshalbwertszeiten betragen etwa 80 min für Neostigmin und 110 min für Pyridostigmin. Die Verteilungsvolumina betragen mit 0,7–1,4 l/kg KG das 3- bis 4fache der Verteilungsvolumina nichtdepolarisierender Muskelrelaxanzien. Beide Cholinesterasehemmer werden zu etwa 50% renal eliminiert. Ihre Clearance ist bei einer Niereninsuffizienz erheblich vermindert (s. unten).

### *Unerwünschte Wirkungen der Cholinesterasehemmer*

Entsprechend der physiologischen Funktionen der Cholinesterase führt deren Blockade zu Wirkungen im autonomen Nervensystem. Klinische Bedeutung haben die indirekten parasympathomimetischen Begleitwirkungen der Cholinesterasehemmer.

***Kreislaufwirkungen.*** Die indirekte Stimulation des Vagus kann mit einer Bradykardie, Bradyarrhythmie bis hin zur Asystolie einhergehen. Die vagotone Wirkung am Herzen verläuft hinsichtlich der Anschlagszeit und Wirkdauer parallel zu der antagonistischen Wirkung auf die neuromuskuläre Blockade.

***Muskarinartige Wirkungen.*** Cholinesterasehemmer bewirken eine vermehrte Salivation und eine intestinale Motilitätssteigerung. In einer Untersuchung wurde nach der Anwendung von Cholinesterasehemmern zur Aufhebung einer neuromuskulären Blockade eine erhöhte Inzidenz intestinaler Anastomoseninsuffizienzen beklagt. Die klinische Bedeutung dieses Befundes erscheint jedoch wegen der nicht standardisierten Operationstechniken fragwürdig. Andere Untersuchungen wiesen zwar einen Anstieg des intraluminales Druck in Dünn- und Dickdarm durch Neostigmin nach, konnten jedoch keine Häufung von Anastomoseninsuffizienzen durch den Cholinesterasehemmer belegen [2].

Eine Studie belegte eine 2- bis 4fach höhere Inzidenz von postoperativer Übelkeit und Erbrechen nach der Anwendung von Neostigmin (2,5 mg) und Atropin (1,2 mg) im Vergleich zu einer Kontrollgruppe, die keine Antagonisten der neuromuskulären Blockade erhalten hatte [12].

Die cholinergische Stimulation durch die Hemmung der Cholinesterase bewirkt eine Broncholonstriktion. Der tatsächliche Effekt der Cholinesterasehemmer auf den Atemwegswiderstand ist nicht untersucht worden, da sie im Regelfall in der Ausleitungsphase einer Narkose gegeben werden, während der auch andere Faktoren zu einer Erhöhung des Bronchotonus führen (Schmerz, flache Anästhesie, Tubusreiz).

### *Interaktionen*

Verschiedene physiologische und pathophysiologischen Umstände beeinflussen die Effektivität der antagonistischen Wirksamkeit der Cholinesterasehemmer.

***Neuromuskuläre Erkrankungen.*** Bei Patienten mit einer Myasthenia gravis können Cholinesterasehemmer zu einer Muskelschwäche führen (cholinergische Krise). Bei Muskeldystrophien hat Neostigmin zu einer Verstärkung einer pancuroniuminduzierten neuromuskulären Blockade statt zu deren Aufhebung geführt.

***Tiefe der zu antagonisierenden Blockade.*** Die Dosis-Wirkungs-Kurven von Cholinesterasehemmern sind mit zunehmender Restrelaxation nach rechts verschoben. Dies betrifft Pyridostigmin in stärkerem Maße als Neostigmin.

Die Zeit bis zum Erreichen eines Train-of-four-Quotienten von 0,7 oder bis zu einer Erholung der ersten Reizantwort einer Train-of-four-Stimulation (T1) auf 95% des Ausgangswertes nimmt erheblich zu, wenn die T1-Antwort bei Gabe des Antagonistes weniger als 10–20% des Ausgangswertes beträgt.

Mit fortschreitender Erholung vermindert sich die erforderliche Dosis und die Anschlagszeit des Antagonisten. Katz [11] zeigte, daß der Wirkeffekt von Neostigmin (2,5 mg) schneller eintrat, wenn eine Spontanerholung der Muskelkraft von mindestens 25% des Ausgangswertes erfolgt war (3–14 min vs. 6–40 min bei tieferen Blockaden). Walts zeigte am Beispiel von Pancuronium und Neostigmin, daß eine Spontanerholung auf mindestens 15% der Einzelreizantwort erforderlich ist, um eine zuverlässige Antagonisierung innerhalb von 10 min zu ermöglichen [17]. Nach einer Muskelrelaxation mit Atracurium oder Vecuronium läßt sich innerhalb von 15 min mit 0,5–1 mg Neostigmin eine dauerhafte Antagonisierung erreichen, wenn die Spontanerholung vor der Gabe des Cholinesterasehemmers 10–25% der neuromuskulären Überleitung erreicht hat [6, 10].

Die totale neuromuskuläre Blockade durch ein langwirkendes Muskelrelaxans ist im Einzelfall nicht sicher reversibel und stellt keine Indikation für den Einsatz eines Antagonisten dar [1]. Obgleich 40–80 µg Neostigmin/kg KG 5 min nach einer Intubationsdosis von 80 µg Vecuronium/kg KG gegeben eine zuverlässige Antagonisierung der neuromuskulären Blockade ermöglichen [15], sollte auch die komplette Blockade durch die mittellangwirkenden Muskelrelaxanzien Atracurium und Vecuronium aufgrund der nicht kalkulierbaren individuellen Sensibilität gegenüber dem Muskelrelaxans besonderen Situationen (z.B. Intubationsprobleme) vorbehalten bleiben.

***Niereninsuffizienz.*** Cholinesterasehemmer werden im Gegensatz zu den Muskelrelaxanzien tubulär aktiv sezerniert. Daher ist deren Elimination durch eine Niereninsuffizienz stärker beeinträchtigt als die der Muskelrelaxanzien. Die Eliminationshalbwertszeiten von Neostigmin und Pyridostigmin betragen bei chronischer dialysepflichtiger Niereninsuffizienz 180 bzw. 380 min und sind damit um das 2- bis 3,5fache gegenüber gesunden Patienten verlängert [3, 4]. Infolgedessen geht die Antagonisierung einer neuromuskulären Blockade in Gegenwart einer Nierensuffizienz nicht mit einem erhöhten Risiko einer Rekurarisierung einher.

## Anticholinergika

Atropin und Glycopyrrolat blockieren muskarinartige Rezeptoren des autonomen Nervensystems und haben keine klinisch bedeutsame Wirkung an nikotinartigen Acetylcholinrezeptoren. Diese Substanzen eignen sich daher zur Unterdrückung der unerwünschten muskarinartigen Wirkungen der Cholinesterasehemmer.

Atropin hat eine Anschlagszeit von ca. 1 min und eine Wirkdauer von 30–60 min. Glycopyrrolat hat bei gleicher Wirkdauer einen langsameren Wirkeintritt (2–3 min). Glycopyrrolat penetriert im Gegensatz zu Atropin nicht die Blut-Hirn-Schranke und hemmt die Salivation deutlich stärker als Atropin. Beide Anticholinergika können nach Maßgabe ihrer kurzen Anschlagszeit zusammen mit dem Cholinesterasehemmer in einer Mischspritze verabreicht werden. Dabei ist zu beachten, daß aufgrund der kurzen Anschlagszeit der Anticholinergika insbesondere bei der Verwendung von Atropin initial eine Tachykardie auftreten kann. Die Dosisrelation von Atropin zu Neostigmin sollte 1:3 bis 1:2 betragen, für die Kombination von Neostigmin und Glycopyrrolat wird eine Relation von 1:4 empfohlen.

## Diagnose einer Restkurarisierung

Während der Ausleitungsphase einer Narkose kann die Funktion der Skelettmuskulatur im Hinblick auf die Extubation anhand klinischer und relaxometrischer Kriterien eingeschätzt werden.

### *Klinische Einschätzung der Muskelfunktion*

Klinische Kriterien, nach denen die Abklingphase der Muskelrelaxation überwacht werden kann, basieren auf einer subjektiven Einschätzung der Muskelkraft. Dazu werden die Fähigkeit, die Augen zu öffnen, den Kopf anzuheben oder die Greifkraft herangezogen, andere Methoden beziehen sich auf Parameter der Spontanatmung wie Atemfrequenz, Atemzugvolumen und maximale Inspirationskraft. Von Bedeutung ist, daß der intubierte Patient ein ausreichendes Atemzugvolumen auch bei ausgeprägter peripherer Muskelschwäche aufrechterhalten kann, da der Zwerchfellmuskel gegenüber Muskelrelaxanzien relativ resistent ist [8]. Nach der Extubation ist eine Verlegung der Atemwege durch einen verminderten Tonus der

Larynxmuskulatur dennoch möglich. Die Parameter der Spontanatmung des intubierten Patienten sind daher kein zuverlässiges Kriterium einer ausreichenden neuromuskulären Erholung [14].

Als Funktionsprüfung der neuromuskulären Übertragung sollten demnach von einem Patienten möglichst viele klinische Tests ausgeführt werden können.

1) Relaxometrische Kriterien:
   - keine taktil erfaßbare Ermüdung nach TOF und DBS-Stimulation,
   - gemessener Train-of-four-Quotient über 0,7.
2) Funktionsprüfungen am intubierten Patienten:
   - Vitalkapazität mindestens 10–15 ml/kg KG,
   - Inspirationskraft mindestens –25 cm $H_2O$,
   - Atemfrequenz unter 25/min.
3) Der aufwachende Patient soll auf Aufforderung mindestens 5 s lang:
   - die Augen öffnen,
   - die Zunge herausstrecken,
   - die Hand drücken,
   - den gestreckten Arm heben,
   - den Kopf anheben.

Das Anheben des Kopfes über 5 s wurde als besonders wichtige Funktionsprüfung der Muskulatur angesehen, da die hierzu erforderliche Kraft in der Regel zu einer ausreichenden Spontanatmung und einem aktiven Freihalten der Atemwege befähigt [9].

Keine dieser Funktionsprüfungen ist für sich allein beweiskräftig. Insbesondere die Parameter der Spontanatmung des intubierten Patienten sind keine hinreichenden Kriterien für ein aktives Freihalten der Atemwege nach der Extubation und nur als Minimalforderung aufzufassen. Erst die Kombination möglichst vieler Tests erlaubt die sichere Diagnose einer ausreichenden Erholung von der Muskelrelaxation.

## Zusammenfassung

Die Voraussetzung zur Entlassung eines Patienten aus der anästhesiologischen Aufsicht ist nicht nur eine suffiziente Spontanatmung, sondern beinhaltet auch die Fähigkeit zur aktiven Freihaltung der Atemwege. Die Indikationsstellung zur Antagonisierung einer neuromuskulären Restblockade hat sich an diesen Kriterien zu orientieren.

Bevor ein Antagonist gegeben wird, sollte eine Spontanerholung auf mindestens 25% der neuromuskulären Überleitung abgewartet werden. Diese Blockadetiefe entspricht einer Beantwortung von 3–4 Nervenimpulsen bei der Train-of-Four-Stimulation. Unter dieser Vorbedingung ist ein sicherer Antagonismus der Restblockade bereits mit geringen Dosen Neostigmin (ca. 1 mg) oder Pyridostigmin (ca. 5 mg) zu erreichen. Wie die Spontanerholung von einer neuromuskulären Blockade, muß auch die Wirkung des Antagonisten verifiziert werden.

Aufgrund der möglichen Nebenwirkungen der Cholinesterasehemmer (Bradycardie, Salivation) sollte die Indikation zur Antagonisierung streng gestellt werden. Seit der Einführung der mittellangwirkenden nichtdepolarisierenden Muskelrelaxanzien Atracurium und Vecuronium haben Cholinesterasehemmer wesentlich an Bedeutung verloren. Eine regelmäßige Überwachung der neuromuskulären Funktion mit einem Nervenstimulator wird die Notwendigkeit der Antagonisierung einer überhängenden Restblockade weiter reduzieren.

## Literatur

1. Baraka A (1977) Irreversible curarisation. Anaesth Intens Care 5:244–246
2. Buzello W, Krieg N, Brobmann GF (1982) Neostigmin und Insuffizienz intestinaler Anastomosen. Anästn Intensivther Notfallmed 17:81–85
3. Cronnelly R, Stanski DR, Miller RD (1979) Renal function and the pharmacokinetics of neostigmine in anesthetized patients. Anesthesiology 51:222–226
4. Cronnelly R, Stanski DR, Miller RD, Sheiner LB (1980) Pryridostigmine kinetics with and without renal function. Clin Pharmacol Ther 28:78–81
5. Cronnelly R, Morris RB, Miller RD (1982) Edrophonium: Duration of action and atropine requirement in humans during halothane anesthesia. Anesthesiology 57:261–266
6. Diefenbach C, Mellinghoff H, Grond S, Buzello W (1992) Atracurium and vecuronium: repeated bolus injection versus infusion. Anesth Analg 74:519–523
7. Diefenbach C, Mellinghoff H, Lynch J, Buzello W (1992) Mivacurium: Dose-response relationship and administration by repeated injection or infusion. Anesth Analg 74:420–423
8. Donati F, Antzaka C, Bevan DR (1986) Potency of pancuronium at the diaphragm and the adductor pollicis muscle in humans. Anesthesiology 65:1–5
9. Engbæk J, Østergaard D, Viby-Mogensen, Skovgaard LT (1989) Clinical recovery and tain-of-four ratio measured mechanically and electromyogra-

phically following atracurium. Anesthesiology 71:391–395
10. Jones JE, Parker JCE, Hunter JM (1988) Antagonism of blockade produced by atracurium or vecuronium with low doses of neostigmine. Br J Anaesth 61:560–564
11. Katz RL (1967) Neromuscular effects of d-Tubocurarine, edrophonium and neostigmine in man. Anesthesiology 28:327–336
12. King MJ, Milazkiewicz R, Carli F, Deacock AR (1988) Influence of neostigmine on postoperative vomiting. Br J Anaesth 61:403–406
13. Payne JP, Hughes R, Al Azawi S (1980) Neuromuscular blockade by neostigmine in anaesthetized man. Br J Anaesth 52:69–76
14. Pavlin EG, Holle RH, Schoene RB (1989) Recovery of airway protection compared with ventilation in humans after paralysis with curare. Anesthesiology 70:381–385
15. Sold M, Lazarus G, Baar H (1987) Untersuchungen zur Antagonisierbarkeit einer Intubationsdosis Vecuronium. Anaesthestist 36:345–351
16. Wachtel RE (1990) Comparison of anticholinesterases and their effects on acetylcholin-activated ion channels. Anesthesiology 72:496–503
17. Walts LF, Thorpe WK, Dillon JB (1971) Recurarisation – fact or fiction. Anesth Analg 50:879–884

# Anästhesiologisches respiratorisches Monitoring

F. Mertzlufft, G. Molter und A. Eckhardt

„Respiratorisches Monitoring" ist heute komplexer denn je, sowohl technisch als auch konzeptionell. Die zeitgemäße anästhesiologische Überwachung vereint daher kontinuierlich wie repetitiv zu erhebende Patientendaten, das Erfassen des physiologischen Status des Patienten und die Kontrolle der lebenserhaltenden Atemfunktion.

Optimales respiratorisches Monitoring sollte es ermöglichen, zeitgleich die $O_2$-Versorgung und die $CO_2$-Entsorgung zu erfassen, und zwar kontinuierlich und nichtinvasiv.

Die verfügbaren Monitoringmöglichkeiten sind jedoch hilfreich und hinderlich zugleich: Artefakte, Bedienungsfehler, Meßfehler und Funktionsstörungen „verwirren" sowohl den Arzt als auch den Monitor. So hustet beispielsweise ein intubierter, sonst aber unauffälliger Patient, bewegt sich im Bett und löst dadurch laute Alarme mehrerer Monitore zugleich aus, wodurch die Belastung unvertretbar zunehmen kann, für den Patienten ebenso wie für den Anästhesisten. Solche „Monitorinformationen" reflektieren offensichtlich nicht automatisch den tatsächlichen Zustand des Patienten.

So sehr ein bestimmtes Maß an apparativer Überwachung unerläßlich ist, so wenig ist diese Forderung allgemein erfüllt. Es zeigte sich beispielsweise im Vereinigten Königreich, daß in einem unerwartet hohen Prozentsatz auf das als notwendig erachtete Mindestmaß an Monitoren verzichtet wurde [23]. Andererseits ist die Palette der inzwischen verfügbaren Überwachungsgeräte so vielfältig geworden, daß die sachgerechte Auswahl für den einzelnen Patienten schwierig ist. Vielfach kann der Anästhesist die physikalisch- oder biochemisch-technischen und physiologischen Grundlagen der Verfahren gar nicht mehr so gut kennen, so daß er von sich aus nicht in der Lage ist, diese adäquat auszuwählen, anzuwenden und die Meßergebnisse korrekt zu interpretieren [27]. Somit ist es unumgänglich, die verschiedenen Verfahren immer wieder zusammenzufassen und aktualisiert darzustellen. Im vorliegenden Beitrag muß jedoch auf enzyklopädische Vollständigkeit verzichtet werden zugunsten der Auswahl einiger weniger Monitore und deren klarer Darstellung. Hierbei sind subjektive Wertungen unvermeidlich, weil allgemeine Richtlinien über den Umfang des respiratorischen Monitorings kaum erstellt sind. Lediglich für die Minimalerfordernisse gibt es Vorschläge verschiedener Gremien [13, 19] bzw. Empfehlungen [11].

## Begriffsbestimmungen

„Monitoring" bedeutet kontinuierliche bzw. nahezu kontinuierliche Beurteilung der physiologischen Funktionen zur rechten Zeit, um die geeigneten therapeutischen Entscheidungen und deren Auswirkungen zu optimieren (z.B. EKG). „Messung" dagegen bedeutet stets eine nur intermittierend ausgeführte Maßnahme (z.B. Blutgasanalyse). Ein Pulmonaliskatheter dagegen beinhaltet z.B. beide Optionen: Monitoring des pulmonalarteriellen Druckes und Messung des Herzzeitvolumens.

Monitoring kann also nichtinvasiv und invasiv erfolgen. Ein nichtinvasives Monitoring ist jedoch nicht zwangsläufig harmlos bzw. automatisch unschädlich. Beispielsweise können die beheizten kutanen Sauerstoff- und Kohlendioxidelektroden ($pctO_2$, $pctCO_2$; mmHg) zu Verbrennungen [25] und Pulsoxymetersensoren zu Drucknekrosen führen [4].

Der vorliegende Fall „respiratorisches Monitoring" bedeutet allerdings durchaus mehr als nur die Überwachung der respiratorischen Funktionen allein. Aufgrund der Wechselwirkung zwischen der Lunge und anderen Organen kann unter diesem Terminus technicus das kardiozirkulatorische und neurologische Monitoring ebenso subsumiert werden wie das der Nieren- und Leberfunktion. Aus Praktikabilitätsgründen soll nachfolgend jedoch die respiratorische Überwachung behandelt werden. Neben jenen Methoden mit bestehenden Empfehlungen wird zweckmäßigerweise versucht, ein *optimales* respiratorisches Monitoring ausführlich darzustellen. Nichtinvasives Monitoring gewinnt dabei zunehmend deshalb an Bedeutung, weil damit 4 Basisziele jedes Monitorings am ehesten erreicht werden:

- frühzeitiges Erkennen potentiell bedrohlicher Ereignisse,
- rechtzeitiges Eingreifen, um drohenden Schaden abzuwenden oder zu minimieren,
- Vermeidung invasiver Maßnahmen,
- kontinuierlicher Datenerhalt ohne zeitliche Verzögerung.

Trotzdem bleibt es gleichermaßen herausfordernd wie strittig, ob Schadensereignisse durch optimale „Früherkennung" verhindert werden können. Schließlich wird der theoretische Anspruch häufig überholt durch die Tatsache, daß neue Informationsqualitäten wie die der Momentanalyse kontinuierlichen Monitorings Antwort auf die Frage verlangen, welches Ausmaß der nichtinvasiv (und kontinuierlich) erfaßten neuen Variation wirklich Bedeutung hat und welches nicht [25, 31]. Hersteller wie Anwender sind daher gut beraten, wenn das geforderte bzw. angebotene Monitoring den klinischen Bedürfnissen entspricht und sich nicht zu sehr am technisch Machbaren orientiert.

## Überwachung der Atemfunktion

Die Überwachung des respiratorischen Systems bedeutet die möglichst zeitgerechte Erfassung einer Vitalfunktion, idealerweise ergänzt durch die Überwachung der kardiovaskulären Funktionen, des Stoffwechsels und der einzelnen Organfunktionen. Am offensichtlichsten wird dies während der Narkose für die Ventilation, die von der Seite des Gerätes und von der Seite des Patienten her zu überwachen ist [20]. Dabei muß die Überwachung hinreichend sein, ohne daß im Einzelfall rational festgelegt werden kann, was „hinreichend" bedeuten soll [26]. Zweckmäßigerweise wird unterschieden zwischen einem Basis- oder Minimalmonitoring und einem erweiterten bzw. differenzierten Monitoring [26] – eine Trennung, die derzeit noch unwägbaren Veränderungen unterliegt. Ob jedoch mehr als das Basismonitoring erforderlich ist, hängt von der Art und Dauer der Narkose, der Art, Schwere und Dauer der Operation und dem Zustand des Patienten ab. Regionalanästhesien erfordern naturgemäß ein anderes Monitoring als eine Inhalationsnarkose im Low-flow- oder im geschlossenen System, ein thoraxchirurgischer Eingriff oder ein neurochirurgischer Eingriff in sitzender Position ein anderes als eine Tympanoplastik und eine Anthelixoperation. Dabei kann nach dem dualistischen Prinzip der „minimal interference" bei gleichzeitigem „maximal support" (aus [26]) verfahren werden.

Auge, Ohr und Tastsinn des Anästhesisten sind zwar als sog. natürliche „Monitore" unabdingbar (wenn auch etwas in den Hintergrund geraten), verlieren jedoch während der Intubationsnarkose mit meist künstlicher Beatmung ihre exklusive Bedeutung für die Überwachung der Atmung. Hier muß durch die Kontrolle der Ventilationsfunktion und der Verbindung zwischen Maschine und Patient ein vitaler Schutz gewährleistet sein [20]. Meß- und Alarmvorrichtungen für Diskonnektion, Leckagen, Stenosen und die Gaszusammensetzung sind deshalb unerläßlich. Alle diese Mindestanforderungen waren in der DIN-Vorschrift 13252 festgelegt.

Die Effektivität der Ventilation wird am genauesten durch den arteriellen ($paCO_2$) oder alveolären ($pACO_2$) $CO_2$-Partialdruck überwacht, die Kontrolle der Ventilation durch das exspiratorische Atemzug- und Atemminutenvolumen. Die Problematik liegt hierbei darin, daß heutige Geräte zur Messung der alveolären $pCO_2$-Werte teilweise den Blutgasanalysatoren an Genauigkeit deutlich überlegen sind. Bei Säuglingen hat sich zusätzlich die kutane, kontinuierliche und nichtinvasive $pCO_2$-Messung bewährt ($pctCO_2$), die beim Erwachsenen allenfalls während Bronchoskopien oder Hochfrequenzbeatmung nützlich sein kann [26]. Die Oxygenierung wird üblicherweise durch die Blutgasanalyse beurteilt. Dieses Vorgehen sollte heute durch die Messung des $O_2$-Gehaltes ($cO_2$); ml/dl) ergänzt werden, wodurch der entscheidende Globalparameter der Oxygenierung erfaßt wird. Erst sekundär wird dann auf weitere Parameter des $O_2$-Status [37] zurückgegriffen, so z.B. auf die arterielle $O_2$-Sättigung ($sO_2$) und den $paO_2$ (Übersicht bei [37]). Die kutane $pO_2$-Messung ($pctO_2$) hat sich nicht durchsetzen können und hat derzeit nur noch beim Neugeborenen ihren Stellenwert zur Prophylaxe der hyperoxischen retrolentalen Fibroplasie.

Abgeleitete Größen wie der Atemwegswiderstand ($R_{aw}$), die Compliance ($C_{tot}$), die Totraumventilation ($\dot{V}_d/\dot{V}_T$) und der Rechts-links-Shunt

($\dot{Q}s/\dot{Q}t$) sind nur bei besonderer Indikationsstellung zu messen.

Die manchmal als respiratorisches Monitoring herangezogene gemischtvenöse $O_2$-Sättigung ist eher dem kardiovaskulären System zuzurechnen, die Größen $O_2$-Verbrauch und $CO_2$-Produktion eher der Stoffwechselfunktion.

### *Herkömmliche Methoden*

Die Beobachtung der Hautfarbe, der Thoraxbewegungen, des Atembeutels und die Auskultation der Herztöne durch das Stethoskop gehören zu den Minimalforderungen.

#### *Messung der inspiratorischen $O_2$-Fraktion*

Die Messung der inspiratorischen $O_2$-Konzentration ($FIO_2$) ist zwingend, um ein hypoxisches Atemgasgemisch festzustellen. Die Meßgenauigkeit sollte ± 2% betragen, die Reaktionszeit maximal 10 s, eine relative Feuchtigkeit von 30–90% sollte die Meßgenauigkeit ebensowenig beeinflussen wie die Anwesenheit von Anästhesiegasen.

Eine Diskonnektion im Frischgasschenkel wird ebenfalls vom inspiratorischen $O_2$-Analysator registriert, nicht hingegen die Diskonnektion des Endotrachealtubus vom Narkosesystem.

Bei niedrigem Frischgasfluß geht der Zusammenhang zwischen $O_2$-Gehalt im Frischgas und inspiratorischer $O_2$-Konzentration allerdings zunehmend verloren.

Die Messung im Kreissystem erfolgt im In- oder Exspirationsschenkel oder am Y-Stück. Bei Verwendung paramagnetischer oder massenspektroskopischer Meßsysteme mit einer Ansprechzeit unterhalb einer Sekunde bietet die Messung am Y-Stück die Möglichkeit, die in- und exspiratorische $O_2$-Konzentrationsdifferenz zu erhalten. Üblicherweise sind jedoch langsamere Methoden im Einsatz, vorzugsweise die polarographische oder die galvanische. Deren Antwortverhalten ist für eine atemsynchrone Messung zu träge, ermöglicht aber eine hinreichende Trendüberwachung [18].

#### *Atemdruckmessung*

Narkosesysteme müssen mit einer Druckmessung im Kreissystem ausgestattet sein, die eine Alarmvorrichtung für Stenose und Diskonnektion beinhaltet.

Die Druckmessung in den Atemwegen (endinspiratorisch-Plateau-endexspiratorisch) ist von hohem Wert [6] zur Erkennung einer Diskonnektion oder einer Obstruktion der Atemwege, hingegen von nur mittlerem Wert bei Pneumothorax oder Lungenödem.

Bei niedrigem Frischgasfluß ist die Druckmessung eine wertvolle Hilfe zur Beurteilung der Systemdichtigkeit. Bei Geräten ohne Atemgasreservoir kommt es bei zu niedrigem Frischgasfluß oder bei verzögerter Exspiration zur versehentlichen Wechseldruckbeatmung [18]. Ist das Kreissystem nicht hinreichend dicht, fällt der Spitzendruck kontinuierlich ab. Bei Ventilatoren mit stehendem Faltenbalg (z.B. Modulus 2, Ohmeda) wird sich die fehlende Dichtigkeit an der Abnahme der Faltenbalgexkursion zeigen.

#### *Frischgasflußmessung*

Die dosierte Einspeisung von Frischgas erfolgt bei den meisten Geräten über Durchflußmeßröhren, sog. Rotameter. Der Monitor dieses Dosiersystems ist jedoch genau betrachtet der Anästhesist. Die Kalibrierung der Rotameter reicht in der Regel bis zu Gasströmen von 200 ml/min, bei manchen Rotametern sogar hinunter bis zu 50 ml/min. Die Meßgenauigkeit von $O_2$-Rotametern nimmt aber z.B. bei Minimal-flow-Betrieb erheblich ab und unterliegt einem Alterungsprozeß [18]. Problematisch ist das System des AV 1 von Dräger, das über einen Mischer arbeitet, aber nur auf eine definierte Mischung (30% $O_2$/70% $N_2O$) kalibriert ist. Die Firma Engström bietet zu diesem Problem insofern eine Alternative an, als mit dem Gerät ELSA elektronisch gesteuerte Dosierungssysteme angeboten werden. Künftige Systeme dürften zugunsten maximaler Genauigkeit (± 5%) mit digitalen Abgabesystemen für Trägergase ausgerüstet sein.

#### *Messung der Atemvolumina (Spirometrie)*

Die Beurteilung des Atemvolumens mittels der Hubvolumenskalierung am Gehäuse von „Bag-in bottle“-Ventilatoren liefert nur eine sehr grobe Information, und zwar nur für jeweils eine Faltenbalggröße. Neben der eingestellten Balgexkursion und der Atemfrequenz sind auch das Inspirations-

und Exspirations-Verhältnis, der endexspiratorische Druck und der Frischgasfluß für das Hubvolumen bedeutsam. Je nach Gerät wird während Inspiration Frischgas entweder direkt (z.B. Sulla/Ventilog; Siemens 710) oder über ein Reservoir (z.B. AV 1, Vivolec) eingespeist. Entsprechend der durch die In- und Exspirationsventile bestimmten Flußrichtung erhöht das Frischgas das Inspirationsvolumen. Werden beispielsweise 6 l Frischgasfluß und eine Atemfrequenz von 10/min gewählt, so beträgt der Frischgasfluß 600 ml/Atemzyklus; bei einem I:E-Verhältnis von 1:2 kommt also zum eingestellten Inspirationsvolumen 1/3 des Frischgasflusses hinzu (also weitere 200 ml/Hub). Bei Geräten ohne Atemgasreservoir resultiert eine deutliche Abhängigkeit des Hubvolumens vom Frischgasfluß, die bis zu 50% vom Sollwert abweichen kann [18]. Für Geräte mit Atemgasreservoir wird diese Abhängigkeit mit nur 10% beschrieben [18], jedoch sind diese Geräte weit weniger häufig im Einsatz.

Somit ist eine exakte Messung des Atemvolumens (Spirometrie) dringend geboten.

Sogenannte Spirometer liefern die Angabe zum Volumen, das durch den Systemschenkel fließt, in dem ein Volumenmeter eingebaut ist (meist im Exspirationsschenkel, da primär das vom Patienten ventilierte Volumen interessiert).

Spirometer sind von hohem Wert, um rasch eine Diskonnektion, Hypoventilation oder Verlegung der Atemwege zu erkennen, hingegen von nur geringem Nutzen im Falle ösophagealer Intubation oder bei Pneumothorax.

Zu Fehlmessungen kann es kommen, wenn hoher Beatmungsdruck, hohe Compliance der Atemschläuche und großer Apparatetotraum zusammentreffen. In diesem Falle erfaßt das Volumeter u.U. nur das „Mitatmen von Beatmungsschläuchen“ – das sog. kompressible Volumen [21].

Im Gegensatz zur Volumetrie wird bei der Spirometrie jedoch nicht das Volumen selbst gemessen, sondern es wird aus dem Gasfluß und der Zeit errechnet. Die eigentliche Gasflußmessung erfolgt dabei entweder mechanisch oder elektronisch (Anemometrie). Die mechanischen Spirometer (Wright, Dräger) enthalten ein massenarmes Flügelrad, dessen Rotation auf eine Analoganzeige übertragen (Dräger-Volumeter 2000) oder aber mit einer Lichtschranke erfaßt und rechnerisch umgesetzt wird (Megamed, Ohmeda). Elektronische Geräte (Dräger-Spirolog) messen den Flow über ein Hitzedrahtanemometer. Die dabei erforderliche elektrische Leistung ist ein Maß für den Gasfluß.

Beide Meßverfahren zur Spirometrie haben einen mittleren Fehler von ± 8% [18]. Bei höheren Gasflüssen entstehen falsch-hohe, bei niedrigen Gasflüssen falsch-niedrige Anzeigen. Zudem sind die Verfahren feuchtigkeitsempfindlich.

Die genannten Unzulänglichkeiten stehen deshalb einer routinemäßigen, quantitativen Anästhesieführung noch entgegen.

## Wieviel Monitoring ist erforderlich?

Die Frage, wieviel Monitoring notwendig ist, ist entscheidend für die Patientensicherheit in der Klinik. Innerklinisch besteht dabei häufig der Wunsch, einen Monitor für jeden erfaßbaren Parameter zu besitzen, sozusagen getreu dem Prinzip, „je mehr, desto besser“. Verwaltungen wie Politiker hingegen sehen sich daher zunehmenden Zwängen ausgesetzt, den Brückenschlag zwischen der klinischen Wunschvorstellung und dem finanziell Vertretbaren zu meistern.

Manche Protagonisten zunehmenden Monitorings haben jedoch erhebliche Probleme, die erhaltenen Daten zu deuten und korrekt einzusetzen [7, 9]. Häufig werden die Datensammlungen im OP zu leichtgläubig akzeptiert, d.h. ohne kritische Bewertung dafür, wie sie erhalten wurden, wie sie im Geräteinneren aufbereitet werden und welche Einschränkungen den Sinn des Monitors limitieren:

- Kutane $pO_2$- und $pCO_2$-Werte sind beim Erwachsenen nicht als Ersatz für arterielle Blutgasanalysen ($paO_2$, $paCO_2$) zu gebrauchen [37], erst recht nicht bei Patienten mit verringertem Herzzeitvolumen [37].
- Pulsoxymeter ($psaO_2$) sind irreführend und liefern falsche Meßwerte bei Vorliegen von Carboxyhämoglobin (COHb) und oxidiertem Hb (MetHb), bei Gabe von Methylenblau, bei aufgetragenem Nagellack, bei Fremdlicht und bei stark reduziertem Blutfluß zum peripheren Meßorgan [37].
- Endexspiratorisch erhaltene $pCO_2$-Werte ($petCO_2$) können bei Vorliegen schwerer Lungenerkrankungen mit erhöhtem Totraumvolumen deutlich den arteriellen $pCO_2$ verfehlen, der normalerweise damit genau erfaßt werden kann [35, 38].
- Der pulmonalarterielle Verschlußdruck wird den linksatrialen Druck und den linksventri-

kulären enddiastolischen Füllungsdruck nur noch bedingt reflektieren können, wenn z.B. hohe PEEP-Werte angewandt werden [5].

Eines der Hauptziele des respiratorischen Monitorings ist es, sicherzustellen, daß der Nutzen eventuelle Risiken überwiegt. Allerdings fehlen bisher klare Richtlinien zum Gebrauch diverser Monitore, auch wenn dies z.B. einige amerikanische Gesellschaften [16, 30] schon versuchten. Daher wird das eingesetzte Monitoring in erster Linie abhängig bleiben von der persönlichen Erfahrung und von institutionellen Standards. Jeder kennt dabei die Situation, daß dem Monitor mehr Aufmerksamkeit geschenkt wird als dem Patienten, und es gibt nichts Schlimmeres als ein sich dramatisch verschlechternder Patient umgeben von Personal, das versucht zu gewährleisten, daß die Monitore korrekt funktionieren.

Ein weiteres Problem jedes Monitorings, vorwiegend insbesondere des respiratorischen Monitorings, ist, daß mit steigender Zahl an Monitoren die Wahrscheinlichkeit falsch-positiver Alarme zunimmt. So bedeutet eine Inzidenz von 5% für einen falsch-positiven Alarm, daß die Möglichkeit eines richtig-positiven Alarms 95% beträgt. Werden 2 Monitore mit dieser 5%-Inzidenz benutzt, beträgt die Möglichkeit eines richtigen Alarmes für beide Geräte nur noch 90%. Sind dann erst einmal 20 Monitore in Betrieb, hat man nur noch eine Wahrscheinlichkeit von 36%, eine korrekte Aussage zu bekommen. Noch schlimmer ist, daß dann die Wahrscheinlichkeit eines falsch-positiven Alarms bei 64% liegt. Dies führt häufig zu der Entscheidungsfalle, entweder den Patienten zu behandeln oder den Monitor zu ignorieren. Dieser Sachverhalt wurde eindrucksvoll am Beispiel steigender abnormer Lungenfunktionstests mit zunehmender Testzahl gezeigt [33].

Allgemein gilt ein Monitor jedoch als zuverlässig, wenn er eine Sensitivität von 100% hat, d.h. eine Falsch-negativ-Rate von 0%, und eine Spezifität von 95% (also 5% falsch-positive Ergebnisse). Liegt allerdings die Prävalenz für zu behandelnde Ereignisse nur bei 5%, werden die Hälfte aller Alarme solcher Monitore falsch sein – und das Gerät vom Anwender ignoriert werden! Tatsächlich wurde für Pulsoxymeter, EKG-Geräte und Blutdruckmonitore gezeigt, daß 75% aller auditiven Alarme Fehlmeldungen waren und nur in 3% ein Risiko korrekt angezeigt wurde [19]. Für Pulsoxymeter wurde sogar gezeigt, daß sie in 47% ihrer Anwendungszeit Alarm gaben, entsprechend 28 min/Betriebsstunde [3].

Die mittlerweile zunehmende Tendenz, intermittierend invasive Messungen durch nichtinvasive Monitore zu ersetzen – sog. „spot checks" (z.B. Pulsoxymetrie anstatt der Blutgasanalyse) –, muß daher besonders kritisch betrachtet werden. Nur wenn der entsprechende Monitor nicht die oben skizzierten Fehlerprozente aufweist, also wirklich präzise mißt, statt nur einen Trend anzuzeigen, könnte über dieses „Spot-check-Vorgehen" ernsthaft diskutiert werden. Zudem evaluieren die meisten nichtinvasiv arbeitenden Monitore nur einen einzigen Parameter, im Falle der Pulsoxymetrie nur die partielle $O_2$-Sättigung ($psO_2$), jedoch nicht die Ventilation oder den Säure-Basen-Status. Zugleich ist ihre Genauigkeit häufig geringer als die jenes invasiven Verfahrens, das sie ersetzen sollen. Typisch ist dabei auch, daß diese zum „spot check" eingesetzten Geräte nicht denselben strengen Kalibrations- und Qualitätskontrollverfahren unterliegen wie sie für blutige Meßverfahren üblich sind. Außerdem bestehen z.T. erhebliche Differenzen bei der Präzision in Abhängigkeit vom Hersteller [14] und bei den Produkten desselben Herstellers. Als Konsequenz dieses Gesamtsachverhaltes müssen verschiedenste Ergebnisse zu unterschiedlichen Zeiten für denselben Patienten erwartet werden, obwohl sich dessen Zustand während der Messung überhaupt nicht verändert hat.

Insgesamt gilt für das respiratorische Monitoring dasselbe wie für die apparative Überwachung insgesamt, nämlich daß ein „Übermonitoring" vermieden werden sollte. Nur weil ein Monitor für einen Patienten sinnvoll ist, rechtfertigt dies nicht seinen routinemäßigen Einsatz für alle Patienten.

## Optimales anästhesiologisches respiratorisches Monitoring

Die Ventilation ermöglicht den pulmonalen Gasaustausch, also die $O_2$-Aufnahme ($\dot{V}O_2$) aus der Umgebungsluft bzw. dem Beatmungssystem in das Blut und die $CO_2$-Abgabe ($\dot{V}CO_2$) vom Blut an das System bzw. die Umgebungsluft. Unter klinischen Bedingungen erfolgt dies intraoperativ durch kontrolliert oder assistiert arbeitende Respiratoren. Dabei werden beispielsweise erhebliche Störungen physiologischer Prozesse ausgelöst, z.B. eine Verringerung der funktionellen Residualkapazität um bis zu 20% [8], eingeschränkte

Sekretolyse insbesondere durch Halothan [12], Veränderungen des Ventilationsmusters, Muskelrelaxierung, Änderungen des Inspirationsgasgemisches, Änderungen von Druck und Volumen im Atemzyklus sowie die Beeinflussung des Ventilations-Perfusions-Verhältnisses.

Die Komplexität aller möglichen Variationen bedingt einerseits ein *optimales* respiratorisches Monitoring, sowohl die $O_2$-Versorgung als auch die $CO_2$-Entsorgung betreffend. Dies verlangt andererseits, daß die Anforderungen an den Kenntnisstand des Anästhesisten deutlich höher sein müssen, als dies heute allgemein angenommen werden kann. Nicht von ungefähr zählen respiratorische Komplikationen zu den häufigsten Ursachen anästhesierelevanter Zwischenfälle [32]. Sie verursachen Hypoxämie (Abfall des arteriellen $O_2$-Gehaltes, $cO_2$; ml/dl) bzw. eine hypoxische Hypoxämie ($cO_2$-Abfall infolge Abfall des $pO_2$) und Hyperkapnie (Anstieg des $pCO_2$). Werden diese Entgleisungen nicht oder zu spät erkannt, sind schwere Hirnschäden oder gar der Tod des Patienten die Folge.

Anästhesiebedingte Atemstörungen treten aber nicht nur während der Narkose auf, sondern häufig auch in der unmittelbar postoperativen Phase. Wichtigste Ursachen während der Narkose selbst sind die Hypoxie bei Maskenatmung, fehlerhafte oder schwierige Intubation, pulmonale Aspiration, Obstruktion der Atemwege sowie falsche Einstellung, Funktionsstörungen oder Diskonnektion des Beatmungsgerätes. In den ersten Stunden nach der Narkose hingegen ist die nicht erkannte Atemdepression (Hypoventilation, Apnoe) z.B. durch Opiatüberhang die häufigste Ursache schwerer oder tödlicher Anästhesiezwischenfälle [39]. Die meisten respiratorisch bedingten Anästhesiezwischenfälle beruhen dabei auf vermeidbaren menschlichen Fehlern [22]. Darunter spielen unzureichende Überwachung der Atmung gepaart mit oft mangelhafter Aufmerksamkeit eine besonders wichtige Rolle. Um das erforderliche hohe Maß an Patientensicherheit zu gewährleisten, ist daher eine optimale (kontinuierliche) Überwachung der Atemfunktion zwingend erforderlich.

Die klinische Beobachtung einerseits sowie Pulspalpation und das Stethoskop liefern unerläßliche Informationen, die Respiratoren andererseits verfügen über Druckalarmsysteme, die bei Diskonnektion ein akustisches Signal geben; hilfreiche Informationen ergeben sich auch aus der Überwachung der Atemdrücke und Atemvolumina. Letztlich aber ermöglichen Änderungen auf seiten des Patienten bezüglich der Zusammensetzung des Blutes ($O_2$, $CO_2$) alle summarischen Informationen sowohl über die Effektivität der externen Beatmung als auch über die $O_2$-Versorgung und $CO_2$-Entsorgung des Patienten. Dies verlangt aber eine zeitgerechte und exakte Registrierung der entsprechenden Parameter im Blut des Patienten, idealerweise simultan, nichtinvasiv und kontinuierlich. Die Pulsoxymetrie wie die Kapnometrie gewinnen daher als simultanes Monitoring zunehmend weltweit an Bedeutung und können heute in der Bedeutung gleichberechtigt neben dem EKG als angestammt gelten:

- die Pulsoxymetrie zur kontinuierlichen und nichtinvasiven Überwachung der $O_2$-Versorgung,
- die Kapnometrie zur nichtinvasiven, nahezu kontinuierlichen Überwachung der $CO_2$-Entsorgung.

### *Mögliche Meßmethoden*

Die einfachste Möglichkeit zur Überwachung beider Sachverhalte wäre die Analyse des Atemminutenvolumens ($\dot{V}$) zusammen mit den in- und exspirierten $O_2$- und $CO_2$-Konzentrationen:

$$\dot{V}O_2 = \dot{V} \cdot [FIO_2 - FEO_2],$$
$$\dot{V}CO_2 = \dot{V} \cdot [FECO_2 - FICO_2].$$

Die Erfassung der $VCO_2$ könnte praktisch auch einfacher erfolgen, nämlich als $\dot{V} \cdot FECO_2$.

Da $O_2$-Aufnahme und $O_2$-Verbrauch ($\dot{V}O_2$ und $\dot{Q}O_2$) sowie $CO_2$-Abgabe und -Produktion ($\dot{V}CO_2$, $\dot{Q}CO_2$) im Steady state identisch sind, könnten beide leicht respiratorisch erhalten werden. Dies wird heute durch die noch fehlende Genauigkeit der Spirometrie verhindert, obwohl Anästhesiegasmonitore verfügbar sind, die beide Atemgase extrem exakt messen können, nämlich auf 1 mmHg genau (z.B. AGM 1304, Brül & Kjaer) [38].

So muß derzeit für genaue Daten auf die invasive blutige Bestimmung zurückgegriffen werden mit der Analyse von $O_2$-Angebot ($\mathring{A}O_2$) und $O_2$-Verbrauch ($\dot{Q}O_2$) über das Herzzeitvolumen (HZV) und den arteriellen bzw. gemischtvenösen $O_2$-Gehalt ($caO_2$, $c\bar{v}O_2$):

$$\mathring{A}O_2 = HZV \cdot caO_2,$$
$$\dot{V}O_2 = \dot{Q}O_2 = HZV \cdot [caO_2 - c\bar{v}O_2].$$

Im Falle der $CO_2$-Entsorgung wäre die $CO_2$-Konzentration ($cCO_2$) bzw. die $a\bar{v}DCO_2$ erforderlich:

$$\dot{V}CO_2 = HZV \cdot a\bar{v}DCO_2.$$

Da die entscheidenden Parameter HZV und $O_2$-Gehalt nicht routinemäßig vorliegen, muß immer noch versucht werden, die arterielle $O_2$-Sättigung (bei bekannter und konstanter Hb-Konzentration) als Ersatzgröße für den $O_2$-Gehalt zu benutzen, obwohl dieser sehr genau gemessen werden kann [37]:

$$\mathring{A}O_2 \approx HZV \cdot saO_2.$$

Die arterielle $O_2$-Sättigung erfaßt sowohl Änderungen des $pO_2$, des $O_2$-Bindungsvermögens und der $O_2$-Affinität des Hämoglobins, ist dem $O_2$-Gehalt aber dennoch deutlich an Aussagekraft unterlegen. Ihr Normalwert beträgt 96% in arteriellem Blut. Mit heutigen Mehrwellenlängenoxymetern (z.B. OSM Häm-Oxymeter, Radiometer) kann dieser Wert sehr exakt bestimmt werden, aber nur diskontinuierlich in vitro.

„Puls"-oxymeter hingegen versuchen, nichtinvasiv und kontinuierlich die arterielle Sättigung des Blutes zu messen. Da sie vorerst mit nur 2 Wellenlängen arbeiten, kann der erhaltene Meßwert lediglich eine sog. partielle $O_2$-Sättigung sein, nämlich der Anteil des oxygenierten Hämoglobins ($O_2Hb$; %) lediglich an der Summe von oxygeniertem ($O_2Hb$) und desoxygeniertem Hb (HHb) Hämoglobin. Der $psO_2$-Normalwert für arterielles Blut beträgt 98%. Trotz dieser Einschränkung kann die Pulsoxymetrie heute als ein weitgehend ideales respiratorisches Basismonitoring bezeichnet werden.

Für die Beurteilung der $CO_2$-Entsorgung gelten die gleichen Einschränkungen wie für die Bestimmung der $O_2$-Versorgung: Weder das HZV noch der arterielle oder gemischtvenöse $CO_2$-Gehalt stehen zur Verfügung.

Ein respiratorisches Monitoring kann sich in diesem Falle daher lediglich auf die Frage konzentrieren, ob nach Passage des Blutes durch die Lungenkapillaren ein physiologischer $CO_2$-Partialdruck als Folge der $CO_2$-Elimination erhalten worden ist. Beträgt dieser $pCO_2$ annähernd 40 mmHg, so muß die $CO_2$-Elimination des durch die Lungen geflossenen Blutes intakt sein. Änderungen dieses arteriellen $CO_2$-Partialdruckes von 40 mmHg bedeuten während konstanter künstlicher Beatmung, daß sich entweder die Lungenperfusion geändert hat, das HZV modifiziert wurde oder die nutritive Durchblutung peripherer Organe beeinträchtigt ist. Während Spontanatmung dagegen ist die Interpretation schwieriger, da hier die Atmung kompensatorisch auf nichtrespiratorische Störungen reagiert, so daß u.a. die Bestimmung des Säure-Basen-Status (pH, $pCO_2$ und BE) weitere Klarheit verschaffen muß.

Die Messung des endexspiratorischen $CO_2$-Partialdrucks ($peECO_2$; mmHg) von Atemzug zu Atemzug ist ein entscheidender Vorteil der Kapnometrie. Aus dem $peECO_2$ kann bei intakter Lungenfunktion tatsächlich auf den arteriellen $pCO_2$ ($paCO_2$) geschlossen werden, da beide dem alveolären $pCO_2$ ($pACO_2$) gleichgesetzt werden können:

$$peECO_2 \approx pACO_2 \approx paCO_2.$$

Tatsächlich läßt sich die Annahme einer alveolo-arteriellen $CO_2$-Partialdruckdifferenz ($AaDCO_2$) von annähernd 0 mmHg unter physiologischen Bedingungen bei Verwendung einer optimalen Methodik mit nur 0,8 mmHg für Patienten ohne Lungenfunktionsstörung auch nachweisen [12].

Die Annahme einer $AaDCO_2$ von angenähert Null ist die Grundlage der Kapnometrie, nämlich der Bestimmung des $paCO_2$ über den $peECO_2$.

Kapnometrie bedeutet heute die Messung des $CO_2$-Partialdrucks in Atemgasen mit einem $CO_2$-Analysator, meist nach dem Prinzip der Infrarotabsorptionsmessung. Unterschieden werden Hauptstromkapnometer (beheizter Sensor am Y-Stück des Kreissystems) und Nebenstromkapnometer (Sensor im Gerätegehäuse). Meßgrundlage ist der endexspiratorische $CO_2$-Partialdruck ($peECO_2$) über den alveolären $CO_2$-Partialdruck ($pACO_2$), der dem arteriellen $CO_2$-Partialdruck ($paCO_2$) mit einer Genauigkeit von 1 mmHg ($AaDCO_2$) entsprechen soll.

Um die Kapnometrie als ein nichtinvasives, kontinuierliches Verfahren für die Beurteilung der $CO_2$-Elimination einsetzen zu können, müssen folgende Kriterien erfüllt sein [38]:

- Berücksichtigung des Barometerdrucks,
- Korrektur des Wasserdampfdrucks,
- exakte Elimination möglicher Querempfindlichkeiten gegen $O_2$ und volatilen Anästhetika, und
- Genauigkeit der $peECO_2$-Bestimmung auf mindestens 2 mmHg genau.

Beide Verfahren, Messung der $psaO_2$ zur Kontrolle der $O_2$-Versorgung und Bestimmung des $peECO_2$ zur Kontrolle der $CO_2$-Entsorgung, stehen heute zu Recht im Mittelpunkt der Diskussion um *optimales* respiratorisches Monitoring, sind allerdings mit einer Reihe von Problemen behaftet.

### *Pulsoxymetrie*

*Meßwert partielle $O_2$-Sättigung*

Da Pulsoxymeter mit nur 2 Wellenlängen (≈660 nm und ≈940 nm) arbeiten, kann als Meßwert nicht die $sO_2$ erhalten werden, sondern bestenfalls nur die partielle $O_2$-Sättigung ($psO_2$). Die Genauigkeit hängt von der Wahl der beiden Wellenlängen und von der Kalibrierung durch den Hersteller ab [37].

*Einfluß von COHb, MetHb, HbF und Farbstoffen*

In 2 Untersuchungen an Rauchern und Nichtrauchern, in Normoxie und Hypoxie [17, 37], wurde gezeigt, daß die Genauigkeit der $psO_2$-Bestimmung mit Pulsoxymetern (v.a. OxyShuttle, Critikon/Sensormedics) nicht durch erhöhte COHb-Konzentrationen beeinflußt wird.

Aus Befunden am Menschen kann abgeleitet werden [37], daß ein Pulsoxymeter bei z.B. 5% MetHb plus 1% COHb und unter Hypoxie eine $psO_2$ von 87,6% anzeigt, obwohl die tatsächliche $psO_2$ nur 80% und die aktuelle $sO_2$ sogar nur 75,2% beträgt. Diese Untersuchung zeigte auch, daß mit zunehmender MetHb-Konzentration unter Normoxie eine Unterschätzung der $psO_2$ erfolgt, in Hypoxie dagegen eine Überschätzung, wobei das Ausmaß der Fehlmessung von Gerät zu Gerät erheblich variiert.

Für HbF und andere Farbstoffe können Meßfehler praktisch ausgeschlossen werden, nicht dagegen für einige Dilutionsstoffe (z.B. Methylenblau), Fingerabdrucktinte und Nagellack.

*Messung am peripheren Organ*

Das Ziel, die arterielle $psO_2$ zu erfassen, nicht die kapilläre (periphere), gilt heute als weitgehend gelöst. Allerdings muß die klinische Situation insofern berücksichtigt werden, als zur Pulssignalerfassung nur ein Blutfluß von ca. 8% der Norm benötigt wird. Besonders am peripheren Meßort Finger besteht daher die Gefahr, daß nur die lokale, periphere (kapilläre) $psO_2$ erhalten wird, weshalb während der Messung durchblutungssteigernde Maßnahmen empfohlen werden können. Fällt ein Gerät infolge Minderperfusion frühzeitig aus, so muß dies als Vorteil des Gerätes gewertet und als klinisches Kriterium einer Minderperfusion akzeptiert werden.

*Kalibrierung*

Pulsoxymeter werden herstellerseits weitgehend empirisch kalibriert. Probleme entstehen dadurch, daß einige Hersteller offensichtlich entsprechend der $sO_2$, andere jedoch gegen den angestrebten Meßwert $psO_2$ kalibrieren. Nur so ist zu erklären, weshalb z.B. das Gerät OXImeter (Radiometer/Ohmeda) die $psO_2$ in Normoxie geringfügig, in Hypoxie dagegen erheblich unterschätzt: Dieses Gerät wird entsprechend der $sO_2$ kalibriert.

Das Pulsoxymeter OxyShuttle hingegen (Critikon/Sensormedics) zeigt diese Probleme nicht: Für Raucher und Nichtraucher wird die $psO_2$ in Normoxie und Hypoxie im Sättigungsbereich von 70–100% mit einer Präzision von 2% gemessen [24, 36].

### *Kapnometrie*

*Barometerdruck (pB)*

Schwankungen des Barometerdrucks haben bei den jetzigen Nebenstromkapnometern keinen Einfluß mehr auf die $peECO_2$-Messung. Heutige Hauptstromgeräte dagegen sind herstellerseits auf einen festen pB eingestellt (z.B. 760 mm Hg). Eine Änderung desselben um z.B. nur 20 mm Hg verursacht bei der $pCO_2$-Berechnung einen Fehler von 2,6%, d.h. 1,1 mmHg bei einem $pCO_2$ von 40 mmHg. Sollte das betreffende Krankenhaus z.B. nur 600 m über N.N. liegen (pB = 708 mmHg), so würde der $pCO_2$ allein dadurch um 2,8 mm Hg zu hoch bestimmt (z.B. 40 mmHg anstelle von 37,2 mmHg).

*Wasserdampfkorrektur ($pH_2O$)*

Nebenstromgeräte trocknen das feuchte Exspirationsgas ($pH_2O$ 47 mmHg, 37 °C). Bei einem pB von z.B. 760 mmHg nimmt der $pCO_2$ dadurch um ca. 6% zu. Das bedeutet, daß ein $peECO_2$ von 40 mmHg (feucht) fälschlich mit 42,6 mmHg (trocken) zu hoch bestimmt wird. Die geforderte Korrektur [29] wird nur von wenigen Firmen exakt vorgenommen (z.B. Brüel & Kjaer).

Hauptstromkapnometer dagegen benötigen keine $pH_2O$-Korrektur, da sie sowohl in trockenen als auch angefeuchteten Gasen korrekt messen sollten.

*Querempfindlichkeit gegenüber $O_2$ und volatilen Anästhetika*

Bei Infrarotgeräten führt die Querempfindlichkeit im Falle von $N_2O$ zur $pCO_2$-Überschätzung, im Falle von $O_2$ zur Unterschätzung. Die größte Störung erfolgt jedoch durch $N_2O$. Deshalb analysieren die meisten Nebenstromgeräte zugleich die $N_2O$-Konzentration zu Korrekturzwecken, allerdings mit geräteabhängiger Überschätzung (1,8–6,8%) oder Unterschätzung (2,1–8%) [38]. Andere Nebenstromanalysatoren messen zusätzlich die $O_2$-Konzentration und erlauben so die automatische Korrektur des $pCO_2$-Meßwertes. Ist dies nicht der Fall, muß in der Regel geräteabhängig mit einem Fehler von bis zu 7% des Meßwertes gerechnet werden.

Bei älteren Hauptstromgeräten muß die $N_2O$-Korrektur um bis zu 12% des Meßwertes per Hand erfolgen, da der Patient unter Beatmung mit $N_2O/O_2$-Gemischen ohne diese Korrektur deutlich hyperventilieren würde.

*Genauigkeit der Messung*

Als Ergebnis einer Prüfung von Nebenstrom- und Hauptstromkapnometern [12] konnte gezeigt werden, daß nur wenige derzeit erhältliche Nebenstromkapnometer eine Genauigkeit von 2 mm Hg für die $peECO_2$-Messung erfüllen (Anaesthetic Gas Monitor 1304, Brül & Kjaer; SARAcap A.G., Biomedical Systems; Capnomac, Datex/Hoyer). Die genannten Geräte erfüllen zusätzlich die Bedingung, $O_2$ und $N_2O$ sowie Halothan, Enfluran oder Isofluran messen zu können –, und zwar sowohl inspiratorisch wie exspiratorisch. Für ein Gerät (AGM 1304, Brüel + Kjaer) liegt die Genauigkeit der $pAO_2$-Messung sogar bei 1 mmHg.

***Narkosegasmessung***

Die Narkosegasmessung wird noch nicht einheitlich beurteilt. Anerkannt ist jedoch, daß mit abnehmendem Frischgasfluß die Beziehung zwischen der Konzentration volatiler Anästhetika im Frischgas und der im Inspirationsgemisch verloren geht [1]. Sicher ist auch, daß eine kontinuierliche Messung die Führung einer Inhalationsnarkose wesentlich erleichtert. Leider hat die MedGV darüber entschieden, ob diese Messung unverzichtbar ist. In den USA gehört allerdings die kontinuierliche Messung der Narkosegase zur Monitoringgrundausstattung eines anästhesiologischen Arbeitsplatzes [6, 18].

Die Messung selbst ist mit unterschiedlichen Methoden möglich. Früher machte man sich die Löslichkeit der Halokarbone in Silikongummi und dessen Elastizitätszunahme zunutze (Narko-Test, Dräger). Engström dagegen arbeitete nach dem Prinzip der Piezokristallresonanz (Gerät EMMA), das heute noch von Siemens (Servo 120) angewandt wird [18]. In Deutschland fand hingegen die Infrarotabsorptionsmessung (mit „Kapnometern", z.B. Normac (Capnomac, Datex), AGM 1304 (Brüel & Kjaer) die größte Verbreitung, in den USA Massenspektrometer (SARA) und neuerdings auch sog. RAMAN-Spektroskope (RASCAL). Mit Infrarotgeräten, die zusätzlich noch magnetoakustisch arbeiten (AGM 1304, Brüel & Kjaer), können die Narkosegase heute sehr exakt gemessen werden. Die meisten dieser Geräte messen im Nebenstrom, lediglich die IRINA (Dräger) arbeitet im Hauptstrom. Ein großer Vorzug dieses Dräger-Hauptstromgerätes liegt darin, einzelne volatile Anästhetika sowie auch Gemische ab einer Schwellenkonzentration erkennen zu können. Die derzeit in fast jedem OP vorhandene IRIS (Dräger) mißt hingegen die Konzentration ausschließlich im Frischgas. Damit erfüllt dieses Gerät zwar die Anforderungen der MedGV, ist zur Steuerung einer Inhalationsnarkose jedoch völlig ungeeignet.

Unstrittig hilfreich ist die Anästhesiegasmessung v.a. während der An- und Abflutung der Gase sowie bei der Erkennung von Konzentrationsveränderungen, die durch Routinemaßnahmen auftreten. Für die Anwendung von „minimal flow", „low flow" oder den Techniken des geschlossenen Systems ist diese Messung absolute Pflicht.

## Schlußbetrachtung

Die Kombination von Pulsoxymetrie und Kapnometrie als 2 nichtinvasive und kontinuierliche Verfahren bietet für den perioperativen Bereich ein hohes Maß an unerläßlicher Information und Sicherheit zur Überwachung und Steuerung der Beatmung im weitesten Sinne, d.h. $O_2$-Versorgung und $CO_2$-Entsorgung des Patienten. Die Kombination beider Verfahren könnte bis zu 93% möglicher Komplikationen verhindern [32]. Hinzu kommen die ohnehin obligaten Verfahren der $FIO_2$-Messung, Spirometrie, Volumetrie, Atemdruckmessung und – am wichtigsten – der Anästhesist selbst zusammen mit dem Fachpflegepersonal, die einen unverzichtbaren Beitrag zur Patientensicherheit leisten.

Insbesondere die Kapnometrie hat als klassisches Frühwarnmonitoring herausragende Bedeutung, so in folgenden beispielhaft ausgewählten anästhesiologischen Situationen: Neurochirurgie (v.a. zur Erkennung von Luftembolien und Hyperkapnie), Gynäkologie und Chirurgie (Laparoskopien), Patienten mit Asthma, Erkennung und Therapie einer malignen Hyperthermie, im Aufwachraum, während Regionalanästhesien mit gleichzeitiger Anwendung von Sedativa.

Zweifellos werden künftig weitere Monitore die Vielfalt im OP bereichern, ebenso wie Computer. Der Anästhesist sollte daher zunehmend prüfen und klären, ob die neuen Verfahren etablierte wirklich ersetzen oder sinnvoll ergänzen können, ob sie sicher und präzise sind und in geeigneter Kosten-Nutzen-Relation stehen, und unter welchen Umständen der klinische Einsatz optimiert werden kann.

## Literatur


1. Baer B (1983) Die Abhängigkeit der inspiratorischen Halothankonzentration im Kreissystem von der Höhe der Frischgaszufuhr. Anaesthesist 32:6
2. Becker LD, Paulson BA, Eger EI II (1976) Biphasic respiratory depression after fentanyl-droperidol or fentanyl alone used to supplement nitrous oxide anesthesia. Anesthesiology 44:292–296
3. Bentt LR, Santora TA, Leverle BJ (1990) Accuracy and utility of pulse oximetry in the surgical intensive car unit. Curr Surg 47:267–268
4. Berge KH, Lanier WL, Scanlon PD (1988) Ischemic digital skin necrosis: A complication of the reusable Nellcor pulse oximeter probe. Anesth Analg 67:712–713
5. Berryhill RE, Benumof JL (1979) PEEP-induced discrepancy between pulmonary arterial wedge pressure and left atrial pressure: The effects of controlled vs. spontaneous ventilation and compliant vs. noncompliant lungs in the dog. Anesthesiology 51:303–308
6. Block FE (1988) A proposed standard for monitoring equipment: what equipment should be included. J Clin Monit 4:1
7. Bowton DL, Scuderi PE, Harris L (1991) Pulse oximetry monitoring outside the intensive care unit: progress or problem? Ann Intern Med 115:450–454
8. Brismer B, Hedenstierna G, Lundquist H (1985) Pulmonary densities during anesthesia with muscular relaxation – a proposal of atelectasis. Anesthesiology 62:422–428
9. Connors AF, Dawson NV, McGaffree DR (1987) Assessing hemodynamic status in critically ill patients: Do physicians use clinical information optimally? J Crit Care 2:174–180
10. Cullen DJ, Eger EI II (1974) The effects of halothane on respiratory and cardiovascular responses to hypoxia in dogs: A dose response study. Anesthesiology 41:350–360
11. Eichhorn JH, Copper JB, Cullen DJ (1986) Standards for patient monitoring during anesthesia at harvard Medical School. JAMA 256:1017
12. Forbes AR (1976) Halothane depresses mucociliary flow in the trachea. Anesthesiology 45:59–63
13. Gravenstein JS (1990) Gas monitoring and pulse oximetry. Butterworth-Heinemann, Boston
14. Hannhart B, Michalski H, Delorme N (1991) Reliability of six pulse oximeters in chronic obstructive pulmonary disease. Chest 99:842–846
15. Hess D (1991) The AARC clinical practice guidelines. Respir Care 36:1398–1401
16. Hess D, Agarwall NN (1992) Variability of blood gases, pulse oximeter saturation, and end-tidal carbon dioxide pressure in stable, mechanically ventilated trauma patients. J Clin Monit 8:111–115
17. Hohmann C, Zander R (1988) Vergleich verschiedener Puls-Oxymeter unter Hypoxie bei Rauchern und Nichtrauchern. Anaesthesist 37 [Suppl]:93
18. Jantzen JPAH, Kleemann PP (1989) Narkosebeatmung. Schattauer, Stuttgart
19. Jenkins LC (1984) The anaesthetic monitors. Can Anaesth Soc J 31:294
20. Klose R (1985) Monitoring der Beatmung. In: Rügheimer E, Pasch T (Hrsg) Notwendiges und nützliches Messen in Anästhesie und Intensivmedizin. Springer, Berlin Heidelberg New York Tokyo, S 104
21. Kronschwitz H (1959) Über das „Mitatmen" von Atemschläuchen. Anaesthesist 8:180
22. Larsen R (1990) Anästhesie, 3. Aufl. Urban & Schwarzenberg, München
23. Lunn JN, Mushin WW (1982) Mortality associated with anaesthesia. Nuffield Provincial Hospital Trust, London
24. Mertzlufft F (1990) Was die Puls-Oxymetrie für die Notfallmedizin bringt. Notfallmedizin 16:637–642
25. New W (1985) Pulse oximetry versus measurement of transcutaneous oxygen. J Clin Monit 1:126–129
26. Pasch Th (1986) Die Überwachung des Patienten in der Narkose. Anaesthesist 35:708–720
27. Rügheimer E, Pasch T (Hrsg) (1985) Notwendiges und nützliches Messen in Anästhesie und Intensiv-

medizin. Springer, Berlin Heidelberg New York Tokyo
28. Severinghaus JW (1989) Water vapour calibration in some capnometers: respiratory conventions misunderstood by manufacturers? Anesthesiology 70:996–998
29. Shoemaker WC, Vidyasagar D (...) Transcutaneous $O_2$ and $CO_2$ monitoring in the adult and neonate (symposium issue). Crit Care Med 9:689
30. Tinker JH, Dull DL, Caplan RA (1989) Role of monitoring devices in prevention of anesthetic mishaps: A closed claims analysis. Anesthesiology 71:541–546
31. Thorson SH, Marini JJ, Pierson DJ (1983) Variability of arterial blood gas values in stable patients in the ICU. Chest 84:14–18
32. Task Forces on Guidelines, Society of Critical Care Medicine (1991) Guidelines for standards of care for patients with acute respiratory failure on mechanical ventilatory support. Crit Care Med 19:275–278
33. Vedal S, Crapo RO (1983) False positive rates of multiple pulmonary function tests in healthy subjects. Bull Eur Physiopathol Respir 19:263–266
34. Whitcher C, Ream AK, Parsons D (1988) Anesthetic mishaps and the cost of monitoring. A proposed standard for monitoring equipment. J Clin Monit 4:5–15
35. Yamanka MK, Sue DY (1987) Comparison of arterial-to-endtidal- $PCO_2$ difference and deadspace/tidal volume ratio in respiratory failure. Chest 92:832–835
36. Zander R (1990) New techniques of monitoring oxygen availability. In: Wendt M, Lawin P (eds) Oxygen transport in the critically ill Patient. Springer, Berlin Heidelberg New York Tokyo, pp 193–203
37. Zander R, Mertzlufft F (eds) (1991) The oxygen status of arterial blood. Karger, Basel
38. Zander R, Mertzlufft F (1991) Überprüfung der Präzision von Kapnometern. Anästh Intensivther Notfallmed 27:42–50
39. Zelcer J, Wells DG (1987) Anaesthetic-related recovery room complications. Anaesth Intensive Care 15:168–174

# Gefahren der rückenmarknahen Schmerztherapie

M. TRYBA und B. DONNER

Kontinuierliche Techniken der rückenmarknahen Schmerztherapie zählen sowohl in der intra- und postoperativen Phase als auch in der Behandlung chronischer Schmerzen zu den etablierten Verfahren. Neben der epiduralen Katheteranlage werden in der letzten Zeit zunehmend auch intrathekale Katheter eingesetzt.

Intraoperativ wird mit diesen Methoden eine Anästhesie angestrebt. In der postoperativen Phase und in der chronischen Schmerztherapie ist das Ziel eine Analgesie. Eine motorische Blockade ist in der Regel nicht erwünscht, da sie die aktive Mobilisierung des Patienten verhindert.

Zur Schmerztherapie mit rückenmarknahen Katheterverfahren werden hauptsächlich Lokalanästhetika, Opioide und Clonidin eingesetzt.

Alle invasiven Verfahren der Schmerztherapie können Komplikationen verursachen. Unterschieden werden müssen medikamenten- und methodenspezifische Komplikationen sowie Komplikationen, die durch eine von der durchgeführten Blockade unabhängigen Begleitmedikation verursacht werden (z.B. Antikoagulanzientherapie).

## Medikamentenbedingte Komplikationen

### *Lokalanästhetika*

#### *Toxische Reaktionen*

Bei korrekt durchgeführten rückenmarknahen Regionalanästhesien werden in der Regel keine toxischen Plasmaspiegel erreicht. Am häufigsten kommt es durch eine akzidentelle intravasale Injektion zu einem schnellen Plasmaspiegelanstieg und zu klinischen Symptomen einer Intoxikation (Inzidenz 0,08–0,2%). Die Gefahr einer derartigen Reaktion steigt bei Verwendung höher konzentrierter Lokalanästhetikalösungen. So wurden nach der epiduralen Injektion von Bupivacain 0,75% mit einer Inzidenz von 1:200 zerebrale Reaktionen beobachtet (Nolte, persönliche Mitteilung). Nach toxischen Dosierungen wirken die Lokalanästhetika zunächst als zentrales Nervenstimulans, in hohen toxischen Bereichen kommt es zur Depression zentraler Funktionen. Die anfänglichen exzitatorischen Effekte der Lokalanästhetika werden vermutlich durch initiale selektive Blockade inhibitorischer Neuronen verursacht. Unruhe, Schwindel, akustische und visuelle Störungen, Kribbeln, v.a. an Zunge und im Lippenbereich, sowie metallischer Geschmack sind die typischen Zeichen einer beginnenden Lokalanästhetikaintoxikation. Verwaschene Sprache, Shivering und Muskelzuckungen sind Vorboten eines generalisierten Krampfanfalls. Bei weiter zunehmenden Plasmaspiegeln kommt es zu einer generellen Suppression nervaler Aktivitäten. Atemdepression, Koma und Tod sind die Folge.

*Therapie*
- $O_2$-Zufuhr,
- Volumenzufuhr,
- bei Krämpfen Benzodiazepine oder Barbiturate i.v.
- bei Hypotonie (negativ-inotroper Effekt der Lokalanästhetika) Katecholamine,
- Bekämpfung von Arrhythmien,
- bei Herz-Kreislaufstillstand Reanimation.

*Prävention*
Nach Anlage eines Epiduralkatheters empfiehlt es sich, die korrekte Katheterlage mit Hilfe eines Aspirationstests und der Injektion einer Lokalanästhetikatestdosis zu überprüfen. Bei intrathekaler Lage des Katheters bildet sich nach einer Injektion von 3 ml Bupivacain 0,5% in der Regel innerhalb von 5 min eine sensorische Blockade aus. Zahlreiche Autoren empfehlen einen Adrenalin- oder auch Atropinzusatz, um auch eine intravasale Injektion zu erkennen. Liegt der Katheter in einer Vene, so kommt es typischerweise innerhalb 1 min zu einem kurzfristigen Anstieg der Herzfre-

quenz um etwa 15–30 / min. Ein fehlender Herzfrequenzanstieg ist jedoch kein Beweis für die korrekte Katheterlage. Problematisch ist der Adrenalinzusatz insbesondere in der geburtshilflichen Analgesie, da es hier häufig allein wehenbedingt zu erheblichen Frequenzanstiegen kommt. Das Risiko einer Fehlinterpretation kann vermieden werden, indem zum Zeitpunkt der Testinjektion keine Manipulationen am Patienten vorgenommen werden und bei unsicheren Befunden eine Wiederholungsinjektion durchgeführt wird. Unter der Einnahme von β-Blockern ist der Adrenalintest nicht verwertbar. Wir führen bei der erstmaligen Katheteranlage einen Aspirationstest sowie eine Testinjektion von 4 ml Mepivacain 2% + Adrenalin durch.

*Kardiovaskuläre Komplikationen*

Nach Spinalanästhesien kommt es in Abhängigkeit vom Alter und von der Blockadehöhe in 10–30% der Fälle zu Bradykardien und in 20–50% zu Hypotensionen. Eine Sinusbradykardie ist am ehesten bedingt durch die präganglionäre Blockade der Nn. accelerantes zum Herzen. Eine Reduktion des venösen Rückflusses ist von geringerer Bedeutung. Unter kontinuierlicher Spinalanästhesie wurden in 20–40% der Fälle Hypotensionen beobachtet, während es in derselben Untersuchung unter Epiduralanästhesie bei 65% zu einem Blutdruckabfall kam (Sutter et al. 1989). Der Abfall des Blutdrucks ist auf eine Reduktion des „cardiac output" und auf die Sympathikolyse zurückzuführen (Mark et al. 1990).

*Therapie*
- $O_2$-Zufuhr,
- Volumenzufuhr,
- Vasopressoren i.v. (z.B. Akrinor®),
- evtl. Gabe von Atropin oder kleinen Adrenalindosen (0,05–0,1 mg).

*Prävention*
- *Volumensubstitution*: Bei geriatrischen Patienten kann es durch eine Umstellung von einer Druck- auf eine Volumenbelastung zu einer Ökonomisierung der Herzarbeit und einer verbesserten Organperfusion kommen. Die Infusionstherapie zur Prävention von Blutdruckabfällen ist aber oft unzureichend und ist bei kardial vorgeschädigten Patienten nicht ohne Gefahren. Bei über 60jährigen Patienten, die keine Flüssigkeit bzw. 8 ml oder 16 ml Kristalloidlösung/kg KG vor Durchführung der Spinalanästhesie erhielten, unterschied sich die Inzidenz an therapiebedürftigen Blutdruckabfällen nicht (Coe et al. 1990).
- *Vasopressoren*: Im Vergleich zu prophylaktischen Volumenzufuhr gewährleisten Vasopressoren eine bessere Kreislaufstabilisierung. Die prophylaktische Gabe des indirekten Symathomimetikums Ameziniumsulfat, ein Noradrenalin-reuptake-Hemmer, bei Spinalanästhesien bewirkt über einen α-adrenergen Effekt einen prolongierten Anstieg der vaskulären Widerstände im Systemkreislauf, während die $\beta_1$-vermittelte positiv-inotrope Wirkung von untergeordneter Bedeutung ist (Seitz et al. 1985). Im Vergleich zu Akrinor® kommt es zu weniger überschießenden Reaktionen. Wir verzichten inzwischen bei Spinalanästhesien auf eine prophylaktische Volumenzufuhr. Stattdessen injizieren wir routinemäßig direkt nach Applikation des Lokalanästhetikums 2,5 mg Amezinium (1/2 Ampulle) und haben bei inzwischen mehreren tausend Anwendungen keine gravierenden Blutdruckabfälle mehr beobachtet.

*Allergische Reaktionen*

Weniger als 1% aller allergischen Reaktionen sind Reaktionen auf Lokalanästhetika. Allergische Reaktionen treten fast ausschließlich nach der Injektion von Esterlokalanästhetika auf und beruhen auf einer Reaktion auf die Paraaminobenzoesäure, die ein Abbauprodukt der Esterlokalanästhetika ist. Ampullen zur Mehrfachentnahme ist der Konservierungsstoff Methylparaben beigesetzt, der allergische Reaktionen auslösen kann.

*Prävention*
- Amidlokalanästhetika,
- konservierungsmittelfreie Lösungen.

*Methämoglobinämie*

Nach Injektion von 10 mg/kg KG Prilocain beobachtet man einen Anstieg des Meth-Hb-Anteil durch o-Toluidin-Bindung beim Erwachsenen auf 6–10% mit einem Maximum nach 2–3 h. Bei Patienten mit einem gestörten $O_2$-Transport oder Störungen des Gasaustauschs (z.B. Anämie, KHK,

Einschränkung des pulmonalen Gasaustauschs) sollte die Prilocainmenge auf 400 mg beschränkt werden. Aufgrund der relativ kurzen Wirkungsdauer und der Meth-Hb-Bildung ist Prilocain für eine Langzeittherapie in hohen Dosierungen ungeeignet. Nach einmaliger Prilocaininjektion werden bei rückenmarknahen Therapieverfahren in der Regel keine Plasmakonzentrationen erreicht, bei denen es zu einer klinisch signifikanten Meth-Hb-Bildung kommt.

*Therapie*
- $O_2$-Zufuhr,
- Methylenblau (1–3 mg/kg KG).

### *Opioide*

Nach einer Umfrage in über 450 Anästhesieabteilungen in Deutschland werden zur postoperativen Schmerztherapie über den Epiduralkatheter überwiegend Opioide eingesetzt. 25% der befragten Abteilungen hatten klinisch bedeutsame Atemdepressionen unter der epiduralen Opioidgabe beobachtet (Maier et al. 1991). Diese Therapie wird in hohem Maße auch auf Allgemeinstationen durchgeführt.

#### *Atemdepression*

Eine Hypoventilation in engem zeitlichen Zusammenhang nach rückenmarknaher Opioidgabe beruht zumeist auf einer relativen Überdosierung oder einer außergewöhnlich hohen Resorption des Medikaments. Zu einer verzögerten Atemdepression bis zu 12 h nach der Opioidinjektion kommt es durch langsame rostrale spinale Diffusion des Opioids.

Bei Patienten mit Karzinomschmerzen tritt eine Atemdepression nur extrem selten auf, wenn technische und Dosierungsfehler ausgeschlossen sind und die Kombination mit anderen atemdepressiv wirksamen Medikamenten vermieden wird. Ein erhöhtes Risiko der Atemdepression besteht für opioidnaive Patienten, ältere und adipöse Patienten, solche mit chronischen respiratorischen Erkrankungen, Adam-Stokes-Anfällen oder Schlafapnoesyndrom in der Anamnese sowie bei prophylaktischer Opioidinjektion. Bei der prophylaktischen rückenmarknahen Opioidinjektion in schmerzfreiem Zustand wird eine geringere Opioidmenge auf spinaler Ebene gebunden und ein größerer Teil kann nach kranial diffundieren. Im Rahmen der postoperativen Schmerztherapie mit rückenmarknah applizierten Opioiden kommt es in 0,1–9% der Fälle zu einer Atemdepression. Auch nach lipophilen Opioiden wie Buprenorphin und Fentanyl wurden Atemdepressionen beschrieben. Als Ursache vermutet man eine systemische Wirkung der Substanz, da eine rostrale Diffusion im Spinalkanal bis nach kranial zumindest nach lumbaler Gabe aufgrund der Lipophile fast sicher ausgeschlossen werden kann.

Klinische Symptome einer drohenden Atemdepression sind: zufriedener Patient, fehlende Atemnot, oberflächliche Atmung, verminderte Atemfrequenz, verminderte Vigilanz, Zyanose und Miosis. Die Überwachung der Atemfunktion unter rückenmarknaher Opioidgabe in der postoperativen Phase erfordert die engmaschige (stündliche) Überwachung der Vigilanz, Atemfrequenz und Atemtiefe. Nur wenn eine solche Überwachung durch geschultes Personal lückenlos gewährleistet ist, dürfen rückenmarknahe Opioidgaben auf der peripheren Station durchgeführt werden. Apparative Überwachungsmöglichkeiten wie $O_2$-Sättigung oder Atemfrequenzmonitor sind kein Ersatz für die persönliche Überwachung.

*Therapie*
- Sicherstellung der $O_2$-Zufuhr,
- Naloxon, evtl. wiederholt oder als Infusion.

*Prävention in der Akutschmerztherapie*
- Überwachung des Patienten über 24 h durch speziell geschultes Personal.
- vorsichtige und individuelle Titration: Die minimal wirksame Dosierung von Morphin beträgt bei epiduraler Injektion 2–4 mg und bei intrathekaler Injektion 0,06–0,1 mg. Gegenüber der systemische Morphinabgabe ist eine erhebliche Dosisreduktion erforderlich. Lipophile Opioide müssen bei epiduraler Gabe in ähnlicher Dosierung wie bei systemischer Applikation gegeben werden.
- Bevorzugung der lumbalen Gabe,
- epidurale Gabe,
- keine Kombination mit systemischen Opioiden oder Sedativa,
- Vorsicht bei der Kombination mit Lokalanästhetika,
- Dosisreduktion bei älteren Patienten.

*Pruritus*

Der Juckreiz bildet sich als harmlose, aber lästige Nebenwirkung 2–3 h nach rückenmarknaher Opioidapplikation aus. Er tritt häufiger nach der Injektion von Morphin (70–100%) auf als nach der Injektion lipophiler Opioide (Fentanyl 23%, Pethidin 6%). Frauen sind häufiger betroffen als Männer. Nach rückenmarknaher Applikation ist der Pruritus stärker ausgebildet als nach parenteraler Gabe. Bei wiederholten Injektionen sind Adaptationsphänomene möglich.

*Therapie*

- Sowohl Antihistaminika als auch Naloxon waren zur Therapie des Juckreizes nur bedingt wirksam.
- Wirksam ist der Wechsel auf ein anderes Opioid.

*Übelkeit und Erbrechen*

Diese Nebenwirkungen manifestieren sich bei 17–24% der Patienten, die epidurale Opioide, und bei bis zu 75% der Patienten, die intrathekale Opioide erhalten. Kleine Opioidmengen diffundieren in den Bereich des 4. Ventrikels. In der Regel läßt diese Nebenwirkung nach 2–3 Therapiewochen nach.

*Therapie*

- Metoclopramid oder Domperidon, Neuroleptika.

Das in der Therapie des zytostatikainduzierten Erbrechens hoch effektive Ondansetron ist bei opioidinduzierten Erbrechen nur von mäßiger Wirksamkeit.

*Obstipation*

Die spinale Applikation von Opioiden führt zu einer Erhöhung des Ruhetonus des Dünndarms und zur einer Abnahme der propulsiven Kontraktionen. Im Dickdarm ist die Peristaltik vermindert bis aufgehoben. Die Inzidenz der Obstipation reicht bis zu 100%. Eine Adaptation tritt für diese Nebenwirkung auch bei Langzeittherapie nicht ein. Pethidin weist, wahrscheinlich aufgrund seiner zusätzlichen lokalanästhetischen Wirkung, eine geringere Obstipationsinzidenz auf.

Nach Darmoperationen kam es bei einer Schmerztherapie mit rückenmarknahen Opioiden häufiger zu Komplikationen als unter der epiduralen Gabe von Lokalanästhetika.

*Therapie und Prophylaxe*

Eine regelmäßige Laxanzieneinnahme ist bei den meisten Patienten erforderlich. Zunächst können stuhlaufweichende Medikamente (z.B. Lactulose, Natrium-Picosulfat) eingesetzt werden. Die Kombination mit darmstimulierenden Substanzen sowie die Durchführung von Einläufen kann erforderlich werden.

*Sedierung*

Im Vergleich zur systemischen Morphingabe beobachtet man unter der epiduralen Morphingabe seltener eine Sedierung. Für Fentanyl konnte dieser Unterschied nicht gesichert werden. Hier lagen die Plasmaspiegel unter epiduraler und systemischer Gabe in gleicher Größenordnung.

*Herpes bei Schwangeren*

In den letzten Jahren wurde wiederholt über eine erhöhte Inzidenz von Herpesinfektionen bei Schwangeren berichtet, die im Rahmen der geburtshilflichen Schmerztherapie Morphin epidural erhalten hatten. Es ist jedoch nicht geklärt, ob es sich hierbei um ein regional begrenztes Problem handelt. Im deutschsprachigen Raum wurde eine solche Häufung nicht berichtet.

***Clonidin***

Nach der rückenmarknahen Injektion von Clonidin kann es zu Hypotensionen durch Senkung des Sympathikotonus am Rückenmark und durch Aktivierung der $\alpha_2$-Rezeptoren des Nucleus coeruleus kommen. Die blutdrucksenkende Wirkung ist bei Hypertonikern ausgeprägter als bei Normotonikern und nimmt weiter zu, je kranialer die Injektionshöhe gewählt wird. Die Gabe von $\alpha_2$-Rezeptoragonisten ist nur bei normovolämischen Patienten erlaubt, da ansonsten eine gravierende Hypotonie auftreten kann. Eine Bradykardie wird ebenfalls über die Verminderung der Sympathikusaktivität vermittelt. Zusätzlich besitzen $\alpha_2$-Rezeptoragonisten vagomimetische Effekte.

*Therapie*
- $O_2$-Zufuhr,
- Volumenzufuhr, ggf. sofortige Kopftieflage,
- Vasopressoren,
- evtl. Gabe von Atropin

*Prävention*
- Vorsicht bei Hypertonikern und Patienten mit Arteriosklerose,
- ausreichende Flüssigkeitszufuhr,
- bei Hypovolämie zunächst Korrektur des Volumenmangels.

## Komplikationen durch das technische Verfahren

Wir haben bei 129 Karzinompatienten die Komplikationen einer Langzeittherapie mit Epiduralkatheter untersucht. Insgesamt wurden 154 Katheter angelegt. Die Liegedauer der Katheter betrug 29 bis über 500 Tage. Bei den Komplikationen kam es in erster Linie zu technischen Problemen und Lageveränderungen der Katheter.

### *Epidurale und intrathekale Punktion und Katheteranlage*

Bei der Durchführung einer Spinalanästhesie muß in 0,5–2% der Fälle, bei der Epiduralanästhesie in 3–5% mit Fehlversuchen gerechnet werden. Zu einer unzureichenden Blockade kommt es bei der Spinalanästhesie in 0,5–4% der Fälle, bei der Epiduralanästhesie in 3–8%. Bei der kontinuierlichen Spinalanästhesie liegt die Versagerhäufigkeit zwischen 0 und 15%. Schwierigkeiten bei der Anlage des Intrathekalkatheters bestehen v.a. bei Verwendung von sog. Mikrospinalkathetern. Bei intrathekaler Schmerztherapie dominierten die Komplikationen in den ersten 20 Tagen der Liegedauer (25% der Patienten), während danach ein relativ komplikationsfreies Intervall begann (5% der Patienten). Demgegenüber wurde bei der Schmerztherapie über einen Epiduralkatheter in den ersten 20 Tagen nur Komplikationen bei 8% der Patienten beobachtet, während es in der nachfolgenden Phase bei bis zu 55% der Patienten zu Komplikationen kam.

Das Zurückziehen eines nicht zu plazierenden Katheters über die liegende Nadel muß unter allen Umständen unterbleiben, um ein Abschneiden des Katheters an der Nadelspitze auszuschließen. Ist ein Katheter nicht zu plazieren, so müssen Katheter und Nadel simultan entfernt werden.

Das Abbrechen der Nadel bei Durchführung der rückenmarknahen Punktion ist insgesamt selten und zumeist auf eine Fabrikationsschwäche v.a. im Übergangsbereich Schaft/Nadel zurückzuführen.

### *Katheterokklusion oder -dislokation, Undichtigkeiten*

Dislokationen von Epiduralkathetern in den Intravasal- und Intrathekalraum sind beschrieben. Bei 250 Karzinompatienten, die langfristig mit einem Epiduralkatheter behandelt wurden, kam es in 7,1% der Fälle zu Dislokationen des Katheters (Erdine et al. 1991). Bei thorakalen Epiduralkathetern wurden häufiger „Einwärtswanderungen", bei lumbalen Kathetern häufiger „Auswärtswanderungen" beobachtet. Bei lumbal angelegten, aber nicht festgenähten Epiduralkathetern wurde in 22% der Fälle eine Auswärts- und in 14% eine Einwärtswanderung des Katheters registriert. Nur in 64% der Fälle verblieb der Katheter an seiner ursprünglichen Stelle.

Eine totale Spinalanästhesie bei geplanter Epiduralanästhesie kann durch akzidentelle intrathekale Lokalanästhetikainjektion verursacht werden. Mit primären und sekundären Katheterperforationen muß in 0,01–0,57% der Fälle gerechnet werden. Durch Abknicken, Gerinnselbildung und Knotenbildung im Katheter wird eine Injektion unmöglich. Ist der Katheter abgeknickt, so kann dies normalerweise durch das Zurückziehen um 1–2 cm korrigiert werden. Unter Langzeittherapie mit Epiduralkathetern kam es bei 3,6–10,9% der Patienten zu einer Okklusion des Katheters. Hat sich im Katheter ein Gerinnsel gebildet, so muß der alte Katheter entfernt und ein neuer Katheter angelegt werden.

Knotenbildungen der Katheter sind relativ selten. Sie sind meist auf ein zu weites Einführen des Katheters in den Epiduralraum bzw. Intrathekalraum zurückzuführen. Die Entfernung dieser Katheter ist erschwert, aber oft durch vorsichtigen Zug am Katheter möglich, während der Patient seinen Rücken beugt. Nur in Ausnahmefällen ist eine Laminektomie erforderlich.

Undichtigkeiten des Systems, über das die rückenmarknahe Applikation von Medikamenten erfolgt, wurden unter Langzeittherapie in 2,2–6% der Fälle beobachtet.

*Prävention von Katheterdislokationen*

– Annaht des Katheters mit nichtresorbierbarem Nahtmaterial. Wird der Katheter an der Austrittsstelle mit einem kleinen Pflasterstreifen umwickelt, so kann der Katheter im Knoten nicht verrutschen. Einer Okklusion des Katheters durch einen zu festen Knoten wird damit gleichfalls vorgebeugt.

### *Schmerzen bei der epiduralen Injektion*

Bei der epiduralen Injektion von Medikamenten kommt es gelegentlich zu Schmerzen. Möglicherweise liegt hierbei das Katheterende im Bereich einer Nervenwurzel, und es kommt zu einer Kompression der Nervenwurzel während der Injektion. Bei einer Langzeittherapie mit epiduraler Morphingabe über eine Epiduralkatheter, der an einen Port-A-Cath angeschlossen war, klagten 12% der Patienten über Injektionsschmerzen. Weitere Ursachen für Schmerzen während der Injektion können sein: Injektion in eine Vene, ein Ligament oder einen Muskel, die Injektion einer nichtisotonen, kalten oder kontaminierten Lösungen oder eine zu schnelle Injektion. Injektionsschmerzen können auch Frühzeichen einer beginnenden epiduralen Infektion sein.

*Therapie*

Folgende Maßnahmen können durchgeführt werden:

- Katheter 1 cm zurückziehen,
- Verminderung des Injektionsvolumens,
- langsame Injektion,
- vor Applikation von Opioiden Injektion von 2 ml eines Lokalanästhetikums,
- evtl. Neuanlage des Katheters.

### *Fibrotische Reaktionen*

Durch unspezifische bindegewebige Fremdkörperreaktionen mit Zunahme der Riesenzellen und Ausbildung von Gewebsadhäsionen kann es bei langliegenden Epiduralkathetern zu einer Reduktion der Wirksamkeit der injizierten Medikamente kommen. Außerdem sind Verlagerungen des Rükkenmarks möglich, die eine chirurgische Dekompression erforderlich machen können.

### *Subdurale Injektion*

Der Epiduralraum ist oberhalb des Foramen ovale durch Fusion der Dura und des Periosts des Schädels verschlossen. Eine solche Begrenzung existiert für den Subduralraum, der zwischen Dura mater und Arachnoidea liegt, nicht. Subdural injizierte Medikamente können sich in dem sehr engen Subduralraum daher schnell und in großer Menge nach kranial ausbreiten.

### *Komplikationen bei implantierten Systemen*

Bei implantierten Port- und Pumpensystemen kann es zu Undichtigkeiten und Diskonnektionen kommen. Bei 50 Patienten wurde in 10% die Entfernung des Portsystems erforderlich. Bei den Pumpen wurden Fehlfunktionen und Komplikationen beim Auffüllen der Pumpe beschrieben. In einigen Fällen wurden die Patienten durch massive Überdosierungen gefährdet. Eine Dekubitus oder eine Hautinfektion kann sich über den implantierten Systemen bilden.

## Neurologische Komplikationen

### *Nervenläsionen*

Neurologische Komplikationen nach der Durchführung von rückenmarknahen Regionalanästhesieverfahren sind selten und meist nur vorübergehend. Nach lumbaler epiduraler Blockade rechnet Dawkins (1969) in 0,1% der Fälle mit vorübergehenden in 0,2% mit bleibenden neurologischen Komplikationen. Bei über 750 000 Epiduralanästhesien wurden meist passagere neurologische Komplikationen mit einer Inzidenz von 1:11 000 beobachtet. Meist manifestieren sich diese Komplikationen in Form milder Parästhesien oder eines postspinalen Kopfschmerzes über wenige Tage.

Bleibende Nervenschäden sind oft auf eine direkte Nervenschädigung bei der Punktion oder eine intraneurale Injektion zurückzuführen. Bei der Verwendung von Nadeln mit großem Durchmesser und scharfer Spitze kommt es häufiger zu Nervenschädigungen als bei Verwendung dünner Nadeln mit stumpfer Spitze. Aber auch die Injektion ungeeigneter neurotoxischer Medikamente (z.B. KCl, Methylenblau) kann zu neurologischen Ausfällen führen. Das Auftreten von Parästhesien, von Schmerzen bei der Injektion, die Dauer und der verwendete Druck bei einer Tourniquetanlage sollten dokumentiert werden (Wedel 1991).

Symptome wie eine chronisch-adhäsive Arachnoiditis, eine aseptische Meningitis oder ein Cauda-equina-Syndrom sind nach Durchführung von Spinal- oder Epiduralanästhesien in Einzelfällen beschrieben worden. Bei Injektion von hypertonen Lokalanästhetikalösungen durch einen Mikrospinalkatheter wurden mehrfach Cauda-equina-Syndrome beobachtet.

*Prävention*
- Verwendung von Nadeln mit kleinem Durchmesser,
- keine Injektion von neurotoxischen Substanzen,
- keine hypertonen Lösungen bei Verwendung von Mikrospinalkathetern,
- bei Injektionsschmerz Abbruch der Injektion und Kontrolle der Katheterlage,
- tägliche neurologische Kontrolluntersuchung unter vollständig abgeklungener Lokalanästhetikawirkung.

### Miktionsstörungen

Die Inzidenz des Harnverhalts wird nach Spinalanästhesie mit 1–3%, nach Epiduralanästhesie mit etwa 1% angegeben. Bei der epiduralen Gabe von Opioiden kommt es in 15–50% zu Miktionsstörungen. Die Inzidenz der Harnretention ist nach Applikation von lipophilen Opioiden geringer und vermindert sich bei Langzeittherapie. Eine Schädigung der Cauda equina, direkte Nervenirritationen und neurotoxische Wirkungen der Medikamente werden diskutiert. Durch die Medikamentenwirkung wird jedoch auch der Sphinktertonus erhöht. Eine vorbestehende Prostatahypertrophie kann die Symptomatik verstärken.

*Therapie*
- Physiotherapie,
- medikamentöse Tonisierung der Blase,
- frühzeitige Mobilisierung,
- Katheterisierung in angepaßten Zeitintervallen, evtl. Anlage eines Dauerkatheters,
- regelmäßige bakteriologische Kontrolle,
- evtl. urologische oder neurologische Abklärung.

### Postspinale Kopfschmerzen und Liquorfisteln

Bei der intrathekalen Punktion steigt die Häufigkeit von Kopfschmerzen mit zunehmendem Durchmesser der verwendeten Nadeln. Darüber hinaus steigt die Inzidenz an Kopfschmerzen mit abnehmendem Alter der Patienten. Bei der Verwendung von 24-G-Sprotte- und Whitacre-Nadeln treten auch bei jungen Patienten nur selten Kopfschmerzen auf. Eine Zunahme der Kopfschmerzinzidenz bei wiederholten Punktionen wurde beobachtet.

Bei versehentlicher Punktion des Intrathekalraums mit 18-G-Thouhy-Nadeln muß bei bis zu 85% der Patienten mit Kopfschmerzen gerechnet werden. Überraschenderweise war in einigen Untersuchungen die Inzidenz postspinaler Kopfschmerzen nach Anlage eine Intrathekalkatheters mit 18- oder 20-G-Nadel geringer als bei akzidenteller Punktion (Wedel 1991).

Liquorfisteln können nach intrathekaler Punktion oder Katheteranlage über einen Zeitraum von Monaten bis Jahren bestehen bleiben. Eine Symptomatik kann sich mit zeitlicher Distanz von bis zu Wochen nach Punktion einstellen. In Fallberichten wird über die Manifestation von intrakraniellen Blutungen, Hirnnervenschädigungen, Sinusthrombosen, tödlichen Stammhirneinklemmungen und akuten sowie chronischen Subduralhämatomen aufgrund eines Liquorverlustsyndroms, das oft über längere Zeit bestand, berichtet.

*Therapie*
- Flachlagerung des Patienten,
- Infusionstherapie,
- medikamentöse Therapie der Kopfschmerzen,
- bei persistierenden postspinalen Kopfschmerzen Anlage eines epiduralen „blood patches“ zum Verschluß des Duraloches. Neue Studien belegen, daß auch nach epiduraler HAES-Injektion (10–20 ml) postspinale Kopfschmerzen schnell verschwinden.

*Prävention*
- Verwendung von Spinalnadeln mit kleinem Durchmesser,
- intrathekale Punktion bei jüngeren Patienten nur mit dünnen Sprotte- oder Whitacre-Nadeln,
- ausreichende Flüssigkeitszufuhr,
- Vermeiden von Mehrfachpunktionen innerhalb eines kurzen Zeitraums.

*Neurologische Ausfälle unklarer Genese*

Mehrere Autoren berichten im Zusammenhang mit rückenmarknahen Therapieverfahren über neurologische Ausfälle, deren Ursache nicht geklärt werden konnte. So entwickelte ein Patient nach Anlage eines intrathekalen Pumpensystems eine inkomplette Paraplegie unterhalb Th 5, die ab Th 12 komplett war. Diese Störung bestand noch 1 Jahr nach dem akuten Ereignis. Eine Ursache für diese Komplikation konnte nicht gefunden werden.

Die Manifestation eines Cauda-equina-Syndroms ist möglicherweise auf ein zu weites Einführen des Katheters zurückzuführen, so daß es zu einer Anreicherung der Lokalanästhetikalösung im sakralen Bereich kommt.

Eine fortbestehende motorische Blockade bei sich zurückbildender sensorischer Blockade kann durch eine Okklusion oder einen Spasmus der A. spinalis anterior verursacht werden (Wedel 1991).

## Infektionen

Die Inzidenz rückenmarknaher Infektionen nach einmaliger Punktion ist sehr gering (< 1:30 000). Bei wiederholten Injektionen und lang verweilenden Kathetern erhöht sich das Infektionsrisiko. Bei einer Langzeittherapie mit epidural appliziertem Morphin zur Tumorschmerztherapie kam es in 4% der Fälle zu einer Infektion um die Portregion (Erdine et al. 1991). Zenz et al. (1988) beobachteten 2 reversible spinale Infektionen bei insgesamt 163 Karzinompatienten und 11 736 Therapietagen, die zur Langzeittherapie intermittierende epidurale Opioidapplikationen erhielten. Bei 313 Patienten, die eine Langzeittherapie mit spinalen Opioiden erhielten, entwickelte sich bei 23 Patienten (8,1%) eine Infektion. Bei 22 Patienten war die Infektion auf das Gebiet um den Port oder den Katheterverlauf beschränkt. In einem Fall manifestierte sich eine Meningitis. Bei 350 Patienten wurde eine Infektionsrate von 5,4% beobachtet. Bei 4,3% dieser Infektionen kam es zu einer Infektion des Epiduralraums (DuPen et al. 1990).

In einer Untersuchung bei postoperativen Patienten erfolgte in 56% ein positiver Keimnachweis an der Eintrittsstelle des Katheters und in 18% an der Katheterspitze. Eine Korrelation zwischen positiven Befunden an der Katheterspitze und klinischen Symptomen einer Infektion (z.B. Fieber) bestand nicht (Stene 1989). In einer anderen Untersuchung kam es in 7,1–19% der Fälle zu positiven Keimnachweisen an der Katheterspitze, wobei in über 80% St. epidermidis nachgewiesen wurde. Die niedrigere Besiedlungsrate wurde in der Gruppe beobachtet, die Bupivacain erhielt. Häufig erfolgt eine Keimkontamination bei der Entfernung des Katheters.

Bei kritischer Analyse der verschiedenen klinischen Berichte ist das Risiko einer Infektion für extern und intern angelegte Symptome annähernd gleich. So traten z.B. mehr Infektionen in der mit Ports behandelten Gruppe auf als in der Gruppe, in der ein perkutaner Katheter angelegt wurde. Bei Untersuchungsreihen mit vollständig getunnelten und an Ports konnektierten Kathetern war die Inzidenz der Meningitis gegenüber einer Untersuchungsreihe mit perkutan angelegten Kathetern höher. Die einfachere Pflege und das Wohlbefinden des Patienten können jedoch Argumente für die Anlage von implantierten Systemen sein.

Infektionen können durch hämatogene Ausbreitung, aufgrund einer kutanen Infektionsquelle und selten durch die Injektion kontaminierter Medikamentenlösungen entstehen. Infektionen können sich an der Austrittsstelle des Katheters, im Bereich des subkutanen Tunnels und im Epidural- bzw. Intrathekalraum manifestieren.

Plötzlich auftretende Schmerzen bei der Injektion, die nach der Injektion wieder nachlassen, eine Verminderung der Wirksamkeit der Injektion, hochfieberhafte Temperaturen, lokalisierte Rükkenschmerzen und Herdsymptome können Zeichen einer katheterbedingten Infektion sein. Diese Symptome können sich in großer zeitlicher Distanz zur Durchführung eines rückenmarknahen Verfahrens ausbilden. Ein Epiduralabszeß kann sich gelegentlich auch an einer anderen Stelle als an der primären Punktionsstelle entwickeln.

Diagnostisch sollten bei diesen Symptomen Haut- und Blutkulturen angelegt werden und eine Darstellung der Wirbelsäule durch eine Computertomographie oder Kernspintomographie erfolgen. Eine Myelographie und eine Liquordiagnostik kann u.U. erforderlich werden. Ein negativer Liquorbefund schließt jedoch eine Epiduralabszeß nicht aus. Entsprechend der Befundkonstellation kann eine Laminektomie notwendig werden.

*Therapie*
- Entfernung des Katheters,
- zunächst Breitspektrumantibiotikum, dann Antibiotikum nach Antibiogramm für mindestens 10 Tage,
- Kontrolle durch CT oder Kernspintomographie,
- evtl. Laminektomie.

*Prävention*
- Punktion und Katheteranlage unter streng sterilen Bedingungen,
- Katheterpflege:
- täglich Inspektion der Punktionsstelle,
- täglich Überprüfung der Wirksamkeit der Therapie,
- täglich Verbandswechsel mit wasserdurchlässigem Pflaster (z.B. Hansapor),
- täglich Polyvidonjodsalbe auf die Punktionsstelle,
- 2mal wöchentlich Polyvidonjodbad.

## Blutungskomplikationen

Klinisch relevante Blutungskomplikationen nach rückenmarknahen Punktionen bei Patienten ohne Besondere Risikofaktoren sind extrem selten (< 1:100 000), obwohl es im Zusammenhang mit der epiduralen Katheterplazierung in 6–20% der Fälle zur Gefäßverletzung kommt. Spinale Punktionen führen fast ausschließlich zu subarachnoidalen Blutungen. Epidurale Blutungen werden fast ausschließlich nach Katheterepiduralplazierungen beobachtet.

In fast 60% der Blutungskomplikationen bei rückenmarknahen Anästhesien bestanden Gerinnungsstörungen. Gehäuft traten diese Ereignisse nach perioperativer i.v.-Applikation von Heparin auf. Eine rückenmarknahe Regionalanästhesie bei gleichzeitig erforderlicher intravenöser Gabe von Heparin sollte wegen der nachgewiesenen erhöhten Gefahr der rückenmarknahen Blutung speziellen Indikationen vorbehalten bleiben. Die Thromboembolieprophylaxe mit Low-dose-Heparin ist bei anamnestisch und klinisch unauffälligen Patienten mit keiner relevanten Erhöhung des Blutungsrisikos verbunden. Niedermolekulare Heparine sollten mit einem zeitlichen Abstand von etwa 12 h zur rückenmarknahen Punktion verabreicht werden, da ihre Wirkung sich von der unfraktionierten Heparine unterscheidet und die Wirkung erheblich länger anhält.

Ein Zusammenhang zwischen dem Auftreten von rückenmarknahen Blutungen und einer ASS-Einnahme wurde bisher nicht nachgewiesen. Obwohl sich nach ASS-Einnahme der Thromboxan-Spiegel langsamer normalisiert, ist die Blutungszeit in der Regel nach einem Zeitraum von 1–2 Tagen wieder im Normbereich.

Bei einer epiduralen Blutung kommt es meist zu plötzlich beginnenden Schmerzen im Rückenbereich, evtl. mit Ausstrahlung in die Beine. Neurologische Ausfälle können sich ausbilden. In bildgebenden Verfahren (CT, Kernspintomographie, Myelographie) ist eine extradurale Kompression sichtbar. Die Gerinnungsparameter zeigen in der Regel pathologische Werte.

*Therapie*
Bei einer epiduralen Blutung mit neurologischen Ausfällen muß innerhalb von 12 h eine operative Entlastung erfolgen, um bleibende neurologische Komplikationen zu verhindern.

*Prävention*
- Möglichst keine intravenöse Heparinisierung,
- niedermolekulare Heparine nicht in den letzten 12 h vor Punktion,
- Absetzen von ASS 2–5 Tage vor der Punktion und Kontrolle der subaqualen Blutungszeit (< 8 min),
- täglich neurologische Untersuchung bei vollständig abgeklungener Lokalanästhetikawirkung.

## Schlußfolgerungen

Die Schmerzausschaltung mittels rückenmarknaher Verfahren ist eine effektive Methode in der akuten und chronischen Schmerztherapie. Die Gefahren bei der Durchführung rückenmarknaher Regionalanästhesieverfahren sind vielfältig. Unter Kenntnis der Kontraindikationen und der möglichen Komplikationen sollte die Indikation zu den verschiedenen Verfahren gestellt werden. Die Kontraindikationen sind:

*Absolut*: Ablehnung durch den Patienten, Infektion an der Punktionsstelle.

*Relativ*: fortschreitende neurologische Erkrankung, Aorten- oder Mitralklappenstenose, schwere psychiatrische Erkrankungen, schwere emotionale Störungen, Gerinnungsstörungen, systemische Infektion.

Im Bereich der chronischen Schmerztherapie, insbesondere bei Karzinomschmerzen, stehen Opioide weit an vorderster Stelle. Kombinationen mit Lokalanästhetika und/oder Clonidin sind derzeit nur sinnvoll, wenn Opioide allein keine ausreichende Analgesie bewirken oder aufgrund von Nebenwirkungen die Opioiddosis limitiert wird. In der postoperativen Schmerztherapie sehen wir eine primäre Indikation für Lokalanästhetika. Kombinationen mit Clonidin oder die Gabe von Opioiden erscheinen sinnvoll, wenn die Lokalanästhetikagabe zu einer motorischen Blockade führt, die die Mobilisierung des Patienten beeinträchtigt.

Unter den Lokalanästhetika stellt Bupivacain das Mittel der Wahl dar. Möglicherweise bietet zukünftig das neue Lokalanästhetikum Ropivacain gerade in der postoperativen Phase Vorteile, da es eine geringere Systemtoxizität besitzt und die Motorik weniger beeinflußt. Die theoretischen Vorteile lipophiler Opioide bei der rückenmarknahen Schmerztherapie haben sich in der Klinik nicht bestätigt. Wir sehen deshalb Morphin immer noch als das Opioid der Wahl an.

Im Rahmen der postoperativen Schmerztherapie sollte insbesondere die Gefahr einer Atemdepression bei der epiduralen Injektion von Opioiden bei der Akutschmerztherapie berücksichtigt werden. Dieses Analgesieverfahren sollte nur durchgeführt werden, wenn eine adäquate Überwachung der Patienten gewährleistet ist. Die Überwachungsmaßnahmen sollten den möglichen Komplikationen angepaßt sein. Vor Einsatz von Lokalanästhetika und noch mehr vor $\alpha_2$-Rezeptoragonisten wie Clonidin muß auf eine ausreichende Volumenauffüllung geachtet werden.

Bei Kontrolluntersuchungen nach Durchführung der rückenmarknahen Regionalanästhesieverfahren sollte ein besonderes Augenmerk auf möglicherweise bestehende neurologische Ausfälle gerichtet werden, so daß eine möglichst schnelle Abklärung der Ursache für diese Störungen in die Wege geleitet werden kann, um dauerhafte neurologische Defizite zu vermeiden.

## Literatur


Baldwin LN, Galizia EJ (1983) Bilateral subdural haematomas: A rare diagnostiv dilemma following spinal aneasthesia. Anaest Intens Care 21:120–121

Beck H, Brassow F, Doehn M, Bause HG, Dziazka A, Schulte am Esch J (1986) Epidural catheters of multi-orifice type: dangers and complications. Acta Anaesth Scand 30:549–555

Bisthon IM, Martin PH, Vernon JM, Liu WHD (1992) Factors influencing epidural catheter migration. Anaesthesia 47:610

Bollensen E, Prange HW (1991) Epiduraler spinaler Abszeß als letale Komplikation einer Periduralanästhesie. Reg Anaesth 14:101–103

Castro J de, Meynadier J, Zenz M (1991) Regional Opioid analgesia. Kluwer, Dordrecht

Coe AJ (1990) Is cristalloid preloading useful in spinal anaesthesia in the elderly. Anaesthesia 45:241–243

Covino BG, Scott DB (1985) Handbook of epidural anaesthesia and analgesia. Schultz Med Inf. Kopenhagen

Crul BLP, Delhaas EM (1991) Technical complications during long-term subarachnoid or epidural administration of morphine in terminally ill cancer patients: a review of 140 cases. Reg Anesth 16:209–213

Dawkins CLM (1969) Analysis of the complications of extradural and caudal block. Anaesthesia 25:554–563

Dunne NM, Kox WJ (1991) Neurological complications following the use of continuous extradural analgesia with bupivacaine. Br J Anaesth 66:617–619

Du Pen SL, Blomberg R, Hammar E (1990) Infection during chronical epidural catheterization: diagnosis and treatment. Anesthesiology 73:905–909

Eckstein KL, Rogacev Z, Vincente-Eckstein A, Grahova Z (1982) Prospektiv vergleichende Studie postspinaler Kopfschmerzen bei jungen Patienten (< 51 Jahre). Regionalanaesthesie 5:57

Eisenach JC, Tong CT (1991) Site of hemodynamic effects of intrathecal alpha-2-adrenergic agonists. Anesthesiology 74:766

Erdine S, Aldemir T (1991) Long-term results of peridural morphine in 255 patients. Pain 45:155–159

Ericsson M, Algers G, Schliamser SE (1990) Spinal epidural abscesses in adults: review and report of iatrogenic cases. Scand J Infect Dis 22:249–257

Guinard J-P, Muroiy MF, Carpenter RL, Knopes KD (1990) Test doses: optimal epinephrine content with and without acute beta-adrenergic blockade. Anesthesiology 73:386–392

Hartrick CT, Pither CE, Pai U, Raj PP, Tomsick TA (1985) Subdural migration of an epidural catheter. Anesth Analg 64:175

Kane RE (1981) Neurological deficits following epidural or spinal anesthesia. Anesth Analg 50:150

Lehmann C, Roth H (1983) Miktionsstörungen, eine harmlose Nebenwirkung der rückenmarknahen Leitungsanästhesie? Anästh Intensivther Notfallmed 18:316–319

Maier Ch, Wawersik J, Wulf H (1991) Ergebnis einer Fragebogenerhebung zur Praxis und Organisation der postoperativen Periduralanalgese an 461 Fachabteilungen für Anaesthesiologie. Reg Anaesth 14:61–69

Mannion D, Walker R, Clayton K (1991) Extradural vein puncture- an avoidable complication, Anesthesia 46:585–587; 78:204–207

Mark JB, Steele SM, Concecion MA, Raemer D, Patterson MK (1990) Mechanism of arterial hypotension during spinal anesthesia. Reg Anesth 15 [Suppl]:55

Owens EL, Kasten GW, Hessel EA (1986) Spinal subarachnoidal hematoma after lumbal puncture and heparinization: a case report, review of literature and discussion of anesthetic implications. Anesth Analg 65:1201–1207

Petersen TK, Husted SE, Rybro L, Schurizek BA, Wernberg M (1982) Urinary retention during i.m. and extradural morphine analgesia. Br J Anaesth 54:1175

Peyton PJ (1992) Complications of continuous spinal anaesthesia. Anaesth Intens Care 20:417–426

Plummer JL, Cherry DA, Cousins MJ, Gourlay GK, Onley MM, Evans KHA (1991) Long-term spinal administration of morphine in cancer and non-cancer pain: a retrospective study. Pain 44:212–220

Rodan BA, Cohen FL, Bean WJ, Martyak SN (1985) Fibrous mass complicating epidural morphine infusion. Neurosurgery 16:68

Rooke GA, Bledsoe SW (1990) Failure of an epidural epinephrine test dose to elicit tachycardia after intravascular epidural catheter placement. Reg Anesth 15 (3):147–149

Scherer R, Schmutzler M, Erhard J, Lenz A, Stöcker L (1992) Zur Integration der thorakalen Epiduralanaesthesie in die Anaesthesie bei intraabdominellen Eingriffen. Anaesthesist 41:260

Seitz W, Fritz K, Lübbe N, Kirchner E (1985) Therapie hypotensiver Zustände bei rückenmarknahen Leitungsanästhesien mit Ameziniumsulfat und Akrionor ®. Intensivbehandlung 10:31–36

Stenseth R, Sellevold O, Breivik H (1985) Epidural morphine for postoperative pain. Experience with 1085 patients. Acta Anaesth Scand 29:148

Sutter P-A, Gamulin Z (1989) Vergleich der kontinuierlichen Spinal- mit der kontinuierlichen Epiduralanästhesie für Operationen der unteren Extremität bei älteren Patienten. Anaesthesia 44:47–50

Swayze CR, Skerman JH (1992) Cauda equina syndrome with continuous spinal anesthesia revisited. Reg Anesth 17 (3S):1

Tryba M, Zenz M, Strumpf M (1990) Long term epidural catheters in terminally ill patients–a prospective study of complications in 129 patients. Anesthesiology 73:A783

Usubiaga JE (1975) Neurological complications following epidural anaesthesia. Int Anesthesiol Clin 13:1–153

van Diejen D, Driessen JJ, Kaanders JH (1987) Spinal cord compression during chronic epidural morphine administration in a cancer patient. Anaesthesia 42:1201

Wedel DJ (1991) Complications of regional anaesthesia. ASA, Annual refresher course lectures:136

# Pathophysiologie und Therapie des TUR-Syndroms

L. BRANDT und B. LAZICA

Die Technik der transurethralen Prostataresektion (TURP) wurde in den 30er Jahren entwickelt. Mehr als ein Jahrzehnt später wurden zum erstenmal kardiovaskuläre und zentralnervöse Komplikationen beschrieben, die auf die Absorption der während des Eingriffs notwendigen Spülflüssigkeit zurückzuführen waren. Im Jahr 1947 berichtete Creevy [2] über hämolytische Reaktionen, die infolge intravasaler Resorption des damals noch als Irrigationsmedium verwendeten destillierten Wassers auftraten. Dies führte sehr bald zur Benutzung isotoner, unter Verwendung von Harnstoff, Glukose oder Mannit hergestellter, nichthämolysierender Spülflüssigkeiten, die ihrerseits jedoch erhebliche Nebenwirkungen aufwiesen [18]. Heute werden überwiegend Zuckerlösungen als halbisoosmolare Lösungen verwendet, z.B. „Purisole SM verdünnt" (Fresenius), das pro Liter Spülflüssigkeit 27,0 g Sorbit und 5,4 g Mannit enthält. Andere Autoren, v.a. aus dem angelsächsischen und skandinavischen Raum, empfehlen alternativ auch eine 2,2%ige Glycinlösung [8]. Höhere Serumkonzentrationen von Glycin haben allerdings ebenfalls erhebliche Nebenwirkungen zur Folge (Sehstörungen bis zur passageren Blindheit, andere zerebrale Störungen).

Kommt es zu einer nennenswerten intravasalen Einschwemmung von Spülflüssigkeit jedweder Zusammensetzung, so entwickelt sich bei dem Patienten ein klinisches Bild, das durch Unruhe, Übelkeit, Dyspnoe, Hypertonie, Bradykardie und Zentralisation gekennzeichnet ist, schließlich in einen totalen Kreislaufzusammenbruch münden kann und als „TUR-Syndrom", „Einschwemmsyndrom" oder „Resektionsschock" bezeichnet wird. Angaben zu seiner Inzidenz schwanken in der Literatur sehr stark (2–10%), da Auftreten und Schweregrad des TUR-Syndroms von einer Reihe kaum zu beeinflussender Faktoren abhängig sind:

- Einschwemmvolumen,
- Einschwemmgeschwindigkeit,
- Druck der Spülflüssigkeit,
- intravasaler Druck,
- intraoperativer Blutverlust-
- Volumensubstitution,
- Alter des Patienten,
- Größe des Adenoms,
- vorbestehender Harnverhalt,
- Resektionszeit,
- Radikalität,
- Erfahrung des Operateurs.

Die Einschwemmung der Spülflüssigkeit erfolgt über die Wundfläche, eröffnete Gefäße und Venenplexus, die sich im Gegensatz zu den zum Blutverlust führenden arteriellen Gefäßeröffnungen nicht elektrokoagulieren lassen.

## Anatomische und pathologisch-anatomische Vorbemerkungen

Die Prostata ist aus tubuloalveolären Drüsen aufgebaut, die in 30–50 Läppchen zusammengefaßt und von Bindegewebe und glatter Muskulatur umgeben sind. Die Prostata des gesunden erwachsenen Mannes wiegt 18–23 g. Zwei Drittel des Prostatagewichts entfallen auf das drüsige Parenchym, etwa ein Drittel auf Muskulatur und Bindegewebe. Die Blutzufuhr der Prostata erfolgt aus der A. vesicalis inferior (viszeraler Ast der A. iliaca interna) und der A. rectalis media (ebenfalls viszeraler Ast der A. iliaca interna). Die venöse Drainage erfolgt in den Plexus venosus prostaticus, der mit dem Plexus venosus vesicalis in Verbindung steht, von da in die V. iliaca interna.

Eine zunehmende Vergrößerung der Prostata, die sogenannte Prostatahypertrophie (Prostatagewicht > 30 g) ist im höheren Lebensalter eine sehr häufige Erkrankung. Etwa 10% aller Männer über 40 Jahre sind davon betroffen. Zwischen dem 50. und 60. Lebensjahr ist eine mäßige Prostatahypertrophie bei 41% aller Männer nachweisbar, im

7. Dezennium bei 73%, und nach dem 70. Lebensjahr ist nahezu jede Prostata vergrößert [3].

Die Ursachen der Prostatahypertrophie sind spekulativ, es spricht jedoch viel dafür, daß es sich um eine geschwulstähnliche Hyperplasie (Adenofibroleiomyom) infolge dysregulativ-adaptativer Wucherung bestimmte Drüsengruppen handelt, bei denen es neben der Proliferation der Drüsen auch zu einer Zunahme der ortsständigen glatten Muskulatur kommt. Die Wucherung geht von dem unmittelbar unter dem Epithel des Harnblasenbodens oder dem der Pars prostatica urethrae gelegenen Drüsenbestands aus. Dadurch wird das sonstige Gewebe der Prostata komprimiert, es entsteht eine Art von Kapsel („chirurgische Kapsel", „Pseudokapsel").

Die möglichen Folgeerscheinungen der Prostatahypertrophie sind eine Kompression der Urethra mit oft säbelscheidenförmiger Konfiguration, Restharnbildung, Infektion, Hydronephrose und Urosepsis.

Die Therapie der Wahl besteht heute in der endoskopischen transurethralen Elektrochirurgie (transurethrale Resektion, TUR), die sich auf breiter Basis als patientenschonenderes Operationsverfahren wegen ihrer deutlich geringeren perioperativen Mortalität (1–2%) gegenüber den offenen chirurgischen Techniken durchgesetzt hat [16]. Lediglich sehr große Adenome werden auch heute noch mittels offener, transvesikaler Adenomektomie entfernt. Die perioperative Mortalität dieses Verfahrens liegt nach Mebust bei 2,5–11,2% [16].

## Technik der transurethralen Resektion

Für die transurethrale Prostataresektion verwendet man starre Endoskope (sog. Resektoskope) mit Spülwasserzu- und ablauf, Kaltlichtleiter mit zugehöriger Optik und einem Arbeitskanal, durch den die Resektionsschlinge als differente Elektrode für die Hochfrequenzchirurgie vorgeschoben wird. Das Prostatagewebe wird in kleine Partikeln (Resektionschips) mit der Schlinge abgetragen und durch den Schaft des Instruments gespült. Die Resektion selbst kann nur unter ausgiebiger Spülung des Operationsgebietes erfolgen (pro Resektion werden ca. 20–80 l Spüllösung verwendet). Durch die Spülflüssigkeit werden Blut und Resektionschips aus dem Operationsgebiet entfernt und so eine gute Sicht gewährleistet. Um einen Schutz der Blase und des umgebenden Gewebes gegen thermische Läsionen zu gewährleisten, muß die Spülflüssigkeit als Isolator fungieren und deshalb aus einer elektrolytfreien Lösung bestehen (s. oben).

Bei jeder transurethralen Resektion kommt es zu einer Einschwemmung von Spülflüssigkeit nicht nur in das intravasale Kompartiment, sondern auch extravasal in den periprostatischen Raum. Letzteres wird durch Überschreitung der anatomischen Struktur der chirurgischen Kapsel während der Resektion z.B. durch Perforation mit dem Resektionsinstrument begünstigt. Diese Situation ist als Komplikation jedoch ein eher seltenes Ereignis.

Ob es durch die intravasale Einschwemmung zu einem TUR-Syndrom kommt, hängt wesentlich von der Menge der eingeschwemmten Spülflüssigkeit und der Einschwemmungsgeschwindigkeit ab. Daneben kann ein TUR-Syndrom-ähnliches Bild durch eine nicht adäquat ausgeglichene intraoperative Blutung oder durch eine Bakteriämie bzw. Sepsis verursacht sein (bei 6% aller TUR-Patienten).

Die Faktoren, welche die Entwicklung eines TUR-Syndroms begünstigen, sind auf S. .. zusammengefaßt. Die Vermeidung bzw. Minimierung dieser prädisponierenden Faktoren zur Verringerung des perioperativen Risikos der in der Regel multimorbiden Patienten (hohes Durchschnittsalter von > 70 Jahren, 77% der Patienten mit anästhesiologisch relevanten Vorerkrankungen wie Herzinsuffizienz, koronare Herzerkrankung, chronisch-obstruktive Lungenerkrankung) ist die erste und gemeinsame Aufgabe von Anästhesist und Urologen.

## Vermeidung von Faktoren, die die Entwicklung eines TUR-Syndroms begünstigen

*1. Einschwemmvolumen:* Nachweis und Quantifizierung der eingeschwemmten Spülflüssigkeitsmenge sind methodisch nicht einfach. Eine Bilanzierung der Einfuhr und Ausfuhr (Volumetrie) ist aus methodischen Gründen nicht geeignet. Dies wird verständlich, wenn man die wesentlichen Faktoren betrachtet, die Einfuhr und Ausfuhr von Flüssigkeiten während der transurethralen Elektroresektion beeinflussen. Während die Einfuhrmengen noch einigermaßen genau zu erfassen sind, ist eine Quantifizierung der Ausfuhr nahezu unmöglich. Der hohe Umsatz an Spülflüssigkeit macht eine auch nur näherungsweise Erfassung von Urinproduktion und Blutverlust in dem offenen Resektionssystem extrem schwierig, zumal ein großer Teil des Spülflüssigkeit-Urin-Blut-Gemisches in Abdecktüchern, Kleidung des Operateurs und auf dem Fußboden verlorengehen. Hinzu kommt die ungünstige Relation der Volumina zueinander, wobei Blutverlust und Urinproduktion allenfalls 1‰ der insgesamt zirkulierenden Spülflüssigkeitsmenge ausmachen. Auf der Suche nach einer zuverlässigen Methode zur Quantifizierung der eingeschwemmten Flüssigkeitsmenge wurden eine Vielzahl von Methoden untersucht, so beispielsweise das Wiegen der Patienten vor und nach transurethraler Elektroresektion [4], die Bestimmung des Blutvolumens mittels radioaktiv markierter Tracer [19] und die Überwachung der Serumnatriumkonzentration, des Hämatokritwertes oder anderer Bestandteile des Blutes [1, 10, 11, 13]. Auch die Beurteilung des Einschwemmvolumens über hämodynamische Parameter (Herzminutenvolumen, arteriovenöse $O_2$-Gehaltsdifferenz, Drücke in den Kreislaufabschnitten) lassen ein quantitatives Einschwemmonitoring nicht zu. Die Impedanzmessung nach Zwergel [26] ist im Operationssaal nicht praktikabel. Einen möglicherweise lohnenden Versuch stellt die Beimischung von 2% Äthanol zur Spüllösung dar. Findet eine Einschwemmung von mehr als 100 ml/10 min in die Blutbahn statt, so wird Alkohol über die Lunge ausgeatmet und läßt sich mittels eines Alkometers (z.B. „Alcomed 3010", Biotest) in der Exspirationsluft messen. Inzwischen kann die Methode auch beim intubierten und beatmeten Patienten angewandt werden [6, 7, 12, 21, 23].

Die nachfolgende Übersicht bringt nochmals die Methoden zur Quantifizierung des Einschwemmvolumens von Spülflüssigkeit während transurethraler Resektionen:

- Volumetrie,
- Gravimetrie,
- Bestimmung des Blutvolumens,
- Serumelektrolyte, Hämatokrit,
- hämodynamische Parameter,
- Impedanzbestimmung,
- Indikatormethoden (Alkohol).

2. *Einschwemmgeschwindigkeit:* Neben dem Einschwemmvolumen ist die Geschwindigkeit, mit der das Volumen in den Kreislauf gelangt, von vorrangiger Bedeutung. Ist die Einschwemmrate so langsam, daß der Organismus alle Kompensationsmöglichkeiten einsetzen kann, so werden wesentlich größere Einschwemmvolumina verkraftet als bei einer hohen Einschwemmrate [16]. Die Kompensationsbreite ist um so größer, je besser der kardiale Funktionszustand des Patienten ist. Jenseits einer Einschwemmrate von 230 ml Spüllösung pro 10 min muß mit einer Erschöpfung der Kompensationsmechanismen des Organismus gerechnet werden [5]. Eine gewisse Optimierung der Kompensationsmöglichkeiten läßt sich durch die prophylaktische, evtl. in regelmäßigen Zeitabständen durchzuführende Gabe von Diuretika (Furosemid) erzielen.

3. *Druck der Spülflüssigkeit:* Der Druck in den Venen des Plexus prostaticus beträgt ca. 10–15 mmHg. Überschreitet der Irrigationsdruck im Operationsgebiet den venösen Druck, so gelangt Blut in die eröffneten Venensinus. Aus dem Wunsch, den Druck der Spülflüssigkeit in der Blase und Prostataloge zu vermeiden, sind neben der Hochdruckresektion die Resektion mit einem Dauerspülresektoskop nach Iglesias (Niederdruck-TUR) und die Resektion mit einer suprapubischen Fistel (Trokar-TUR) eingeführt worden [15]. Darüber hinaus ist immer darauf zu achten, daß die Spülflüssigkeitsbehälter nicht höher als 60 cm über dem Operationsgebiet hängen, um den auf der Blase lastenden hydrostatischen Druck zu begrenzen.

4. *Intravasaler Druck:* Der Druck im Plexus prostaticus ist abhängig vom Hydrationszustand des Patienten und von der Lagerung. Mit sinkendem venösem Druck, d.h. bei präoperativ bestehender Hypovolämie oder einem nicht zeitgerechten Ausgleich eines intraoperativen Blutverlustes, nimmt die Wahrscheinlichkeit eines Übertritts von Spülflüssigkeit in das Gefäßsystem zu. Ebenso ist zu beachten, daß bei Kopftieflage der Druck im Plexus prostaticus abnimmt.

5. *Intraoperativer Blutverlust* (s. auch unter Punkt 4): Die Abschätzung des intraoperativen Blutverlustes ist aus den bereits unter Punkt 1 angeführten Gründen erschwert bis unmöglich. Näherungsweise Berechnungen des Blutverlustes aus Volumen und Hämoglobinkonzentration der Spülflüssigkeit einerseits und der aktuellen Hämoglobinkonzentration des Patienten andererseits [22] sind allenfalls von theoretischem Interesse.

6. *Volumensubstitution:* S. unter Punkt 4.

*7. Alter des Patienten:* Mit zunehmendem Alter nimmt der Hydratationszustand der Patienten ab, die kardiovaskuläre Leistungsfähigkeit ist eingeschränkt, so daß bereits eine geringe Zunahme des intravasalen Volumens eine kardiale Dekompensation nach sich ziehen kann.

*8. Größe des Adenoms:* Eine Zunahme der Adenomgröße geht mit einer Zunahme operationstechnischer Probleme einher (z.B. Verringerung der Blasenkapazität, Verlängerung der Operationsdauer, s. auch dort und kann so eine Einschwemmreaktion begünstigen.

*9. Vorbestehender Harnverhalt:* Bei einem vorbestehenden Harnverhalt infolge starker Einengung der Urethra kann die Blasenkapazität deutlich verringert sein. Infolgedessen baut sich bei der intermittierenden Spültechnik schon in kurzer Zeit ein erhöhter Blaseninnendruck auf, der die Absorption der Spülflüssigkeit begünstigt.

*10. Resektionszeit:* Das Ausmaß der Einschwemmung ist proportional zur Resektionszeit. Erfahrungsgemäß wird deshalb von den meisten Operateuren die Resektionszeit auf maximal 60 min begrenzt.

*11. Radikalität:* Mit der Radikalität der Operation ist eine Zunahme der Operationszeit verbunden, was per se bereits zu einer Zunahme der Einschwemmfrequenz führt. Hinzu kommt bei Erreichen der chirurgischen Kapsel mit dem Resektoskop die Gefahr einer Perforation und damit einer vermehrten Flüssigkeiteinschwemmung in das periprostatische Gewebe.

*12. Erfahrung des Operateurs:* Eine ganz entscheidende Rolle spielt die individuelle Erfahrung des Operateurs. Bei dieser Operation zeichnet nicht die Radikalität der Resektion einen guten Chirurgen aus, sondern die Fähigkeit sich im konkreten Fall auch einmal auf das Notwendige zu beschränken und den Patienten nicht durch eine allzu spektakuläre operative Vorgehensweise in unnötige Gefahr zu bringen.

## Pathophysiologie und Symptomatik des TUR-Syndroms

Ursache des TUR-Syndroms ist eine primäre intravasale Wassereinschwemmung durch die offenen Kapselvenen des Plexus prostaticus [14]. Dies kann bisweilen innerhalb von Minuten geschehen. Eine zweite, schleichende Form des TUR-Syndroms, die sich noch viele Stunden nach Beendigung der Operation manifestieren kann, entsteht durch eine sekundäre intravasale Einschwemmung nach Perforation und Primäreinschwemmung in das perivesikale Gewebe [24].

Aus der Einschwemmung der elektrolytfreien Spüllösung resultieren die folgenden Veränderungen der Hämodynamik und Homöostase [9, 17, 20]:

Sie führen in Abhängigkeit vom Grad der Einschwemmung und der klinischen Verfassung des Patienten zu folgenden Symptomen:

- zentralnervös bedingte Symptome wie Unruhe, Gähnen, Schmerzen, Übelkeit, Sehstörungen, Verwirrtheit, Desorientiertheit, Halluzinationen, Krämpfe, Koma,
- kardial bedingte Symptome wie Luftnot, Angina pectoris.
- Zunahme des intravasalen Volumens,
- Anstieg der rechts- und linksventrikulären Vorlast,
- Hypertension/Hypotension,
- Bradykardie/Tachykardie,
- Zeichen der Reizleitungsstörung im EKG,
- Zunahme/Abnahme des HZV,
- $O_2$-Gehaltsdifferenz,
- Hypoxämie,
- hypotone Hyperhydratation, daraus resultierend Verdünnungshyponatriämie, Hypoproteinämie, Abnahme des kolloidosmotischen Drucks, Hämatokritabfall, metabolische Azidose,
- Gerinnungsstörungen infolge einer Verdünnungsthrombozytopenie und Aktivierung der plasmatischen Gerinnung durch Einschwemmung von Gewebsthrombokinase.

## Therapie nach Einschwemmung

Wenn der Patient Symptome entwickelt, die auf eine Einschwemmreaktion hindeuten, sollte diese durch Laborkontrollen verifiziert und der Eingriff schnellstmöglich beendet werden. Abhängig vom Schweregrad der Einschwemmung muß der in Spinalanästhesie behandelte Patient evtl. intubiert und beatmet werden.

Ziel der Therapie ist eine schnelle Reduzierung des intravasalen Volumens und eine Wiederherstellung der Homöostase. Vorübergehend kann eine kreislaufunterstützende Therapie mit Vorlastsenkern und Katecholaminen notwendig werden.

Im einzelnen sollten je nach Lage des Falles die folgenden Therapiemaßnahmen eingeleitet werden:

1. Erhöhung des inspiratorischen $O_2$-Angebotes (Sonde, Maske, evtl. Intubation);
2. Aufhebung der Steinschnittlagerung, Oberkörperhochlagerung;
3. Einschränkung der parenteralen Flüssigkeitssubstitution;
4. Gabe von Schleifendiuretika (Furosemid 20 mg i.v., evtl. wiederholen);
5. Steigerung der Nierendurchblutung mit Dopamin (0,2–2,0 mg/kg Kg/min);
6. protrahierte Korrektur aller Serumelektrolyte. Eine zu rasche Normalisierung der Plasmanatriumkonzentration kann als Komplikation eine zentrale pontine Myelinose nach sich ziehen [25];
7. Ausgleich der metabolischen Azidose durch Gabe von Natriumbikarbonat;
8. bei Zeichen einer akuten Herzinsuffizienz (Zentralisation, periphere Zyanose, Tachykardie, Hypotension, erhöhte Vorlast, erhöhte pulmonalarterielle Drücke, erniedrigte zentral-/gemischt-venöse $O_2$-Sättigung, erhöhte arteriovenöse $O_2$-Gehaltsdifferenz, erniedrigtes Herzzeitvolumen) Einleitung einer Therapie mit Vorlastsenkern (0,5–1,0 µg/kg KG/min NTG) oder/und Katecholaminen (1,0–5,0 µg/kg KG/min Dobutamin);
9. Sedierung;
10. engmaschige Laborkontrollen;
11. Intensivüberwachung/-therapie.

## Beispiel einer anästhesiologischen Strategie zur TUR der Prostata

An den Kliniken der Stadt Wuppertal werden jährlich ca. 350–400 transurethrale Prostataresektionen durchgeführt. Dabei gehen wir nach dem folgenden Konzept vor:

- Patienten ASA I–III, NYHA I-II, Prostatagewicht < 30 g: Standardmonitoring mit EKG, noninvasiver Blutdruckmessung, Pulsoxymetrie; bei Patienten mit Spinalanästhesie ständiger verbaler Kontakt; bei Patienten in ITN Überwachung der Beatmungsdrücke, Gasmonitoring, Ösophagustemperatur, Relaxometrie;
- Patienten ASA IV, NYHA III–IV, Prostatagewicht > 30 g: erweitertes Monitoring mit invasiver arterieller Druckmessung, Zentralvenendruckmessung (NYHA III) bzw. Pulmonalarterien-Wedgedruckmessung (NYHA IV), auch bei Patienten die in Spinalanästhesie behandelt werden;
- ein peripherer Zugang in Lokalanästhesie am linken Handrücken;
- wenn Prostatagewicht < 30 g: ein zweiter großlumiger periphervenöser Zugang in Lokalanästhesie in der V. basilica links/rechts (für eine evtl. später notwendig werdende ZVK-Applikation);
- wenn Prostatagewicht > 30 g: einlumiger Zentralvenenkatheter über V. jugularis externa oder V. basilica (Lagekontrolle mittels intrakardialer EKG-Ableitung); Messung des ZVD über Transducer (*cave* ZVD-Anstieg durch Autotransfusion nach Steinschnitt- und Kopftieflagerung);
- Bestimmung von Blutgasen einschl. CO-Oxymetrie, cHb, Hkt und Elektrolyten vor oder unmittelbar nach Einleitung, danach alle 30 min (periphervenös bzw. arteriell oder zentral-/gemischtvenös);
- bei präoperativ bestehender Elektrolytimbalanz (Serumkalium < 4,0 mmol/l) 10 ml IHK in 90 ml NaCl 0,9% als Kurzinfusion über 10–15 min;
- Bedsidebestimmung der Blutgruppe;
- bei Patienten in Spinalanästhesie $O_2$-Sonde mit 4 l/min;
- nach 30 min Resektionszeit 10 mg Furosemid i.v., Wiederholung alle 30 min;
- bei Verdacht auf Einschwemmung: Legen eines Zentralvenenkatheters (wenn er nicht bereits liegt); Laborkontrolle einschl. Gerinnung und Blutbild; prophylaktische Kreuzung von > 2 Erythrozytenkonzentraten; Steigerung der Furosemiddosierung; Natriumsubstitution (20 ml NaCl 20% in 80 ml NaCl 0,9% als Kurzinfusion über 15–20 min; *cave* forcierte Korrektur der Natriumkonzentration im Serum, Anhebung < 20 mmol/l/24h); Kalziumsubstitution (Kalziumchlorid oder Kalziumglukonat als 5–10 ml Bolusgabe); Kaliumsubstitution nach Labor;
- Extubation möglichst in Narkose zur Vermeidung von Husten und Pressen (erhöhte Blutungsgefahr), vorher Absaugen des Magens mit Einmalabsaugkatheter;

- nach dem Operationsende bei unkompliziertem Verlauf Entfernung von arterieller Kanüle und Zentralvenenkatheter/Pulmonalarterienkatheter im Aufwachraum; bei Komplikationen Weiterbehandlung auf der Intensivtherapiestation, dort auch röntgenologische Lagekontrolle des Zentralvenenkatheters.

Die transurethrale Prostataresektion (TURP) kann heute nach wie vor als die schonendste Methode einer operativen Therapie der Prostatahypertrophie angesehen werden. Auch größere Adenome können so – evtl. in mehreren Sitzungen – erfolgreich behandelt werden. Wichtig ist, daß der Chirurg die Grenzen dieser operativen Technik kennt und akzeptiert, und daß der Anästhesist die Komplikationen des Eingriffs rechtzeitig erkennt und adäquat behandelt. Der Preis der persönlichen Erfahrung muß heute nicht mehr so hoch sein wie in den Zeiten der Bruch- und Steinschneider, als noch die Devise galt:

*„Es muß erfahren und gelernt sein, und sollte es hundert Bauern kosten“.*

## Literatur


1. Ceccarelli FE, Mantell LK (1961) Studies on fluid and electrolyte alterations during transurethral prostatectomy. J Urol 85:75
2. Creevy CK (1947) Haemolytic reactions during transurethral prostatic resection. J Urol 58:125
3. Doerr W, Ule G (1970) Spezielle pathologische Anatomie III. Springer, Berlin Heidelberg New York (Heidelberger Taschenbücher, Bd 70 b)
4. Hagstrom RS (1955) Studies on fluid absorption during transurethral prostatic resection. J Urol 73:852
5. Hahn RG (1987) Influence of variations in blood hemoglobin concentration on the calculation of blood loss and volumetric irrigating fluid balance during transurethral resection of the prostate. Br J Anaesth 59:1223
6. Hahn RG (1988) Ethanol monitoring of irrigating fluid absorption in transurethral prostatic surgery. Anesthesiology 68:867
7. Hahn RG (1989) Early detection of the TUR syndrome by marking the irrigating fluid with 1% etanol. Acta Anaesthesiol Scand 33:146
8. Hahn RG (1992) Acid-base status following glycine absorption in transurethral surgery. Eur J Anaesth 19:1
9. Hahn RG (1993) Blood volume at the onset of hypotension during TURP performed under epidural anaesthesia. Eur J Anaesth 10:219
10. Harrison RH, Boren JS, Robinson JR (1956) Dilutional hyponatremic shock: another concept of the transurethral prostatic resection reaction. J Urol 75:95
11. Huf D, Koenning J, Hamelberg W (1962) Fluid absorption during transurethral prostatic resection. Anesthesiology 23:152
12. Hulten JO, Jorfeldt LS, Wictorsson YM (1986) Monitoring fluid absorption during TURP by marking the irrigating solution with ethanol. Scand J Urol Nephrol 20:245
13. Hulten JO, Sarma VJ, Hjertberg H, Palmquist B (1991) Monitoring of irrigating fluid absorption during transurethral prostatectomy. Anaesthesia 46:349
14. Hulten JO (1991) Absorption of irrigating fluid during TURP – fact and fiction. Scand J Urol Nephrol [Suppl] 138:67
15. Iglesias JJ, Perez-Castro Ellendt E, Madduri SD, Sporer A, Seebode JJ (1977) Hydraulic hemostasis in transurethral resection of the prostate using the Iglesias continuous suction resectoscope: J Urol 117:306
16. Mebust WK, Brady TW, Valk WL (1970) Observations in cardiac output, blood volume, central venous pressure, fluid and electrolyte changes in patients undergoing transurethral prostatectomy. J Urol 103:632
17. Nemes C, Niemer M, Noack H (1985) Datenbuch Anästhesiologie. Fischer, Stuttgart New York
18. O'Donnell P (1983) Serum acid phosphatase elevation associated with transurethral resection syndromes. Urology 22:388
19. Oester A, Madsen PO (1969) Determination of absorption of irrigating fluid during transurethral resection of the prostate by means of radioisotopes. J Urol 102:714
20. Radakovits I, Welte M (1991) Das TUR-Syndrom. Anästh Intensivmed 32:198
21. Rancke F, Schmeller N, Albrecht M (1992) Zusatz von Äthylalkohol zur Spülflüssigkeit. Anaesthesist 41:324
22. Sommerkamp H (1972) Infusionstherapie bei transurethraler Resektion der Prostata. Anästh Praxis 17:93
23. Stalberg HP, Hahn RG, Jones AW (1992) Ethanol monitoring of transurethral prostatic resection during inhaled anesthesia. Anesth Analg 75:983
24. Sterns RH, Riggs JE, Schochet SS (1986) Osmotic demyelination syndrome following correction of hyponatraemia. New Engl J Med ...:1535
25. Weber S, Acuff JH, Mazloomdoost M, Kirimli BI (1987) Transurethral prostatectomy complicated by intraperitoneal extravasation of irrigating fluid. Can J Anaesth 134:193

26. Zwergel T (1987) Transurethrale Prostataresektion und Flüssigkeitshaushalt. Thieme, Stuttgart New York

# Anästhesie bei Patienten mit vollem Magen

A. MACHOTTA

Ein voller Magen bedeutet immer ein hohes Aspirationsrisiko. Seit dem Bericht von Curtis L. Mendelson im Jahre 1946 mit dem Titel „Die Aspiration von Mageninhalt in die Lunge während geburtshilflicher Anaesthesie" wird die Diagnose „voller Magen" in der Anästhesie mit den Begriffen Aspirationsrisiko und Aspirationspneumonitis assoziiert.

## Häufigkeit und Mortalität der pulmonalen Aspiration

Folgt man Studien aus den 70er Jahren, so ist bei 1–20% aller anästhesiebedingten Todesfälle die Aspiration von Mageninhalt die Ursache. Bei 4–26% aller Narkosen kommt es zur sog. stillen Aspiration durch Regurgitation kleiner Mengen von Mageninhalt. Die zuverlässigsten Angaben stammen aus einer retrospektiven Untersuchung von Olsson aus dem Jahr 1986. Dieser ermittelte bei 185 000 untersuchten Anästhesien eine Häufigkeit schwerer Aspirationen von 1:2130. Angaben über die Mortalität nach erfolgter Aspiration schwanken zwischen 3 und 70% und sind neben der Art des aspirierten Materials auch davon abhängig, welche Therapie dem Zwischenfall folgte.

## Pulmonale Veränderungen nach Aspiration

Aus tierexperimentellen Untersuchungen ist bekannt, daß die pathophysiologischen Veränderungen in der Lunge abhängig sind von der Art des aspirierten Materials.

### *Aspiration von Säure mit eine pH-Wert < 2,5*

Nach Säureaspiration kommt es innerhalb von 3 min zur Bildung großer Atelektasen. Nach etwa 4 h zeigt sich eine entzündliche Reaktion mit Zerstörung der alveolärkapillären Einheit (Kennedy 1989). Funktionell zeigt sich ein Abfall des $p_aO_2$ und ein Anstieg des pulmonalarteriellen Druckes infolge hypoxischer pulmonaler Vasokonstriktion.

### *Aspiration von säurefreien Flüssigkeiten*

Ist der pH-Wert der aspirierten Flüssigkeit größer als 2,5, so sind die pathologischen und funktionellen Veränderungen weniger schwerwiegend. Zunächst tritt reflektorisch ein Bronchospasmus ein mit einem Abfall des $p_aO_2$ durch Zunahme der Shuntfraktion, welche sich innerhalb von 4–6 h normalisiert. Der $p_aO_2$ kehrt innerhalb von 24 h zu normalen Werten zurück. Histologisch finden sich wenig Veränderungen.

### *Aspiration von Speisepartikeln*

Speisepartikel verursachen eine Entzündungsreaktion in den betroffenen Lungengebieten, die im weiteren Verlauf histologisch einer Fremdkörperreaktion mit Einwanderung von Leukozyten ähnelt. Der unmittelbare Abfall des $p_aO_2$ ist schwer und vergleichbar mit dem bei Säureaspiration.

Bei allen genannten Möglichkeiten der Aspiration ist die Anfangsreaktion immer Hypoxie, die zunächst aufgrund von Atelektasen und Reflexmechanismen entsteht. Histologisch finden sich zunächst kaum sichtbare Schädigungen. Der weitere Verlauf der histologischen und funktionellen Veränderungen ist dann abhängig von der Art des aspirierten Materials.

Säure produziert schwerere Schäden als Nichtsäure. Feste Partikel führen zu einer schweren Entzündungsreaktion. Die Aspiration von Säure mit einem pH-Wert < 2,5 zusammen mit festen Partikel zeigt im Tierexperiment in den ersten 24 h eine Mortalität von 100% (Schwartz 1980).

## Risikofaktoren

### *Menge des Mageninhalts und Magenentleerung*

Leider ist es nicht möglich, zuverlässig festzustellen, wann ein Magen leer ist.

Feste Speisen haben eine längere Verweildauer als flüssige, und je größer der Kaloriengehalt einer Nahrung ist, desto länger ist ihre Magenpassage. Klare Getränke sind meistens nach 2 h aus dem Magen eliminiert, feste Speisen nach ca. 4–6 h, jedoch ist zu beobachten, daß Patienten noch nach 24 h unverdaute Nahrung erbrechen können. Die Magenpassage ist abhängig von vegetativen Stimuli. Schmerz, Streß und die Gabe von Narkotika verlangsamen sie. Ähnliches ist während der Schwangerschaft zu beobachten und bei Erkrankungen, wie Ulkusleiden, entzündlichen Darmerkrankungen, Myxödem und Elektrolytstörungen. Parasympathische Einflüsse und die Gewebshormone Gastrin und Motilin beschleunigen die Magenentleerung.

### *Säuregehalt des Magens*

Die Belegzellen des Magens produzieren ca. 2000 ml Salzsäure pro 24 h mit einem pH-Wert von 1–3,5. Die Sekretion von + Ionen wird gesteuert über $H_2$-Histaminrezeptoren, Gastrinrezeptoren und muskarinerge Acetylcholinrezeptoren (Wolfe 1988). Emotionale Faktoren, wie Streß, Angst und Schmerz, erhöhen die Säuresekretion. So können bis zu 50 ml/h beim nicht prämedizierten, nüchternen Patienten sezerniert werden.

### *Funktion des unteren Ösophagussphinkter*

Der untere Ösophagussphinkter gewährleistet einen natürlichen Schutz vor Regurgitation und Aspiration. Der Ruhetonus beträgt 25–30 cm $H_2O$. Anatomisch ist dieser Sphinkter nicht faßbar, es gibt keinen Schließmuskel. Möglicherweise funktioniert dieser Sphinkter über einen Ventilmechanismus der Mukosa, bei dem der Winkel, den Magen und Ösophagus bilden, bedeutsam ist. Medikamente verändern diesen Ruhetonus. So wird der Tonus durch Opiate, Benzodiazepine und Anticholinergika gesenkt. Metoclopramid, Gastrin und Motilin erhöhen ihn.

Zusammenfassend ist für das Aspirationsrisiko die Menge des Mageninhalts, sein Säuregehalt und die Funktion des unteren Ösophagussphinkters entscheidend.

In experimentellen Studien wird häufig das Aspirationsrisiko anhand von Mageninhalt und pH-Wert quantifiziert. Patienten haben dann ein Aspirationsrisiko (engl. „at risk", wenn der pH-Wert kleiner als 2,5 ist und der Mageninhalt mehr als 25 ml oder genauer 0,4 ml/kg KG beträgt (Roberts u. Shirley 1974).

## Risikopatienten

### *Patienten mit anatomischen und funktionellen Störungen*

Diese Störungen betreffen sowohl die Magenentleerung und die Säureproduktion als auch die Schutzmechanismen.

So zeigen Patienten mit Hiatushernie, nach Magenteilresektion, mit Sklerodermie oder mit starkem Übergewicht eine verzögerte Magenentleerung. Traumatisierte Patienten mit Schmerzen oder Angst haben sowohl eine verzögerte Magenentleerung als auch eine erhöhte Säureproduktion. Auch Patienten mit manifestem Ileus zählen zu dieser Gruppe, da hier der intragastrale Druck höher ist als der Verschlußdruck des unteren Ösophagussphinkters.

### *Nichtnüchterne Patienten*

Hierzu rechnen alle Notfallpatienten, Patienten mit Schock, Patienten mit Kreislaufstillstand, Polytrauma, Schädel-Hirn-Trauma, Intoxikationen, Krampfanfällen und generell alle Patienten mit eingeschränktem Bewußtsein. Bei allen diesen Patienten muß nicht nur von einem vollen Magen ausgegangen werden, sondern auch von einem Verlust der Schutzreflexe.

### *Schwangere*

Von Beginn des 2. Trimenon bis 24 h post partum gelten Schwangere als besonders aspirationsgefährdet (James et al. 1984). Schwangere zeigen eine Erhöhung des intraabdominellen Drucks nicht nur durch den vergrößerten Uterus, sondern bereits im 1. Trimenon, bevor der Uterus aus dem kleinen Becken hochtritt (Brock-Utne 1981). Bereits nach der 12.–14. Gestationswoche ist die

Magenentleerung verzögert (Simpson et al. 1988). Durch die Gastrinproduktion der Plazenta ist sowohl das Volumen als auch die Azidität des Mageninhalts erhöht (Attia et al. 1982).

Motilin ist ein Hormon, welches die Magenentleerung beschleunigt. Es ist in der Schwangerschaft vermindert. Die Magenentleerung ist während des Geburtsvorgangs verzögert. Medikamente, die zur Geburtserleichterung verabreicht werden, wie Sedativa und Opioide, wirken auf die Magenentleerung und den Tonus des unteren Ösophagussphinkters und erhöhen das Aspirationsrisikos.

Ob der Tonus des unteren Ösophagussphinkters während der Schwangerschaft generell vermindert ist, kann nicht eindeutig bestimmt werden. Gastroösophagealer Reflux, einhergehend mit den typischen Beschwerden, ist während der Schwangerschaft häufig.

## Aspirationsprophylaxe

### *Nüchternheitsgebot*

Untersuchungen aus den 80er Jahren haben gezeigt, daß bei Patienten mit elektiven Eingriffen das Trinken Moderator Mengen von klaren Flüssigkeiten, z.B. Saft, 2–4 h vor Anästhesiebeginn zu keiner Erhöhung des Aspirationsrisikos führt, verglichen mit nächtlichem Fasten. Dies gilt besonders, wenn zusätzlich $H_2$-Blocker appliziert wurden (Maltby et al. 1988). Keinesfalls sollte dies auf Notfallpatienten und Schwangere angewandt werden (Lewis et al. 1987). Für die Einnahme fester Speisen gilt immer noch eine 6stündliche Nahrungskarenz als obligater Aspirationsschutz.

### *Medikamentöse Prophylaxe*

*Antazida*

Die präoperative orale Gabe von klaren Antazida, z.B. 20–30 ml 0,3 molarem Na-Citrat, führt zu einer pH-Wertanhebung des Mageninhalts auf „risikoarme" Werte über 2,5. Eine Erhöhung der Mageninhaltsmenge wird dabei in Kauf genommen. Der Effekt tritt nach 15–20 min ein und hält etwa 1–3 h an (Gibbs et al. 1982).

Partikelhaltige Antazida, wie Magnesium und Aluminium enthaltene Suspensionen, sollten nicht verwendet werden, da diese bei Aspiration ähnliche Lungenschäden verursachen wie Magensäure.

*$H_2$-Blocker*

Histamin stimuliert rezeptorvermittelt die Produktion von Salzsäure. Die $H_2$-Antagonisten Cimetidin, Ranitidin und Famotidin führen zur Verringerung des Mageninhalts und zur Verminderung des Azidität. Beachtenswert ist, daß der Effekt nach oraler Gabe von Cimetidin erst nach 60 min eintritt und die intravenöse Gabe mit kardinalen Nebenwirkungen einhergehen kann. Ranitidin wird schneller enteral resorbiert und scheint bei intravenöser Anwendung eine geringere Nebenwirkungsrate zu besitzen (Manchikanti et al. 1984).

*Metoclopramid*

Dieser zentral und peripher wirkende Dopaminantagonist beschleunigt die Magenentleerung und verstärkt den Tonus des unteren Ösophagussphinkter. Der Wirkungseintritt nach i.v.-Applikation ist rasch.

## Maßnahmen bei Risikopatienten

Abgesehen von der Regional- und Leitungsanästhesie ist bei gefährdeten Patienten die Intubationsnarkose der einzig sichere Aspirationsschutz. Die endotracheale Intubation geschieht nach den Bedingungen der Schnellintubation, auch als Ileuseinleitung (engl. „rapid sequence induction") bezeichnet, unter Verzicht auf Zwischenbeatmung per Maske. Die ausreichend lange Präoxygenierung und die Vorgabe eines nichtdepolarisierenden Relaxans bei der Verwendung von Succinylcholin sind Standard.

Vor Einteilung sollte, wenn es die Zeit erlaubt, eine medikamentöse Aspirationsprophylaxe durchgeführt werden.

### *Patientenlagerung*

Welche Lagerung während der Narkoseeinleitung für den Patienten den besten Aspirationsschutz bietet, kann z.Z. nicht entschieden werden. Für eine Kopftieflage spricht, daß bei Regurgitation der Mageninhalt nicht in die Trachea gelangen kann. Jedoch ist bei einer Hochlagerung des Oberkörpers um ca. 40° die Wahrscheinlichkeit einer Regurgitation insgesamt niedriger, und die Intubationsbedingungen sind günstiger. Aus diesem Grund wird an unserer Klinik die Oberkörperhochlagerung praktiziert.

### *Krikoiddruck*

Diese auch als Sellick-Handgriff bezeichnete Maßnahme ist so einfach wie effektiv. Durch Druck auf den Krikoidknorpel wird der Ösophagus gegen den Halswirbelkörper gedrückt und okkludiert. Eine Regurgitation wird damit verhindert. Dieser Handgriff, der von einem zusätzlichen Helfer ausgeführt werden sollte, muß bereits unmittelbar nach Gabe des Hypnotikums bis zur Blockung des Endotrachealtubus angewendet werden (Abb. 1).

Nach Intubation soll der Magen per Sonde abgesaugt werden. Die Extubation des Patienten geschieht erst nach vollständiger Rückkehr aller Schutzreflexe.

## Diagnose und Therapie nach Aspiration

### *Diagnosestellung*

Abgesehen von den Fällen, wo eine Aspiration von Mageninhalt direkt beobachtet wurde, kann die Diagnosestellung der pulmonalen Aspiration Schwierigkeiten bereiten. Erste Anzeichen können eine Tachypnoe und Tachykardie nach Narkose sein. Auskultatorisch können unspezifische Rasselgeräusche auftreten. Den wichtigsten Hinweis liefert neben der Anamnese (Risikogruppen) die arterielle Blutgasanalyse. Patienten, die aspiriert haben, zeigen immer einen niedrigen $p_aO_2$. Der $p_aCO_2$ und der pH-Wert sind zur Diagnosestellung nicht brauchbar.

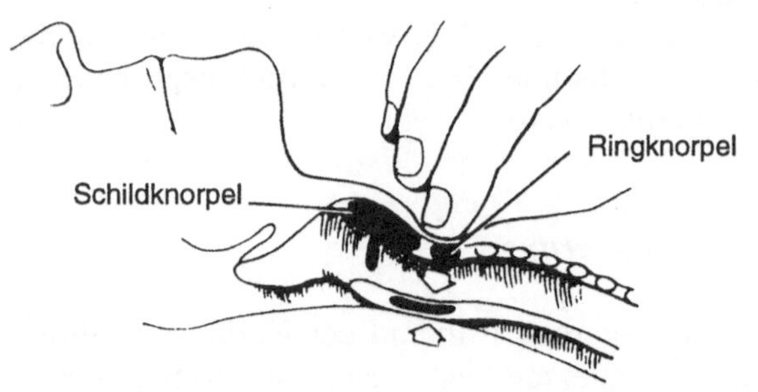


**Abb. 1.** Korrekte Ausführung des Krikoiddrucks. (Aus Cheek 1987)

Die Röntgenaufnahme der Lunge ist in den ersten Stunden wenig hilfreich. Fragwürdig ist die pH-Wertbestimmung des Trachealsekrets, da dieses mit anderen Sekreten aus dem Naso- und Oropharynx vermischt ist und eine Pufferung der Magensäure bereits eingesetzt hat.

### *Therapie*

Entscheidend ist die sofortige und konsequente Therapie.

#### *Maschinelle Beatmung*

Patienten, die aspiriert haben, sollen maschinell beatmet werden, wobei ein positiver endexspiratorischer Druck (PEEP) von 10–15 cm $H_2O$ appliziert werden soll. Dies führt zu einer Wiedereröffnung kollabierter Alveolen, zu einem Recruitment atelektatischer Lungenbezirke und dadurch zu einer Verminderung des Ventilations-Perfusions-Mißverhältnisses. Die Dauer der Beatmung orientiert sich an der Verbesserung des pulmonalen Gasaustausches und des Röntgenbildes.

#### *Lagerungstherapie*

Neben der Beatmung und der Applikation von PEEP ist die richtige Lagerung des Patienten ein wesentlicher Bestandteil der Therapie. Der Patient wird alternierend nach dem Grundsatz „kranke Lungen nach oben“ gelagert. Je nach Röntgenbild oder Auskultationsbefund soll bei unilateraler Lokalisation der Schädigung der Patient in überdrehter Seitenlage auf die kontralaterale Seite gelagert werden. Bei bilateraler Lokalisation soll teilweise in Bauchlage beatmet werden.

Dies führt zu einer Veränderung von Ventilation und Perfusion in den erkrankten Lungenbezirken und zu einer Verminderung des Ventilations-Perfusions-Mißverhältnisses.

Zum Beispiel soll ein Patient nach Aspiration, welcher ein abgeschwächtes Atemgeräusch rechts basal bietet, in etwa 4stündlichem Wechsel in überdrehte Linksseitenlage und Rückenlage gebracht werden.

*Bronchoskopie*

Bei Verdacht auf Aspiration von festen Speisepartikeln sollte in jedem Fall bronchoskopiert werden, um Partikel gezielt abzusaugen. Eine ungezielte Bronchiallavage wird nicht empfohlen.

*Antibiotikatherapie*

Nur in Fällen, wo bakteriell kontaminiertes Material aspiriert wurde, z.B. beim Ileus, ist eine ungezielte Antibiotikagabe sinnvoll. Antibiotika verändern die Standortflora der oberen Luftwege und sollten möglichst nur gezielt nach mikrobiologischer Bestimmung des Keimes eingesetzt werden.

*Kortikosteroide*

Der in den 60er Jahren propagierte Einsatz von Kortikosteroiden wird nach heutigem Kenntnisstand nicht mehr empfohlen. Kortikosteroide beeinflussen nachweislich die Entzündungsreaktion, haben aber klinisch keinen Einfluß auf den Verlauf (Downs et al. 1975). Die durch Kortikosteroide induzierte Immunsupression kann sich nachteilig auf den Verlauf der Grunderkrankung auswirken.

*Monitoring*

Empfehlenswert ist zur Flüssigkeitsbilanzierung ein erweitertes Monitoring mit Bestimmung von Urinstundenmenge, zentralem Venendruck und in schweren Fällen pulmonalarteriellen Druck.

## Literatur

***Übersichtsarbeiten***


Cheek TG, Gutsche ,BB: Pulmonary aspiration of gastric contents. In: Shnider S, Levinson G (eds) Anesthesia for obstetrics, 2. ed. Williams & Wilkins, Baltimore

Gibbs CP, Modell JH (1991) Management of aspiration pneumonitis. In: Miller RD (ed) Anesthesia, 3 ed. Churchill Livingstone, New York


***Einzelarbeiten***


Attia R et al. (1982) Maternal fetal and placental gastrin concentrations. Anaesthesia 37:18

Brock-Utne JG et al. (1981) Gastric and lower oesophageal sphincter (LOS) pressures in early pregnancy. Br J Anaesth 53:381

Downs JB et al. (1974) An evaluation of steroid therapy in aspiration pneumonitis. Anesthesiology 40:129

Gibbs CP et al. (1982) The effectiveness of sodium citrate as an antacid. Anesthesiology 57:44

James CF et al. (1984) Postpartum perioperative risk of aspiration pneumonia. Anesthesiology 61:756

Kennedy TP et al. (1989) Acute acid aspiration lung injury in the rat: biphasic pathogenesis. Anesth Analg 69:87

Lewis M et al. (1987) Can one risk fasting the obstetric patient for less than 4 hours? Br J Anaesth 59:312

Maltby JR et al. (1988) Gastric fluid volume and pH in elective inpatients. II: Coffee and orange juice with ranitidine. Can J Anaesth 35:16

Manchikanti L et al. (1984) Ranitidine and metoclopramide for prohylaxis of aspiration pneumonitis in elective surgery. Anesth Analg 63:903

Mendelson CL (1946) Aspiration of stomach contents into lungs during obstetric anesthesia. Am J Obstet Gynecol 52:191

Olsson GL et al. (1986) Aspiration during anaesthesia: a computer-aided study of 185 358 anaesthetics. Acta Anaesthesiol Scand 30:84

Roberts RB, Shirley MA (1974) Reducing the risk of acid aspiration during cesarian section. Anesth Analg 53:859

Schwartz DJ et al. (1980) The pulmonary consequences of aspiration of gastric contents at pH values greater than 2,5. Am Rev Respir Dis 121:119

Simpson KH et al. (1988) Pregnancy delays paracetamol absorption and gastric emptying in patients undergoing surgery. Br J Anaesth 60:24

Wolfe MM, Soll AH (1988) The physiology of gastric acid secretion. N Engl J Med 319:1707

# Postoperative Schmerztherapie

M. TRYBA und B. DONNER

Der akute postoperative Schmerz wird als unangenehme sensorische, emotionale und mentale Empfindung mit begleitenden vegetativen, psychologischen und Verhaltensreaktionen beschrieben, verursacht durch eine Verletzung oder eine akute Erkrankung. Er hat fast immer ein erkennbares Ziel und dient als Warnsignal, um den Organismus vor weitergehenden Schäden zu schützen.

Allein in Deutschland müssen sich jedes Jahr ca. 7 Mio. Patienten einem operativen Eingriff unterziehen. Die meisten dieser Patienten erleiden zumindest kurzfristig Schmerzen, die entweder diagnoseweisend oder Folge des operativen Eingriffs sind.

Die physiologische Reaktion auf den postoperativen Schmerz ist die Ruhigstellung. Sie stellt häufig die sinnvollste Basismaßnahme der postoperativen Schmerztherapie dar. Nicht immer jedoch ist die körperliche Ruhigstellung sinnvoll. Eine längere Immobilisierung nach Extremitätenverletzungen begünstigt insbesondere an der unteren Extremität Entstehung von Thrombosen und Lungenembolien; die längere Ruhigstellung von Gelenken führt zu einer erheblichen, manchmal erst nach monatelanger Übungsbehandlung reversiblen Bewegungseinschränkung.

Die Behandlung dieser akuten Schmerzen kann von wesentlicher Bedeutung für die Genesung des Patienten sein. Eine adäquate Schmerztherapie läßt den Patienten die akute Erkrankung oder Verletzung erheblich leichter ertragen. Eine adäquate Analgesie erleichtert die frühe Mobilisierung z.B. nach Frakturen, führt zu früherer Entlassung in ambulante Behandlung und verhindert postoperative Komplikationen. Werden Schmerzen in der Akutphase unterdrückt, kann oft die Progression in ein chronisches Stadium verhindert werden.

## Physiologische Veränderungen

Die Schmerzempfindung ist ein komplexes Geschehen, das durch zahlreiche Prozesse beeinflußt wird. Derselbe Stimulus kann z.B. in Abhängigkeit vom Wachheitszustand, von der Tageszeit, der geistigen oder körperlichen Tätigkeit oder der emotionalen Situation gänzlich anders erlebt werden. Hieraus erklärt sich, daß Patienten in der Nacht Schmerzen häufig erheblich intensiver empfinden als am Tag und Verletzungen im Zusammenhang mit intensiver körperlicher Aktivität nicht selten erst dann empfunden werden, wenn der Verletzte zur Ruhe gekommen ist.

Der postoperative Schmerz resultiert i.allg. aus Gewebsverletzungen oder akuten Erkrankungen und kann eine Vielzahl von Reaktionen auslösen, darunter Muskelkontraktionen sowie autonome vegetative, insbesondere sympathische Reflexe. Tachykardie, Vasokonstriktion, Blutdruckanstieg, Anstieg des Herzzeitvolumens, Hemmung der gastrointestinalen Motilität, Schwitzen und Mydriasis sind sämtlich typische Zeichen des akuten Schmerzes. Diese physiologischen Reizantworten sind grundsätzlich sinnvoll. Sie ermöglichen eine schnelle Reaktion auf den akuten Stimulus, so daß im günstigen Fall die weitere Unterhaltung des Schmerzes unterbrochen wird oder zumindest eine bessere Adaptation an die schmerzauslösende Ursache erfolgt. Bleibt die schmerzauslösende Ursache jedoch unverändert, können die ursprünglich sinnvollen Reflexe in eine Fehlreaktion münden, die den Verlauf der Verletzung oder Erkrankung sogar ungünstig beeinflußt (z.B. die sympathische Reflexdystrophie).

## Psychische Veränderungen

Postoperative Schmerzen verursachen nur kurzfristig psychische Veränderungen. Die meisten Patienten empfinden zumeist kurzzeitig Angst. Das

Ausmaß der psychischen Veränderungen wird wesentlich von der Einstellung und vom Lernverhalten des Patienten beeinflußt. Bei adäquater Vorbereitung, z.B. im Rahmen der präoperativen Visite, kann die Angst vor dem Schmerz erheblich vermindert werden. Auch Ursache und Dauer des Schmerzes sind Faktoren, die die Art und das Ausmaß der psychischen Veränderungen wesentlich beeinflussen. Im allgemeinen werden akute Schmerzen durch eine faßbare Ursache hervorgerufen. Je einsichtiger die Schmerzursache und deren Mechanismus ist, um so besser verarbeitet der Patient den Schmerz und seine Folgen.

## Therapie

Die durch kontrollierte Untersuchungen gesicherten Kenntnisse über die postoperative Schmerztherapie sind begrenzt und die klinische Praxis ist häufig von Vorurteilen beeinflußt.

Einige dieser Vorurteile lauten:

- „Regionale Blockaden sind wirksamer als systematisch angewendete Analgetika."
- „Systematisch angewendete Analgetika sedieren zu stark."
- „Opioide machen eine Atemdepression."
- „Nichtopioidanalgetika reichen für eine suffiziente Therapie postoperativer Schmerzen aus."

Diese z.T. kontroversen Ansichten machen verständlich, warum oftmals eine adäquate postoperative Schmerztherapie unterbleibt, nicht selten aber auch eine „Übertherapie" erfolgt.

Mehrere Studien bei Patienten in der postoperativen Phase, die in den letzten 30 Jahren durchgeführt wurden, haben deutlich gemacht, daß 30–70% der Patienten über unerträgliche Schmerzen leiden. Eine Verbesserung der Situation ist in den letzten Jahren nicht eingetreten. Eine rationale postoperative Schmerztherapie und entsprechende Therapieschemata sind bisher nur in Ansätzen realisiert.

Hinderungsgründe für eine adäquate Schmerztherapie bestehen nicht aufgrund fehlender wirksamer Verfahren oder Medikamente, sondern in der Regel aufgrund organisatorischer oder personeller Mängel. Da kein schmerztherapeutisches Verfahren absolut sicher ist, wird den Patienten aus der berechtigten Furcht vor Nebenwirkungen eine adäquate Schmerztherapie vorenthalten. Empfehlungen zur differenzierten postoperativen Schmerztherapie müssen deshalb v.a. diese Limitierungen beachten.

### *Ziele*

Die Ziele einer Schmerztherapie in der postoperativen Phase müssen sich an den Bedürfnissen der Patienten und nicht an den Vorstellungen der behandelnden Ärzte orientieren. Diese scheinbar banale Feststellung gewinnt gerade für die Therapie akuter Schmerzen große Bedeutung. Die heutigen Möglichkeiten des Anästhesisten erlauben eine komplette Schmerzelimination. Schöpft man diese Möglichkeiten zur Gänze aus, verringert sich aber zwangsläufig der Sicherheitsbereich, d.h. je effektiver die Schmerztherapie ist, um so größer ist die Gefahr auch ernsthafter Nebenwirkungen. Es ist deshalb von besonderer klinischer Bedeutung, daß nur in extrem seltenen Fällen Patienten mit postoperativen Schmerzen eine komplette Schmerzfreiheit anstreben. Dies konnte in den mittlerweile zahlreichen Studien mit der patientenkontrollierten Analgesie vielfach belegt werden. Offenbar akzeptiert der Patient, daß nach einer Operation oder einem Unfall Schmerzen auftreten. Die Schmerzen müssen aber erträglich sein.

### *Applikationsformen*

In der initialen postoperativen Phase kommen v.a. parenterale Applikationsformen zur Anwendung. Schon am Operationsabend oder am 1. postoperativen Tag können jedoch häufig orale Analgetika erfolgreich eingesetzt werden. Insbesondere nach extraabdominellen Eingriffen kann vielfach frühzeitig auf die parenterale Gabe von Analgetika verzichtet werden. Regionale Blockadeverfahren bieten sich insbesondere nach orthopädischen, unfallchirurgischen, gynäkologischen und urologischen Eingriffen an. Besonders profitierten von diesen Verfahren Patienten, die sich einer intensiven schmerzhaften Krankengymnastik (z.B. nach Arthrolysen) unterziehen müssen.

### *Zeitintervall*

Ein akuter Schmerz kann sich auch akut verändern, z.B. durch eine Perforation nach Magen- oder Darmoperation. Eine wirksame Schmerztherapie soll daher immer nur über eine begrenzte Zeitspanne erfolgen. Der Schmerz und seine möglichen Ursachen müssen dann immer wieder kontrolliert und untersucht werden. Die Notwendigkeit der weiteren Schmerztherapie, der erforderlichen Dosis bzw. des verwendeten Analgesieverfahrens muß mindestens einmal täglich überprüft werden. Dies erfordert eine diskontinuierliche Therapie über kurze Zeiträume. Nach dem jeweiligen Bedarf erfolgt eine erneute Analgetikaapplikation.

### *Systemische Schmerztherapie*

Für die meisten Patienten mit akuten Schmerzen läßt sich durch orale oder parenterale Applikation analgetisch wirksamer Substanzen eine suffiziente Schmerztherapie erzielen. Mit *Nichtopioidanalgetika* in ausreichender Dosierung erreicht man eine Schmerzlinderung bei den meisten akuten Schmerzen. So sprechen Entzündungsschmerzen besser auf Nichtopioidanalgetika als auf Opioide an. Eine wirksame Analgesie läßt sich hierbei mit Opioiden nur in hohen – narkotisch wirkenden – Dosierungen erreichen. Bei entzündlich bedingten Schmerzen sollten deshalb primär immer antiinflammatorisch wirksame Analgetika wie Acetylsalicylsäure (ASS, LAS) oder nichtsteroidale Antirheumatika (NSAR) eingesetzt werden. Schmerzen aufgrund Spasmen der glatten Muskulatur (z.B. nach Cholezystektomie, urologischen oder gynäkologischen Operationen) sprechen gut auf spasmolytisch wirksame Substanzen wie Buscopan oder Metamizol an.

*Opioide* sind in der Therapie postoperativer Schmerzen unverzichtbar. Insbesondere in der direkten postoperativen Phase (in den ersten 24–28 h) nach größeren Knochen- und Abdominaleingriffen und nach schweren Verletzungen (z.B. Thoraxtrauma, Amputation) ist die Wirksamkeit von Nichtopioidanalgetika unzureichend. Ab dem 3. postoperativen Tag nimmt der Bedarf an Opioiden jedoch drastisch ab. Nur wenige Patienten benötigen nach einer Woche noch Opioide.

Die systemische Applikation von *$\alpha_2$-Adrenozeptoragonisten* wie Clonidin hat sich in wenigen Studien grundsätzlich als wirksam bei postoperativen Schmerzen erwiesen. Die Wirksamkeit bei starken Schmerzen (wie z.B. nach Abdominal- oder Knocheneingriffen) ist jedoch unzureichend. Lediglich bei Weichteilschmerzen wie nach plastisch-chirurgischen Eingriffen kann durch Monotherapie mit Clonidin eine ausreichende Schmerzlinderung erzielt werden.

In der postoperativen Phase kann durch *Kombination* von Nichtopioidanalgetika bzw. $\alpha_2$-Adrenozeptoragonisten mit Opioiden bei gleicher Analgesiequalität die Opioiddosis im Vergleich zur Monotherapie mit Opioiden erheblich reduziert werden. Hierdurch läßt sich insbesondere die Gefahr der opioidinduzierten Atemdepression vermindern.

### *Patientenkontrollierte Analgesie*

Die Entwicklung der patientenkontrollierten Analgesie (PCA) in den 80er Jahren hat zuerst das wissenschaftliche, bald darauf auch das klinische Interesse an der postoperativen Schmerztherapie geweckt. In zahlreichen Studien mit einer Vielzahl von Analgetika konnte die Wirksamkeit und gute Akzeptanz dieses Verfahren nachgewiesen werden. Bei adäquater Pumpeneinstellung ermöglicht die PCA erstmals dem Patienten die selbständige Titrierung auf das gewünschte Analgesieniveau. Eines der bemerkenswertesten Ergebnisse der PCA-Studien war die Tatsache, daß nur sehr wenige Patienten völlige Schmerzfreiheit anstrebten. Diese Erkenntnis hat weitreichende Konsequenzen für die Ziele der postoperativen Schmerztherapie (s. oben).

Während in den Anfängen der PCA fast immer eine kontinuierliche Basisinfusion appliziert wurde, haben die späteren Studien und klinischen Erfahrungen gezeigt, daß sich hiermit gegenüber der ausschließlichen Bolusanforderung keine verbesserte Analgesiequalität erzielen läßt, wohl aber die Gefahr von Nebenwirkungen (Atemdepression bei Opioiden) zunimmt. Heute besteht weitgehende Übereinstimmung, daß auf eine Basisinfusion verzichtet werden kann.

Entscheidende Voraussetzungen für den erfolgreichen und sicheren Einsatz der PCA sind:

- initiale Titrierung auf das gewünschte Analgesieniveau (intravenös durch den Arzt),
- ausreichend hohe Bolusdosis (z.B. 2 mg Morphin),
- ausreichend großes Lock-out-Intervall (entsprechend der Schnelligkeit des Wirkungseintritts, z.B. 10 min bei Morphin),
- ausreichend hohe und gleichzeitig sichere maximale Tagesdosis (z.B. 50 mg Morphin tgl.),

- umfassende Einweisung des Patienten in das Verfahren.

Unter Berücksichtigung dieser Voraussetzungen kann in größeren Patientenkollektiven bei über 90% der Patienten eine befriedigende Schmerzlinderung erzielt werden, ohne daß gravierende Nebenwirkungen auftreten.

Dem breiten Einsatz der PCA steht derzeit das in vielen Häusern noch fehlende Equipment entgegen. Die dafür erforderlichen Investitionskosten überschreiten den in den meisten Krankenhäusern verfügbaren Etat. Einen wesentlichen Schub könnte die Verbreitung der PCA in der näheren Zukunft durch die seit kurzer Zeit zur Verfügung stehenden druckgesteuerten manuellen PCA-Pumpen zum Einmalgebrauch erfahren. Hierbei wird durch Druck auf einen Ballon eine definierte geringe Volumenmenge injiziert. Die fehlende Möglichkeit einer kontinuierlichen Basisinfusion stellt heute keinen Nachteil mehr dar.

### *Orale Gabe*

Die orale Gabe von Opioiden und Nichtopioidanalgetika hat sich in mehreren Studien als grundsätzlich wirksam erwiesen. Unter den Opioiden hat sich insbesondere Buprenorphin als geeignet erwiesen, da es bukkal resorbiert wird und somit schon am Operationstag verabreicht werden kann. Die Wirkungsdauer von 0,2–0,4 mg (1–2 Tbl.) beträgt etwa 6–8 h. Der Wirkungseintritt erfolgt jedoch langsam (etwa 1 h), so daß insbesondere am Operationstag längere Phasen mit starken Schmerzen auftreten können. In geeigneten Fällen bietet sich bei kooperativen Patienten diese Applikationsform jedoch trotzdem an.

### *Intravenöse Lokalanästhetika*

Die intravenöse kontinuierliche Zufuhr von Lokalanästhetika hat sich in mehreren Studien als ein wirksames Analgesieverfahren in der postoperativen Phase erwiesen. Diesen positiven Berichten stehen aber auch Studien gegenüber, die keine Wirksamkeit dieses Verfahrens zeigen konnten. Die Ursachen hierfür liegen wahrscheinlich in falscher Indikation und unzureichender Dosierung. So zeigte sich in einer Dosisfindungsstudie bei vielen Patienten erst bei stündlichen Dosierungen von z.T. deutlich mehr als 200 mg Lidocain ein ausreichender analgetischer Effekt. Viszerale Schmerzen scheinen besser als Knochenschmerzen oder durch Spasmen der glatten Muskulatur verursachte Schmerzen (wie z.B. nach Cholezystektomie) auf Lokalanästhetika anzusprechen. Überwiegend positive Berichte existieren bei der Pankreatitis. In Deutschland spielt dieses Verfahren im Rahmen der postoperativen Phase keine wesentliche Rolle. In den USA gibt es jedoch einige Krankenhäuser, in denen intravenöse Lokalanästhetikainfusionen zu den Routineverfahren in der postoperativen Schmerztherapie zählen.

### *Anästhesiologische Verfahren*

Bei akuten Schmerzen zielt die Therapie häufig auf die Unterbrechung der Weiterleitung nozizeptiver Reize. Eine etablierte Methode stellt die *regionale Nervenblockade* dar. Sowohl die epidurale als auch die spinale Applikation von Lokalanästhetika, Opioiden oder $\alpha_2$-Adrenozeptoragonisten hemmen die Weiterleitung nozizeptiver Reize auf spinaler Ebene, wobei sich die Wirkungsmechanismen z.T. deutlich unterscheiden. Wirksam sind auch Blockaden der großen Nervenstämme (Plexus brachialis, Plexus lumbosacralis, N. femoralis). Durch regionale Nervenblockaden soll der akute Schmerz für einen begrenzten Zeitraum unterbrochen werden, z.B. um eine unerträgliche Schmerzspitze zu beseitigen oder eine ansonsten schmerzhafte Bewegungstherapie zu ermöglichen (z.B. nach Kreuzbandplastik oder Arthrolysen).

Während die systemische Applikation von *Clonidin* zur Schmerztherapie derzeit noch nicht als klinische Routinemethode angesehen werden kann, hat sich die rückenmarknahe Gabe von Clonidin in der postoperativen Schmerztherapie sowohl als Monotherapie als auch in Kombination mit Opioiden oder Lokalanästhetika als effektiv erwiesen. Die kombinierte Gabe von Clonidin und Lokalanästhetika ermöglicht eine erhebliche Reduktion der Lokalanästhetikadosierung und führt deshalb zu einer geringeren Beeinträchtigung der Motorik. Darüber hinaus kommt es zu einer klinisch relevanten Verlängerung der Wirkungsdauer. Ähnliche Effekte beobachtet man bei der Kombination von Clonidin mit Opioiden, wobei hierbei der wesentliche Vorteil in der Reduktion des Opioidbedarfs besteht. Wirksame Dosierungen von Clonidin bei epiduraler Applikation liegen bei mindestens 150 µg.

### *Nebenwirkungen*

Bei der medikamentösen Therapie akuter Schmerzen können eine Vielzahl von Nebenwirkungen auftreten. Die gefährlichste Nebenwirkung der Opioide ist die Atemdepression. Besonders gefährdet sind Patienten, bei denen Opioide appliziert werden, ohne daß entsprechende Schmerzen vorliegen. Dies gilt v.a. für Verfahren, bei denen Opioide kontinuierlich infundiert werden. Deshalb wird die PCA mit einer Basisinfusion heute nicht mehr befürwortet. Auch die Gabe systemischer Opioide neben der regionalen Applikation (z.B. epidural) erhöht das Risiko einer Atemdepression. Es ist ebenfalls erhöht, wenn Lokalanästhetika und Opioide gleichzeitig rückenmarknah appliziert werden. Eine solche Kombination zur Therapie postoperativer Schmerzen ist deshalb nur dann gerechtfertigt, wenn eine kontinuierliche Überwachung und jederzeitige Beatmungsmöglichkeit garantiert sind. Gegenüber anderen Opioiden beobachtet man unter Morphin eine deutliche höhere Inzidenz von Juckreiz. Wenn dieser für den Patienten zu einem Problem wird, genügt meistens der Wechsel auf ein anderes Opioid. Dagegen spielen andere Nebenwirkungen der Opioide wie Obstipation oder Erbrechen i.allg. eine untergeordnete Rolle. Lediglich bei den häufig erforderlichen hohen Opioiddosierungen im Rahmen der Intensivtherapie bereitet die opioidinduzierte Obstipation häufiger therapeutische Probleme.

Nach der intravenösen Gaben von Metamizol kommt es selten zu eine Schocksymptomatik. Acetylsalicylsäure, seltener klassische nichtsteroidale Antirheumatika, können einen Asthmaanfall auslösen. Besonders gefährdet sind Patienten mit vorbestehender Asthmaerkrankung.

Die gefährlichste Nebenwirkung der Prostaglandinsynthesehemmer (ASS, NSAR) ist die akute gastrointestinale Blutung. Sie wird verursacht durch die Hemmung der Prostaglandinsynthese. Mukosadurchblutung, Bikarbonat- und Schleimsekretion werden vermindert. Hierdurch verliert die Magenmukosa einen wesentlichen Teil ihrer protektiven Eigenschaften. Besonders gefährdet sind Patienten mit Ulkusanamnese, Patienten über 60 Jahre und solche mit einer Therapiedauer von mehr als 3 Tage. Über 90% aller Blutungen in der postoperativen Phase stehen in Zusammenhang mit diesen 3 Risikofaktoren. Die orale Einnahme scheint gleichfalls das Risiko einer gastrointestinalen Blutung zu erhöhen. Dies gilt in besonderem Maße für ASS, in geringerem Ausmaß jedoch auch für die NSAR.

Eine erst in den letzten Jahren ins Bewußtsein gerückte gravierende Nebenwirkung der NSAR ist die akute Niereninsuffizienz Die Inzidenz dieser Nebenwirkung in der postoperativen Phase ist noch nicht endgültig klar, dürfte jedoch etwa 3- bis 5mal niedriger sein als die Inzidenz einer gastrointestinalen Blutung. Ursache ist auch hier die Hemmung des Prostaglandinsynthese, diesmal in der Niere. Renal freigesetzte Prostaglandine regulieren über ihren vasodilatierenden Effekt die Nierendurchblutung. Während beim Nierengesunden im Normalzustand die Prostaglandine lediglich ein Reservesystem darstellen, gewinnen sie bei Patienten mit einer Nierenvorschädigung insbesondere bei erhöhten Katecholaminspiegeln (z.B. bei Hypovolämie) auch klinische Bedeutung. In der letzten Zeit konnte in mehreren Untersuchungen nachgewiesen werden, daß die Gabe von NASR bei Patienten mit größeren operativen Eingriffen (z.B. Kardiochirurgie) regelmäßig zumindest für 1–2 Tage postoperativ zu einer meßbaren Beeinträchtigung der Nierenfunktion führt. Die gravierendsten – z.T. auch klinisch bedeutsamen – Veränderungen traten bei Patienten mit renaler Vorschädigung auf. Auch hier sind ältere Patienten mit mehrtägiger Einnahme erhöht gefährdet.

Aus operativer Sicht bestehen die größten Bedenken gegen den perioperativen Einsatz von ASS und NSAR aufgrund der befürchteten erhöhten Blutungsneigung. In zahlreichen Studien wurde der Einfluß dieser Substanzen auf den perioperativen Blutverlust untersucht. In den meisten Untersuchungen fand sich kein signifikant erhöhter Blutverlust unter ASS oder NSAR. Lediglich bei kardiochirurgischen Eingriffen muß mit einem im Mittel um etwa 30% höheren perioperativen Blutverlust gerechnet werden, wenn präoperativ ASS eingenommen wurde. Beweise für einen erhöhten Blutverlust bei postoperativem Einsatz von ASS oder NSAR existieren nicht. Darüber hinaus lassen die vorliegenden Studien zum Einsatz von ASS als Thromboembolieprophylaxe bei Hüfteingriffen keine bedeutsame Erhöhung der Hämatomhäufigkeit erkennen.

### *Begleittherapie*

Die Therapie postoperativer Schmerzen ist meist eine Monotherapie. Kombinationen von Opioiden mit Nichtopioidanalgetika oder mit $\alpha_2$-Rezeptora-

**Tabelle 1.** Nichtopioidanalgetika zur intravenösen Applikation

| Substanz | Handelsname | Standarddosis (mg) | Höchstdosis (mg) | Maximale Tagesdosis (mg) | Besonderheiten |
|---|---|---|---|---|---|
| Metamizol | Novalgin | 1000 | 2500 | 6000 | *Cave*: anaphyl. Schock |
| Lysinacetylsalicylat | Aspisol | 1800 | 3600 | 7200 | *Cave*: Asthma |
| Indometacin | Confortid | 50 | 100 | 300 | Zulassung nur 1mal i.v. |

gonisten wurden bisher v.a. in kontrollierten Studien erfolgreich eingesetzt. Größere Erfahrungen in der Routine stehen insbesondere für die Kombination Opioide + $\alpha_2$-Adrenozeptoragonisten noch aus.

### *Nichtmedikamentöse Verfahren*

Unter den nichtmedikamentösen Verfahren der Schmerztherapie hat in der postoperativen Phase lediglich die transkutane elektrische Nervenstimulation (TENS) eine gewisse Bedeutung erlangt. In mehreren prospektiven, z.T. doppelblind kontrollierten Studien wurde die Wirksamkeit dieses Verfahrens bei einigen wenigen Eingriffen nachgewiesen. Die überzeugendsten Ergebnisse liegen heute für Patienten nach Thorakotomien vor. So konnte in einer placebokontrollierten Studie die Opioidbedürftigkeit von fast 90% auf 10% gesenkt werden. Im Gegensatz zur chronischen Schmerztherapie bewirkt TENS in der postoperativen Phase nur während der Stimulation einen analgetischen Effekt, d.h. eine klinisch relevante Analgesie läßt sich nur bei kontinuierlicher TENS erreichen. Vorteil von TENS ist die fast völlige Nebenwirkungsfreiheit. Klinische Erfahrungen mit größeren Patientenkollektiven sind bisher nicht publiziert.

## Empfehlungen

Die systemische operative Schmerztherapie sollte initial intravenös erfolgen. Ab dem 2. Tag kann in vielen Fällen (z.B. nach orthopädischen und extraperitonealen abdominellen Eingriffen) auch auf eine orale Medikation gewechselt werden. Die patientenkontrollierte Analgesie ist eine Bereicherung der therapeutischen Möglichkeiten und gewährleistet v.a. in den ersten 2 Tagen einen besseren Patientenkomfort.

Unter Beachtung der Kontraindikationen halten wir derzeit insbesondere nach kleinen und mittleren Eingriffen eine opioidsupplementierte Basisanalgesie mit Nichtopioidanalgetika für sinnvoll. Nichtopioidanalgetika sollten dabei von Beginn an in einer ausreichend hohen Dosis appliziert werden. Läßt sich hierdurch allein keine zufriedenstellende Schmerzlinderung erzielen, kann von einer Dosissteigerung keine wesentliche Verbesserung der Wirksamkeit erwartet werden. Statt dessen sollte die Basistherapie mit Nichtopioidanalgetika fortgeführt und durch titrierte Gabe von Opioiden ergänzt werden. Häufig kann schon nach 1–2 Tagen wieder auf das Opioid verzichtet werden. Als intravenös zu applizierende Nichtopioidanalgetika stehen in Deutschland derzeit LAS (Aspisol), Indometacin und Metamizol zur Verfügung. In der klinischen Routine sollte man sich auf einige wenige Substanzen beschränken (Tabelle 1). Dies gilt auch für andere Analgetikaklassen.

Aufgrund des erhöhten Risikos gastrointestinaler Blutungen und Nierenfunktionsstörungen bei Patienten über 60 Jahren sollten NSAR bei diesen Patienten nur bei Vorliegen besonderer Indikationen eingesetzt werden. Zumindest die kurzfristige Therapie (maximal 24 h) mit intravenös appliziertem Lysinacetylsalicylat (Aspisol) hat sich demgegenüber in unserer Klinik bei mehr als 15 000 Patienten, darunter auch zahlreiche alte Patienten, als sicher erwiesen. Die orale Gabe von ASS und NSAR bei Patienten mit Ulkusanamnese muß als Kontraindikation angesehen werden. Bei Eingriffen mit einem erhöhten Blutverlust kann eine zumindest kurzfristige Hypovolämie nicht immer vermieden werden. Aufgrund der dann bestehenden erhöhten Gefahr einer Niereninsuffizienz sollten NSAR und ASS bei diesen Patienten

**Tabelle 2.** Differentialtherapie postoperativer Schmerzen mit Nichtopioidanalgetika

| Eingriff | Primär | Dosis | Kein ausreichender Effekt nach 60 min |
|---|---|---|---|
| Orthopädisch<br>Weichteiloperation | LAS<br>NSAR | 1,8 g<br>z.B. 10 mg Ketorolac | + Opioid |
| Glatte Muskulatur (urologisch, gynäkologisch, Galle) | Metamizol | 2,5 g | + Opioid |
| Oberbauch<br>Thorax | Metamizol<br>(Ketolorac) | 2,5 g<br>10–30 mg | + Opioid |

in der direkten postoperativen Phase nicht eingesetzt werden.

Bei Schmerzen durch Spasmen der glatten Muskulatur (z.B. nach Cholezystektomie, urologischen oder gynäkologischen Eingriffen) besteht eine besondere Indikation für spasmolytisch wirkende Substanzen wie Buscopan oder auch Metamizol (Tabelle 2). Da, wenn auch selten, Metamizol einen anaphylaktischen Schock auslösen kann, sollte die Indikation zur intravenösen Indikation streng gestellt werden und Möglichkeiten zur sofortigen Schocktherapie vorhanden sein. Bei primärer Verträglichkeit bestehen keine Bedenken gegen die kontinuierliche intravenöse Zufuhr.

Nach größeren primär sehr schmerzhaften Eingriffen wie großen abdominellen Operationen und solchen, bei denen im Aufwachraum eine Opioidgabe erforderlich wird, empfiehlt sich die Fortführung der Opioidtherapie zumindest für die ersten 24 h (Tabelle 3). Nach dieser Zeit kann eine erste Dosisreduktion angestrebt und evtl. ein Auslaßversuch unternommen werden. Ein solcher Auslaßversuch sollte dann täglich unternommen werden. Er verhindert eine unnötige und potentiell gefährliche Übertherapie und ermöglicht eine situationsadaptierte adäquate postoperative Schmerztherapie. Für die orale Applikation hat sich in mehreren Studien insbesondere Buprenorphin als wirksam erwiesen. Dem Vorteil der relativ langen Wirkungsdauer steht jedoch als Nachteil der langsame Wirkungseintritt gegenüber.

Im Gegensatz zu den Nichtopioidanalgetika bestehen bisher nur begrenzte Erfahrungen mit dem Einsatz von parenteralen $\alpha_2$-Rezeptoragonisten (Clonidin) zur postoperativen Schmerztherapie. Hier sind weitere Untersuchungen notwendig, bevor die breitere Anwendung dieser Substanzklasse im Rahmen der postoperativen Schmerztherapie empfohlen werden kann.

Anästhesiologische Verfahren der postoperativen Schmerztherapie (insbesondere Epiduralkatheter, kontinuierliche periphere Blockaden des Plexus brachialis und des N. femoralis) sind indiziert, wenn mit den konventionellen, weniger invasiven Verfahren der Schmerztherapie keine ausreichende Schmerzlinderung erzielt werden kann. Es ist jedoch ein Fehlschluß, daß nur deshalb, weil intraoperativ ein Katheter verwendet wurde, auch die postoperative Schmerztherapie hierüber erfolgen sollte. Insbesondere Patienten nach orthopädi-

**Tabelle 3.** Einige Opioidanalgetika zur intravenösen Applikation

| Substanz | Handelsname | Standarddosis (mg) | Besonderheiten |
|---|---|---|---|
| Morphin | Morphin Merck | 5–10 | Häufig Juckreiz |
| Piritramid | Dipidolor | 7,5–15 | |
| Pethidin | Dolantin | 50–100 | Kreislaufwirksam |
| Fentanyl | Fentanyl | 0,05–0,1 | *Cave* Atemdepression |
| „Schwache" Opioide | | | |
| Tramadol | Tramal | 50–100 | Übelkeit, Erbrechen |
| Pentazocin | Fortral | 30 | Dysphorie |

schen Eingriffen, bei denen schon kurz nach der Operation eine aktive Bewegungstherapie erforderlich ist (z.B. Arthrolysen), profitieren von diesen Verfahren. Vornehmlich sollten Lokalanästhetika in möglichst niedriger Konzentration verwendet werden. Der Einsatz von rückenmarknahen Opioiden ist mit einem erhöhten Risiko der Atemdepression verbunden und sollte deshalb nur dann erfolgen, wenn eine kontinuierliche Überwachung der Atmung gewährleistet ist. Für die Kombination von Lokalanästhetika mit Opioiden bei rückenmarknaher Gabe sehen wir trotz der positiven Berichte keine Indikation, da zum einen ein offenbar nochmals erhöhtes Risiko der Atemdepression besteht, zum anderen die in den bisherigen Studien berichteten Vorteile einer Lokalanästhetika-Opioid-Kombination auch durch andere, weniger risikoträchtige Verfahrensmodifikationen erreicht werden können.

Die regionale Applikation von $\alpha_2$-Rezeptoragonisten (Clonidin) in Kombination mit Lokalanästhetika oder Opioiden, in geeigneten Fällen auch allein, könnte sich in Zukunft als eine sinnvolle Bereicherung des schmerztherapeutischen Repertoires erweisen. Die bisherigen Studienresultate sind vielversprechend, jedoch fehlen derzeit noch größere Erfahrungen im klinischen Routineeinsatz. Ihr Einsatz darf nur bei normovolämischen Patienten ohne schwere Herzrhythmusstörungen erfolgen, da ansonsten ein unerwünschter Blutdruckabfall oder AV-Blockierungen auftreten können.

## Schlußfolgerungen

Die Verfahren der postoperativen Schmerztherapie sind vielfältig. Nimmt man einige spezifische, v.a. intensivmedizinische Patientengruppen (z.B. mit Thoraxtrauma, Pankreatitis, Adipositas, Amputation, Arthrolysen) aus, fehlen bis heute überzeugende Daten, daß die Schmerztherapie mehr als eine Verbesserung des Patientenkomforts bewirkt. Das Verfahren der Wahl ist deshalb dasjenige, das bei geringster Patientengefährdung für die Mehrzahl der Patienten eine suffiziente Schmerzlinderung bewirkt. Risikoträchtige, invasivere Verfahren sind nur dann indiziert, wenn mit konventionellen Verfahren keine ausreichende Analgesie erzielt werden kann. Um eine für den Patienten unbefriedigende Situation zu vermeiden, sind deshalb insbesondere in der Initialphase intensive Bemühungen um eine adäquate Schmerztherapie erforderlich. Die räumlichen, apparativen und personellen Voraussetzungen hierfür müssen geschaffen werden. Auch nach großen operativen Eingriffen dürfen Patienten heute nicht mehr unter unerträglichen Schmerzen leiden. Die Verwirklichung dieser Ziele muß vorrangige Aufgabe derjenigen sein, die für die postoperative Betreuung der Patienten verantwortlich sind. Eine optimale schmerztherapeutische Versorgung in der postoperativen Phase kann nur durch Integration des Anästhesisten erreicht werden.

## Literatur


Bach S, Noreng MF, Tjellden NU (1988) Phantom limb pain in amputees during the first 12 months following limb amputation, after preoperative lumbar epidural blockade. Pain 33:297–301

Bayindir O, Paker T, Akpinar B, Erenturk S, Askin D, Aytac A (1991) Use of transcutaneous electrical nerve stimulation in the control of postoperative chest pain after cardiac surgery. J Cardiothoracic Vasc Anesth 5:589–591

Bowdler I, Seeling W (1993) Stellenwert der Nichtopioidanalgetika in der Behandlung postoperativer Schmerzen. Schmerz 7 (2) 97–106

Bredtmann RD, Herden HN, Teichmann W, Moecke HP, Kniesel B, Baetgen R, Tecklenburg A (1990) Epidural analgesia in colonic surgery: results of a randomized prospective study. Br J Surg 77:638–642

Carabine UA, Milligan KR, Moore J (1992) Extradural clonidine and bupivacaine for postoperative analgesia. Br J Anaesth 68:132–135

Cicala RS, Voeller GR, Fox T, Fabian TC, Kudsk K, Mangiante EC (1990) Epidural analgesia in thoracic trauma: effects of lumbar morphine and thoracic bupivacaine on pulmonary function. Crit Care Med 18:229–231

Fisher A, Meller Y (1991) Continuous postoperative regional analgesia by nerve sheath block for amputation surgery – a pilot study. Anesth Analg 72:300–303

Gordon NC, Heller PH, Levine JD (1992) Enhancement of pentazocine analgesia by clonidine. Pain 48:167–169

Jones RM, Cashman JN, Forster JMG, Wedley JR, Adams AP (1985) Comparison of infusions of morphine and lysine acetyl salicylate for the relief of pain following thoracic surgery. Br J Anaesth 57:259

Lehmann KA (Hrsg) (1990) Der postoperative Schmerz. Springer Berlin Heidelberg New York Tokyo

Lehmann KA, Brand-Stavroulali A. Dworzak H (1986) The influence of demand- and loading dose on the efficacy of postoperative patient-controlled analgesia with tramadol. Schmerz Pain Doleur 4:147–152

Mannheimer C, Carlsson CA, Emanuelsson H (1985) The effect of transcutaneous electrical nerve stimulation in patients with severe angina pectoris. Circulation 71:308–316

Motsch J, Gräber E, Ludwig K (1990) Addition of clonidine enhances postoperative analgesia from epidural morphine: a double-blind study. Anesthesiology 73:1067–73

Navarathnam RG, Wang IYS, Thomas D, Klineberg PL (1984M) Evaluation of the transcutaneous electrical nerve stimulator for postoperative analgesia following cardiac surgery. Anaesth Intensive Care 12:345–350

Rawal N, Tandon B (1985) Epidural and intrathecal morphine in intensive care units. Intens Care Med 11:129–133

Rooney SM, Jain S, Goldiuner PL (1993) Effect of transcutaneous nervous stimulation on postoperative pain after thoracotomy. Anesth Analg 62:1010–1012

Seeling W, Kustermann J, Schneider E (1990) Postoperative Katheterperiduralanalgesie nach abdominellen Eingriffen. Regional-Anaesthesie 1990; 13:78–87

Thole H, Tryba M, Zenz M (1990) Postoperative Analgesie – Systemische versus regionale Schmerztherapie. In: Link J, Eyrich K (Hrsg) Analgesie und Sedierung in der Intensivmedizin. Springer Berlin Heidelberg New York Tokyo, S191

Tryba M, Zenz M (1992) Wirksamkeit und Nebenwirkungen von Opioiden und Alpha-2-Adrenozeptoragonisten in der Therapie postoperativer Schmerzen. Schmerz 6:182–191

Ullman DA, Fortune JB, Greenhouse BB, Wimpy RE, Kennedy TM (1989) The treatment of patients with multiple rib fractures using continuous thoracic epidural narcotic infusion. Reg Anesth 14:43–47

Warfield CA, Stein JM, Frank HA (1985) The effect of transcutaneous electrical nerve stimulation on pain after thoracotomy. Ann Thorac Surg 39:462–465

Witjes WPJ, Crul BJP, Vollaard EJ, Joosten HJM, Egmond J von (1992) Application of sublingual buprenorphine in combination with naproxen or paracetamol for post-operative pain relief in cholecystectomy patients in a double-blind study. Acta Anaesthesiol Scand 36:323–327

# Atemtherapeutische Maßnahmen nach der Extubation

H. MANG

Postoperative Atemstörungen sind neben Wundinfektionen und Sepsis die wichtigste Ursache für Morbidität und Mortalität bei chirurgischen Patienten. Am häufigsten sind alte Patienten mit bronchopulmonalen Vorerkrankungen und solche, die sich einem großen Oberbauch-, Thorax- oder Zweihöhleneingriff unterziehen müssen, betroffen. Die Inzidenz postoperativer pulmonaler Komplikationen wird in Abhängigkeit von der zugrundegelegten Definition und dem präoperativen Zustand des Patienten bei Oberbaucheingriffen zwischen 6 und 70% angegeben. Eine klinisch asymptomatische Hypoxämie oder eine kleine Atelektase, die die Morbidität nicht beeinflussen und den Krankenhausaufenthalt nicht verlängern, sind Befunde, aber keine pulmonalen Komplikationen. Andererseits stellen eine große Atelektase, eine Pneumonie oder eine akute respiratorische Insuffizienz ernste Komplikationen dar. Tabelle 1 gibt einen Überblick über Art und Symptomatik postoperativer Atemstörungen. Sie sind die Folge pathophysiologischer Veränderungen, die zwangsläufig nach Operationen in Narkose auftreten (Tabelle 2).

Eine über 24 h zunehmende klinische Symptomatik ist praktisch beweisend für eine postoperative pulmonale Komplikation.

## Prophylaxe und Therapie postoperativer Atemstörungen

Die Atemtherapie umfaßt eine Hierarchie von Behandlungsprinzipien, deren Ziel es ist, die physiologische Funktion des respiratorischen Systems zu erhalten bzw. wiederherzustellen. Es gilt zu beachten, daß die Indikation zu einer bestimmten Therapieform patientenbedingt (Alter, Raucheranamnese, bronchopulmonale Vorerkrankung) und/ oder operationsbedingt (zwerchfellnaher Eingriff) sein kann.

### *Präoperative Atemtherapie*

Für Patienten mit präoperativ bestehenden bronchopulmonalen Erkrankungen beginnt die Behandlung, wenn irgend möglich, vor der Operation. Dies gilt v.a. für Patienten mit Asthma bronchiale oder chronischer Bronchitis, wenn in der präoperativen Lungenfunktionsprüfung eine signifikante Verbesserung (positiver Bronchospasmolysetest) auf therapeutische Maßnahmen nachgewiesen wurde. Aber auch Patienten, die aufgrund der geplanten Operation eine besonders ausgeprägte Reduktion ihrer Lungenvolumina erfahren, wie bei großen Oberbauch-, Thorax- und Zweihöhleneingriffen, sollen vor dem Eingriff mit der Methode vertraut gemacht werden, mit deren

**Tabelle 1.** Art und Symptomatik postoperativer Atemstörungen

| Komplikationen | Klinisch | Radiologisch |
|---|---|---|
| Atelektase | Vermehrter Auswurf | Verschattung: |
| Pneumonie | Flache, schnelle Atmung | – Atelektase |
| Arterielle Hypoxämie | Temperatur > 38,3 °C | – Infiltrat |
| Hypoventilation | Gedämpfter Klopfschall | – Erguß |
| Bronchospasmus | Auskultation: | Aerobronchogramm |
| | – Bronchialatem | Mediastinalverlagerung |
| | – Nebengeräusche | Zwerchfellhochstand |

**Tabelle 2.** Pathophysiologie der postoperativen Atemstörungen

| Ursache | Respiratorische Veränderungen | Folgen |
|---|---|---|
| Narkose und flaches Liegen: Abnahme des Muskeltonus und Veränderung der Thoraxgeometrie | Abnahme aller Lungenvolumina um 25–50% (insbesondere der IC und FRC!); Abnahme der Compliance und Zunahme der Atemarbeit | Endexspiratorischer Verschluß kleiner Atemwege, Resorptions- und Kompressionsatelektasen, Shunt und arterielle Hypoxämie |
| Chirurgische Stimulation sensorischer Afferenzen des N. phrenicus | Reflektorische Hemmung der Zwerchfellatmung | Flache, schnelle Atmung, manchmal paradoxe Atmung |
| Viele Anästhetika, Sepsis | Aufhebung der hypoxischen pulmonalen Vasokonstriktion | Shunt, arterielle Hypoxämie |
| Narkoseüberhang, Analgetika | Atemdepression, Dämpfung des Hustenmechanismus, alveoläre Hypoventilation | Hyperkapnie, evtl. arterielle Hypoxämie |
| Schmerzen | Hypoventilation, Vermeidung von Husten | Atelektase, Sekretretention |
| Narkose und Operation | Beeinträchtigung der mukoziliären Clearance und der Infektionsabwehr | Sekretretention und bronchopulmonale Infektion |

Hilfe ihre spätere Lungenfunktionseinbuße behandelt und das Auftreten pulmonaler Komplikationen verhindert werden soll. Die Patienten sind postoperativ wesentlich eher bereit, Atemtherapie auch unter Schmerzen zu betreiben, wenn sie präoperativ über deren Bedeutung unterrichtet wurden und durch das Erfahren einer – u.U. auch nur subjektiven – Verbesserung motiviert sind.

### *Postoperative Atemtherapie*

Die primären Ziele der postoperativen Atemtherapie sind eine Normalisierung der verminderten Lungenvolumina und eine Korrektur der arteriellen Hypoxämie (Tabelle 3). Ferner ist das Offenhalten kleiner Atemwege und die Expansion komprimierter Alveolen erstrebenswert. Bei einer Sekretretention sind Inhalations- und Physiotherapie angezeigt. Eine Pneumonie oder Bronchospastik müssen antibiotisch bzw. bronchospasmolytisch behandelt werden.

## Apparative Atemhilfen

Unter apparativen Atemhilfen versteht man Geräte und Verfahren, die der alveolären Expansion oder, anders ausgedrückt, der Vergrößerung der Lungenvolumina dienen. Das Lungenvolumen ist eine Funktion des transpulmonalen Drucks (der transpulmonale Druck entspricht der Differenz Alveolardruck minus Druck im Pleuraspalt und ist ein Maß für die Kraft, mit der die Alveolen offengehalten werden):

1) Fällt der Pleuradruck stärker ab als der Alveolardruck, nehmen der transpulmonale Druck und damit das Lungenvolumen zu. Dieser Fall liegt bei der Spontanatmung, der Atmung mit dem Giebelrohr und der Incentive spirometry vor (Abb. 1a).
2) Steigt der Alveolardruck stärker an als der Pleuradruck, nehmen der transpulmonale Druck und damit das Lungenvolumen zu. Diese Situation entspricht der IPPB-Inhalation und CPAP-Atmung (Abb. 1b).
3) Steigt der Pleuradruck stärker an als der Alveolardruck, nehmen der transpulmonale Druck und damit das Lungenvolumen ab. Zu dieser Situation kommt es bei der forcierten Exspiration und bei der Ausatmung durch Blasflaschen („blow bottles“).

Jedes Atemmanöver, das der Prophylaxe oder Therapie von Atelektasen dienen soll, muß darauf abzielen, den transpulmonalen Druck und damit das Lungenvolumen zu vergrößern. Dieser Effekt wird am ehesten bei einer langsamen, tiefen Einatmung mit endinspiratorischer Pause erreicht. Die im folgenden beschriebenen apparativen Atemhilfen sollten in erster Linie unter diesem Gesichtspunkt beurteilt werden.

**Tabelle 3.** Methoden der postoperativen Atemtherapie

| Methode | Indikation | Vorteile | Nachteile |
|---|---|---|---|
| „incentive spirometry“ | Alveoläre Expansion | Einfach, preiswert | Patientenkooperation erforderlich, ineffektiv, wenn falsch oder nicht häufig genug angewandt |
| IPPB | Alveoläre Expansion, Aerosoltherapie, wenn andere Methoden nicht effektiv sind | Bei schwachen Patienten möglich, die andere Verfahren – nicht tolerieren; bei optimaler Anwendung großes $V_T$ möglich | Barotrauma, gastrointestinale und kardiovaskuläre Nebenwirkungen, spezielle Ausrüstung und Personal erforderlich |
| CPAP | Alveoläre Expansion, arterielle Hypoxämie | Wenig Kooperation erforderlich, kontrollierte $O_2$-Therapie möglich | Barotrauma, gastrointestinale und kardiovaskuläre Nebenwirkungen, spezielle Ausrüstung und Personal erforderlich, Maske wird oft schlecht toleriert, Aspirationsgefahr! |
| $O_2$-Therapie | Arterielle Hypoxämie | Keine Kooperation erforderlich, Erwärmung und Befeuchtung möglich, preiswert | Kein positiver Effekt auf die Atemmechanik, Problem der Dosierung bei Nasensonden und der Toleranz bei Gesichtsmasken |
| Physiotherapie | Sekretretention, alveoläre Expansion | Menschliche Zuwendung | Spezielles Personal erforderlich |
| IPUP | Sekretretention | Wenig Kooperation und kein spezielles Personal erforderlich | Teure Ausstattung, kein Ersatz für die Physiotherapie |

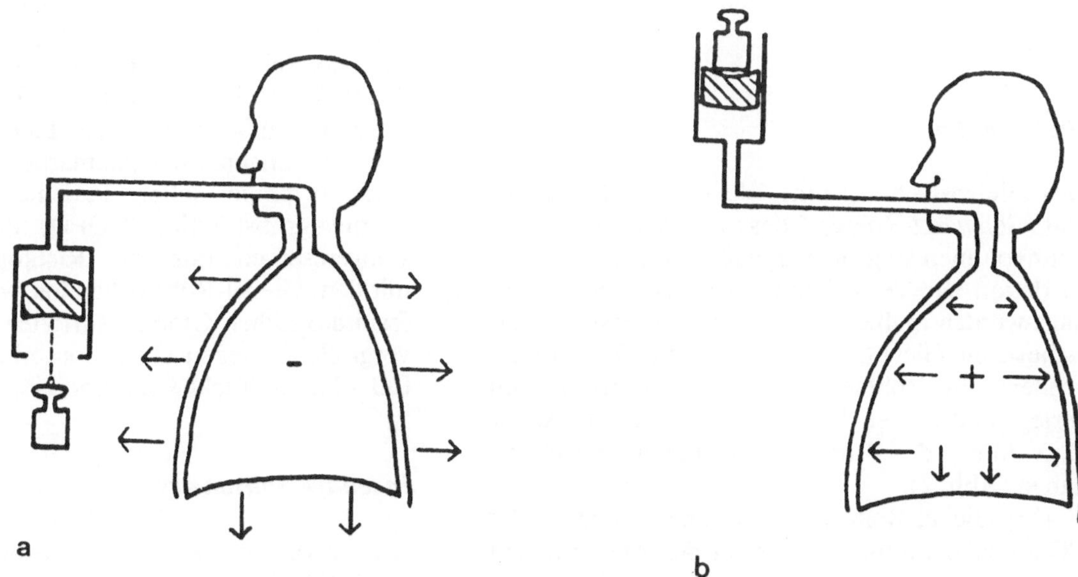


**Abb. 1 a, b.** Alveoläre Expansion durch Verminderung des Pleuradruckes, z.B. bei „incentive spirometry“ (**a**) und durch Erhöhung des Alveolardrucks, z.B. bei IPPB-Inhalation (**b**)

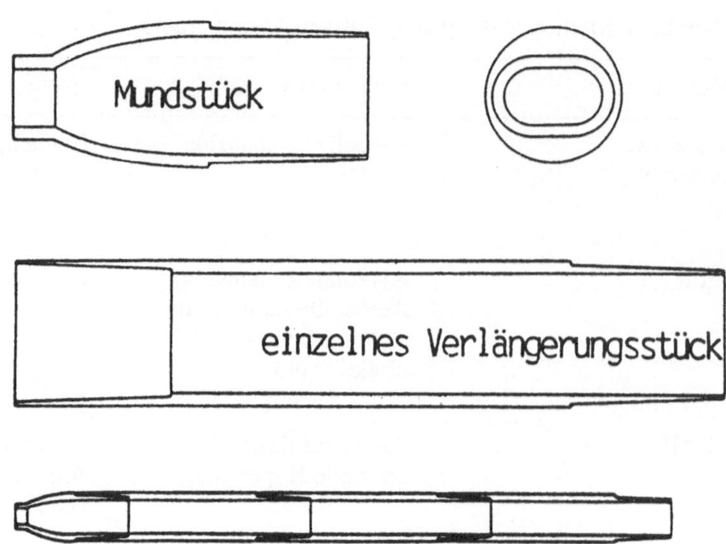


**Abb. 2.** Dosierbarer künstlicher Totraumvergrößerer nach Giebel

### *Blasflaschen („blow bottles")*

Das Atemmanöver mit der Blasflasche betont die Ausatmung. Wird die forcierte Exspiration bis zum Residualvolumen fortgesetzt, droht ein Atemwegskollaps. Das einzig Positive an diesem Manöver ist die der Ausatmung vorangehende Inspiration. Da diese jedoch nicht im Mittelpunkt der Atemübung steht, ist nicht damit zu rechnen, daß sie langsam, tief und mit endinspiratorischer Pause erfolgt. Damit stellen Blasflaschen keine zuverlässige Atemhilfe dar. Dasselbe gilt für andere exspiratorische Atemmanöver, wie z.B. das Aufblasen von Op.-Handschuhen. Sie sind obsolet.

### *Giebel-Rohr*

Das Giebel-Rohr ist eine Weiterentwicklung des Dale-Schwartz-Rohres, dessen konstantes Totraumvolumen so groß war, daß es mit einer $O_2$-Insufflation zur Vermeidung einer Hypoxie kombiniert werden mußte. Es war das Verdienst des Anästhesisten Giebel, den künstlichen Totraumvergrößerer in Rohrsegmente von jeweils 100 ml zerlegt und dessen Volumen damit an das Atemzugvolumen des Patienten adaptierbar gemacht zu haben (Abb. 2).

Das Giebel-Rohr soll über eine Erhöhung der $CO_2$-Konzentration – zuerst in der Atemluft und dann im Blut – zu einer Stimulierung des Atemzentrums führen und damit tiefere Atemzüge bewirken. Der Patient, dessen Nase mit einer Klammer verschlossen wird, atmet durch das Rohr so, wie es seinen Bedürfnissen entspricht. Dabei müssen Atemmuster und -frequenz beobachtet werden; 20 bis 25 Atemzüge pro Minute gelten beim Erwachsenen als oberer Grenzwert. Präoperativ kann der Erwachsene mit bis zu 6 Rohrsegmenten (600 ml) üben, postoperativ mit 2 bis 3 (200–300 ml). Als Indikation für die Rückatmung galt v.a. die respiratorische Partialinsuffizienz aufgrund einer Störung des Ventilations-Perfusions-Verhältnisses (sog. Verteilungsstörung). Wenn der Patient nicht gut angeleitet wird, kommt es meistens nicht zu der gewünschten Zunahme des Atemzugvolumens, sondern zu einer Erhöhung der Atemfrequenz, die von Hypoxie und Dyspnoe begleitet sein kann. Eine weitere Einschränkung dieser Therapieform stellt die Tatsache dar, daß sie keine endinspiratorische Pause vorsieht. Wegen der Zunahme der Atemarbeit und der Gefahr einer Hypoxie sollen Patienten mit schwerer Atemwegsobstruktion (COPD) und geringen Leistungsreserven (kardiale Risikopatienten) nicht mit dem Giebel-Rohr behandelt werden. Bei einer respiratorischen Globalinsuffizienz sind Totraumvergrößerer wegen des schon erhöhten arteriellen $CO_2$- Partialdrucks kontraindiziert.

### *Incentive Spirometry*

„Incentive spirometry" wird synonym zu dem Begriff SMI-Therapie („sustained maximal inspiration") gebraucht und bezeichnet die Therapie mit dem sog. „Incentive spirometer". „Incentive spirometer“ ist ein amerikanischer Begriff, dessen wörtliche Übersetzung „anspornender Atemmesser“ lautet. Gemeint ist eine Gerät, das den Patienten zu einer maximalen Einatmung motiviert und dabei das eingeatmete Volumen oder den während der Inspiration erzeugten Flow anzeigt. Der schlecht zu übersetzende Begriff „incentive spirometer“ ist, neben „Atemtrainer“, auch im Deutschen gebräuchlich.

Das Konzept der „incentive spirometry“, die langsame, maximale Einatmung („sustained maximal inspiration“) ist keineswegs neu, hat aber bei uns erst in den letzten Jahren an Popularität gewonnen. Nachdem man die Bedeutung intermittierender Seufzer in der normalen Ruheatmung gesunder Tiere und Menschen für das Offenhalten der kleinen Atemwege und die Vermeidung von Atelektasen erkannt hatte, wurde die Pathophysiologie der postoperativen Lungenfunktionsstörung mit dem Fehlen tiefer Atemzüge erklärt. In dem Bemühen, die Seufzeratmung zu imitieren, wurden in Europa mehr die krankengymnastischen Methoden eingesetzt, während in den USA apparative Atemhilfen bevorzugt wurden. Das erste, von Bartlett konstruierte Gerät war ein kleines Spirometer mit Volumenanzeige und Zählwerk, das den Patienten zu einer Reihe möglichst tiefer Atemzüge motivieren sollte. Später folgten dann aus Gründen der Hygiene und Praktikabilität die unterschiedlichsten Konstruktionen aus Kunststoff zum Einpatientengebrauch (Abb. 3).

*Wirkungsweise und Durchführung der „incentive spirometry“*

Voraussetzung für die Anwendung der „incentive spirometry“ ist die Fähigkeit des Patienten, willkürlich tiefere Atemzüge durchführen zu können, als er dies in der Ruheatmung von sich aus tut. Das heißt, das inspiratorische Reservevolumen muß zumindest ansatzweise noch vorhanden sein. Außerdem sollten die großen Atemwege frei sein, damit kein Schleim in die Peripherie verteilt wird und die Atemzüge nicht mit zu hohem Kraftaufwand verbunden sind. Treibende Kraft für die Einatmung ist der transpulmonale Druck, der am Ende der Inspiration bei noch offener Stimmritze die höchsten Werte erreicht (größte Dehnung der Lunge). Mit einer endinspiratorischen Pause soll eine bessere Verteilung der eingeatmeten Luft in Lungenbezirke bewirkt werden, die sich langsamer füllen und entleeren. Da es beim bewußten Atemanhalten am Ende einer Inspiration mit dem Schließen der Stimmritze zur Umkehr des transpulmonalen Drucks (von maximal positiven zu negativen Werten) kommt, ist ein Fortsetzen der Inspirationsbemühung in dieser Phase (offene Stimmritze) günstiger als ein bewußtes Atemanhalten.

Leider gibt es keine wissenschaftlichen Erkenntnisse, wann und wie oft die Atemtherapie mit „incentive spirometry“ durchgeführt werden soll. Zur gleichen Zeit geht man davon aus, daß

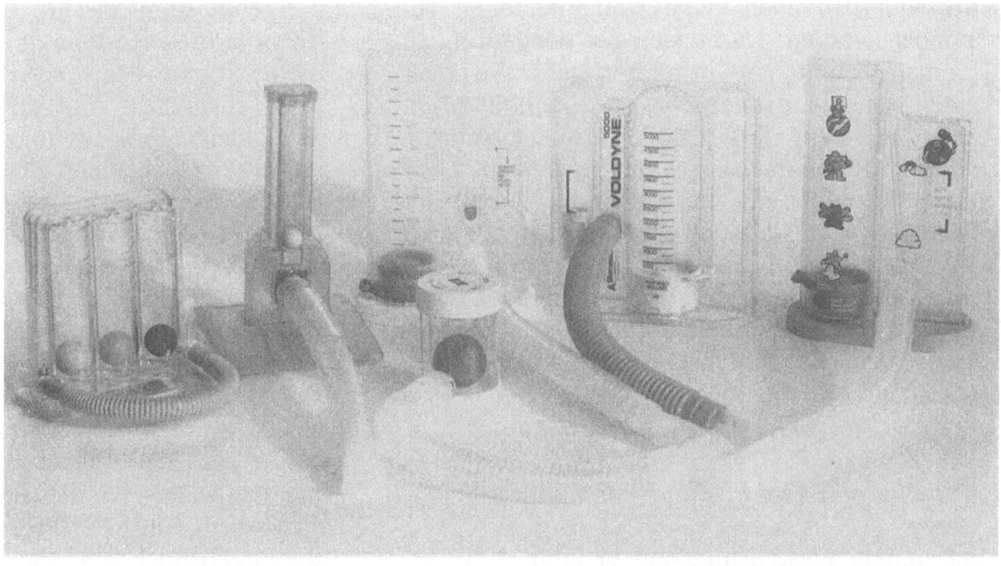


**Abb. 3.** „incentive spirometer“. Von *links* nach *rechts*: Triflo II, Air x, Coach, Mediflo, Voldyne 5000 und Coach junior

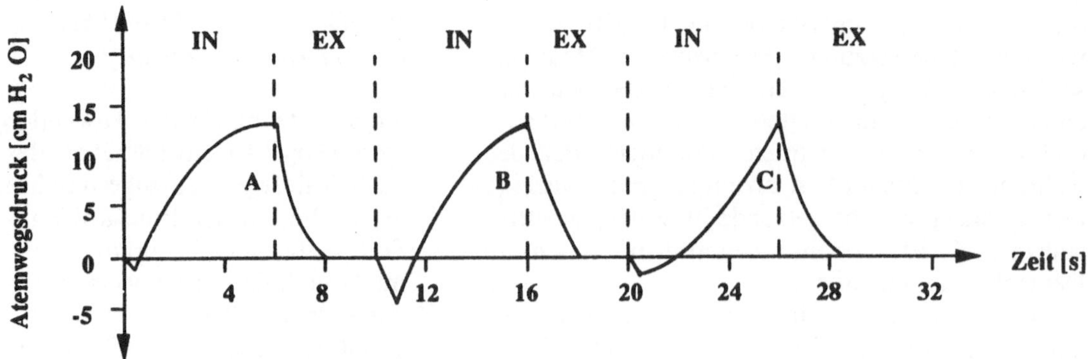


**Abb. 4.** Atemwegsdrücke bei der IPPB-Therapie. *A* empfindlicher Trigger und ausreichender Inspirationsflow; *B* Trigger nicht empfindlich genug; *C* Inspirationsflow zu niedrig

die positiven Effekte der Anhebung der funktionellen Residualkapazität und der Wiederbelüftung zeitweise von der Ventilation abgeschnittener Alveolen etwa eine 1 h anhalten. Dies macht eine häufige und regelmäßige Anwendung (mindestens 10 maximale Inspirationen pro Stunde) dieser Therapieform notwendig, weshalb alle modernen „incentive spirometer" als Bed-side-Geräte konzipiert sind. Auch wenn mit diesen Atemtrainern prinzipiell keine lungenphysiologischen Vorteile gegenüber einer willkürlichen Seufzeratmung zu erwarten sind, so scheinen der spielerische Charakter und die Anzeige bzw. Quantifizierung des Erfolges für die Motivation des Patienten und seine Kooperation wichtige Faktoren zu sein. Ein weiteres Argument für die SMI-Methode ist die Tatsache, daß keine Kontraindikationen bestehen, da ein natürliches Atemmanöver nachgeahmt wird, und daß auch keine Komplikationen beschrieben wurden. Da es sich bei der „incentive spirometry" um ein inspiratorisches Manöver handelt, ist rein theoretische die Einatmung von Keimen aus dem Gerät möglich. Untersuchungen zu diesem Problem, das sich nur bei falschem Gebrauch (Ausatmung in den Atemtrainer) und mangelnder Hygiene stellt, sind jedoch nicht bekannt. Sollte ein Patient mehrere Tage auf seinen Atemtrainer angewiesen sein, so wird eine gründliche Reinigung des Inspirationsschlauches und Mundstücks oder der Austausch gegen einen neuen empfohlen.

## *IPPB-Therapie und Beatmungsinhalation*

„Intermittent positive pressure breathing" (IPPB) ist definiert als therapeutische Anwendung einer Reihe von Inspirationen mit positivem Atemwegsdruck über einen druckgesteuerten Respirator. Die Inspiration wird vom Patienten durch den Beginn einer spontanen Einatmung ausgelöst, anschließend übernimmt das Gerät die Atemarbeit und der Patient soll seine Lunge bis zum eingestellten Druck aufblasen lassen (Abb. 4). Die Einatmungsphase muß vom Patienten mit geringster Anstrengung eingeleitet (getriggert) werden können. Wie bei allen druckgesteuerten Beatmungsformen ist das Atemzugvolumen variabel, weil die Umschaltung von der Inspiration auf die Exspiration beim Erreichen des vorgegebenen Drucks erfolgt und nicht nach Abgabe eines bestimmten Volumens. Die Messung des Tidalvolumens ist bei den IPPB-Geräten noch nicht einmal vorgesehen! Darin liegt eine Tücke des Verfahrens: Es ist zur Vergrößerung des Lungenvolumens gedacht, aber es lassen sich nur der Inspirationsflow und das endinspiratorische Druckniveau einstellen. Eine optimale Verteilung des Gases wird bei relativ niedrigem Flow erzielt. Allerdings muß der Flow ausreichen, um dem Inspirationsbedürfnis des Patienten gerecht zu werden. Ein hoher Inspirationsdruck ist nicht gleichbedeutend mit einem großen Inspirationsvolumen. Wichtig ist, daß der Patient sich entspannt und beatmen läßt. Unter diesen Voraussetzungen werden bei Erwachsenen mit annähernd normaler Gesamtcompliance bei Beatmungsdrücken von 15–20 mbar maximale Hubvolumina erreicht. Für die IPPB-Therapie kann Luft oder ein Luft-Sauerstoff-Gemisch verwendet werden. Die Kombination mit einem Vernebler zur Befeuchtung und Aerosoltherapie mit Medikamenten ist die Regel. Eine Behandlung dauert (mit Pausen) 10–15 min und wird im Intensivpflegebereich stündlich (mit Bronchospasmolytikum alle 4 h) durchgeführt.

*Langzeittherapie bei COPD vs. perioperative Anwendung von IPPB*

Über den Wirkungsmechanismus und den differenzierten Einsatz der IPPB-Therapie besteht keine Einigkeit. Grundsätzlich muß man zwischen der Langzeittherapie bei einer chronisch-obstruktiven Atemwegserkrankung (COPD) und der perioperativen Anwendung sowohl bei Lungengesunden als auch bei Patienten mit bronchopulmonalen Vorerkrankungen unterscheiden. Eine große Untersuchung hat gezeigt, das IPPB weder die Lebensqualität noch die Lebenserwartung von COPD-Patienten verbessert. Völlig anders ist die Situation bei chirurgischen Patienten, denen die Kombination von IPPB- und Aerosoltherapie (Beatmungsinhalation) in der postoperativen Phase zur Prophylaxe und Therapie pulmonaler Komplikationen dient. Die physiologischen Effekte der IPPB-Therapie sind:

1) Anstieg des mittleren Atemwegsdrucks,
2) Abnahme der Atemarbeit,
3) Anstieg des Atemvolumens,
4) mechanische Bronchodilatation,
5) Zunahme der kollateralen Ventilation.

Von den physiologischen Effekten der IPPB-Therapie lassen sich ihre klinischen Wirkungen ableiten: Sekretmobilisierung, Unterstützung des Hustenmechanismus und Verbesserung der Ventilation. Was die Effizienz der IPPB-Therapie in der postoperativen Phase betrifft, so ist gesichert, daß bei einem Atemzugvolumen, das erheblich größer als bei Normalatmung ist (evtl. doppelt so groß), ein Alveolarkollaps nicht auftreten kann. Man sollte jedoch nicht davon ausgehen, daß es zur Wiedereröffnung atelektatischer Lungenareale kommt, da wegen der verminderten Dehnbarkeit dieser Region das erhöhte Atemzugvolumen den Weg des geringsten Widerstandes nimmt, in die noch offenen Alveolen strömt und sie überdehnt. Immerhin führt IPPB zu einer zeitweisen Erhöhung der funktionellen Residualkapazität, was die Zahl der am Ende einer Ausatmung bis zum Beginn der nächsten Einatmung sich verschließenden Bronchiolen verringert. Wie lange dieser Effekt anhält, ist nicht bekannt. Die rein mechanische Bronchodilatation und die Wiederbelüftung intermittierend von der Belüftung abgeschnittener Alveolen durch FRC-Erhöhung und Sprengung von Schleimpfröpfen ist sicher von Bedeutung. Für den sekretolytischen Effekt dürfte jedoch die zusätzliche Vernebelung von Medikamenten, die die Bronchien erweitern und den Schleim verflüssigen, entscheidend sein. Gegner der Beatmungsinhalation beharren auf dem Standpunkt, daß die Gabe von Medikamenten via IPPB nur gerechtfertigt ist, wenn einfachere und preiswertere Methoden (Dosieraerosol oder Düsenvernebler) nicht effektiv sind. Die Kliniker, die Erfolg mit der Methode haben, machen dafür eine exakte Indikationsstellung, gute Anleitung des Patienten, die Orientierung am Atemzugvolumen sowie die Kombination von IPPB- und Aerosoltherapie mit Medikamenten verantwortlich. Die Kriterien und Voraussetzungen für die Beatmungsinhalation sind:

1) Vitalkapazität < 15 ml/kg KG.
2) Der Patient erreicht mit IPPB größere Atemvolumina als spontan.
3) Alternativen („incentive spirometer“, Dosieraerosol) sind weniger effektiv.
4) Der Patient kommt mit der Methode gut zurecht und verspürt subjektiv eine Besserung.
5) Das IPPB-Gerät ist technisch und hygienisch immer in einwandfreiem Zustand.
6) Die Indikation für die Beatmungsinhalation wird täglich überprüft.

Die Indikationen zur Beatmungsinhalation sind:

1) alveoläre Hypoventilation aufgrund kleiner Atemzugvolumina,
2) Mukostase aufgrund kleiner Atemzugvolumina, unzureichendem Husten, zähem Bronchialsekret und Atemwegsobstruktion,
3) Atelektase aufgrund kleiner Atemzugvolumina und Mukostase,
4) Bronchospasmus, der mit einer Aerosoltherapie ohne positiven Atemwegsdruck nicht erfolgreich behandelt werden kann,
5) Lungenödem mit schaumigem Sekret (Vernebelung von Alkohol).

*Praktische Durchführung der Beatmungsinhalation*

Die (präoperative) Schulung und Überwachung des Patienten, der mit der Beatmungsinhalation behandelt wird, erfordert einen hohen personellen Aufwand. Auch aus diesem Grunde ist die Indikation von einem Arzt streng zu stellen und täglich zu überprüfen. Vor der Verordnung sollen folgende Fragen bedacht werden:

1) Was ist das Ziel der Therapie (ein $p_aO_2$-Anstieg, ein $p_aCO_2$-Abfall, eine Verbesserung der mukoziliaren Clearance, die Behandlung eines Bronchospasmus, eines Sekretstaus, einer Atelektase, eines Lungenödems)? Kann der Arzt das Ziel der Therapie nicht spezifizieren, dann ist die Behandlung wahrscheinlich nicht indiziert.
2) Kann das Therapieziel mittels Beatmungsinhalation überhaupt erreicht werden? Ist der Patient in der Lage, die Therapie zu unterstützen? Ist erfahrenes Personal verfügbar, das die Therapie durchführt und überwacht? Wird auch nur eine dieser Fragen verneint, soll man auf eine Alternative zu IPPB ausweichen.
3) Ist das Therapieziel mit einer einfacheren Methode zu erreichen (Dosieraerosol, Düsenvernebler, „incentive spirometry")?

Die Verordnung einer IPPB-Therapie muß die Häufigkeit der Anwendung sowie Art und Dosis der zu vernebelnden Medikamente umfassen. Die eigentliche Durchführung der Beatmungsinhalation soll in Form eines Protokolls, das auch der Dokumentation dient, standardisiert sein:

1) Der Gerätetyp spielt keine Rolle. Je nach den örtlichen Verhältnissen finden Geräte zum Anschluß an die zentrale Gasversorgungsanlage oder mit Kompressor Verwendung.
2) Das spontane Atemzugvolumen, die Vitalkapazität und das mit IPPB erreichte Inspirationsvolumen (exspiratorisch gemessen)!) werden bestimmt. Ein $V_T$-Anstieg von 25% ist das Minimum, um eine IPPB-Therapie zu rechtfertigen. Manche Patienten übertreffen mit IPPB sogar ihre spontane Vitalkapazität.
3) Langsame, tiefe Einatmung ($\approx$ 4 s) mit endinspiratorischer Pause (2–4 s) und passive Ausatmung (2–4 s) heißt das Ziel. Die optimale Atemfrequenz liegt demzufolge zwischen 5 und 8 pro min.
4) Der endinspiratorische Druck, bei dem die Umschaltung auf Ausatmung erfolgt, ist nicht entscheidend. Wenn der Patient sich gut entspannt, erreicht er zwischen 15 und 20 mbar maximale Hubvolumina.
5) Die Wahl des Inspirationsflows verlangt vom Therapeuten große Erfahrung und Flexibilität. Der Flow muß hoch genug sein, um dem Inspirationsbedürfnis des Patienten gerecht zu werden. Er soll aber niedrig genug sein, um eine lange Einatmungsphase zu erlauben. Außerdem ändert sich der optimale Flow in Abhängigkeit vom Zustand des Patienten, u.U. sogar während einer Behandlung.
6) Das Mischen der Aerosollösung (Trägersubstanz und Medikament) soll idealerweise unter sterilen Kautelen erfolgen. Auch bei Standarddosen ist immer mit unerwünschten Wirkungen zu rechnen, die zum Abbruch oder einer Modifikation der Behandlung zwingen können.
7) Bei den elektrisch betriebenen Geräten, die Raumluft komprimieren, besteht praktisch keine Möglichkeit, die $F_IO_2$ zu verändern. Ein Betrieb mit reinem Sauerstoff aus der zentralen Gasversorgung ist wegen der Toxizität und Gefahr von Resorptionsatelektasen abzulehnen. Die sicherste Methode, eine bestimmte $O_2$-Konzentration zu applizieren, ist die Verwendung eines $O_2$-Mischers. Da es bei der Inhalation von β-Sympathomimetika häufig zu einem passageren $p_aO_2$-Abfall kommt, ist eine $F_IO_2$ zwischen 30 und 40% für die Beatmungsinhalation ideal.
8) Die Dauer und Häufigkeit der IPPB-Therapie richtet sich nach dem Zustand des Patienten und der Effizienz der Therapie. Das Minimum sind jeweils 5 min 4mal täglich, das Maximum etwa 20 min/h.
9) Die Überwachung des Patienten umfaßt in jedem Fall seinen klinischen Zustand (Auskultation der Lunge, Herzfrequenz und -rhythmus vor und nach der Beatmungsinhalation) sowie möglichst die Messung des Atemzugvolumens (zur Dokumentation des Verlaufs) und der arteriellen $O_2$-Sättigung mit dem Pulsoxymeter ($S_pO_2$). Schließlich ist auf unerwünschte Wirkungen wie respiratorische (Atemnot, Überblähung, Hyper- und Hypoventilation), kardiovaskuläre (Blutdruckabfall durch verminderten venösen Rückstrom, Tachykardie und Arrhythmie) und gastrointestinale (Magenüberblähung, Übelkeit und Erbrechen) Wirkungen zu achten.

Als Kontraindikation für die Beatmungsinhalation gilt die frühe Phase nach Lungenoperationen wegen der Gefahr der Bronchusstumpfinsuffizienz und eines Pneumothorax oder sogar Spannungspneumothorax. Wegen der Gefahr eines Spannungspneumothorax darf auch beim nichtdrainierten Spontanpneumothorax nicht mit IPPB inhaliert werden. Haut- und Mediastinalemphysem zählen wegen möglicher Verschlimmerung und bullöse Lungenerkrankungen wiederum wegen der Pneumothoraxgefahr ebenfalls zu den Kontraindikationen. Außerdem ist die Beatmungsinhalation nicht indiziert als Ersatz bzw. Alibi für andere therapeutische Maßnahmen (Zuwendung, Medikamente, Krankengymnastik) oder wenn der Patient IPPB nicht akzeptiert. Entsprechende Erfahrung des Therapeuten und die Einhaltung hygienischer Sicherheitsmaßnahmen müssen selbstverständlich sein.

### *Continuous Positive Airway Pressure (CPAP)*

CPAP ist definiert als Anwendung von positivem Atemwegsdruck während des gesamten Atemzyklus bei Spontanatmung. Der klinische Zweck entspricht exakt dem von PEEP. Die technische Realisierung von CPAP unterscheidet sich jedoch von der des positiven endexspiratorischen Drucks: Bei CPAP muß auch während der Einatmung, die normalerweise mit einem subatmosphärischen Druck einhergeht, der vorgegebene positive Atemwegsdruck aufrechterhalten werden. Dies gelingt durch das Einfügen eines elastischen Reservoirs für das Atemgas, das aufgrund seiner Dehnbarkeit den Druck im Inspirationsschenkel während der Einatmung konstant positiv hält. Im Exspirationsschenkel befindet sich das gleiche PEEP-Ventil wie bei der CPPV-Beatmung. CPAP wird angewandt, um eine Hypoxämie zu behandeln, wenn man eine Beatmung glaubt, vermeiden zu können. Beim Weaning spielt CPAP v.a. dann eine Rolle, wenn der Patient von einer hohen inspiratorischen $O_2$-Konzentration entwöhnt werden muß. Prinzipiell kann CPAP über ein Mundstück, eine Gesichts- oder Nasenmaske, einen Endotrachealtubus oder eine Trachealkanüle appliziert werden. Während die Anwendung beim intubierten Patienten kein Problem bietet, ist die Akzeptanz der Gesichtsmaske bei nichtintubierten Patienten gering. Die Ausatmung gegen den Widerstand des PEEP-Ventils bereitet zusätzliche Schwierigkeiten, so daß die Patienten paradoxerweise in Atemnot geraten können. Eine Lösung dieses Problems stellt der Nasen-CPAP mit elektronischen Geräten dar, wie sie zur Behandlung der Schlafapnoe verwendet werden. CPAP im wahrsten Sinne des Wortes läßt sich wahrscheinlich nur mit BIPAP verwirklichen. Während der Einatmung wird ein knapp über dem beabsichtigten CPAP-Niveau liegender Druck eingestellt, um dem Inspirationsbedürfnis des Patienten gerecht zu werden; während der Ausatmung wird der Druck leicht unter das CPAP-Niveau abgesenkt, um die exspiratorische Atemarbeit zu minimieren. Leider werden die derzeit erhältlichen BIPAP-Geräte mit Raumluft betrieben und es wird von der Akzeptanz des Nasen-CPAP in der operativen Medizin abhängen, ob und wann Geräte mit einer frei wählbaren inspiratorischen $O_2$-Konzentration verfügbar sein werden.

### *$O_2$-Therapie*

Sauerstoff ist das Medikament zur Behandlung einer Hypoxämie. Die Diagnose Hypoxämie wird anhand einer arteriellen Blutgasanalyse unter Berücksichtigung der altersabhängigen Normalwerte gestellt. Klinische Anzeichen einer Hypoxämie sind Tachykardie, Bluthochdruck, Tachypnoe, Hyperventilation, Zyanose, periphere Vasokonstriktion, Schwitzen, Angst und Verwirrtheit. Die direkten Effekte einer Erhöhung des $O_2$-Angebots im Inspirationsgas sind:

1) Anstieg des alveolären $O_2$-Partialdrucks.
2) Das Atemzeitvolumen und damit die Atemarbeit für eine bestimmte alveoläre $O_2$-Spannung sind niedriger.
3) Das Herzzeitvolumen, der Blutdruck, die Herzfrequenz und damit die Herzarbeit fallen ab.

Von diesen positiven und deshalb erwünschten Wirkungen leiten sich die Indikationen für eine $O_2$-Therapie ab: Hypoxämie, erhöhte Atemarbeit und eingeschränkte Herzleistung. Die Konzentration des mit dem Atemgas zugeführten Sauerstoffs wird in Prozent oder als Fraktion angegeben (Beispiel: $F_IO_2$ = 50% oder 0,5).

#### *Applikationssysteme für die $O_2$-Therapie*

Sauerstoff wird über Nichtrückatemsysteme verabreicht. Man unterscheidet High-flow-Systeme, die dem Patienten die gesamte inspiratorisch benötigte Gasmenge liefern, und Low-flow-Systeme, bei denen der Patient zusätzlich Umgebungsluft einatmet.

#### *Low-flow-$O_2$-Systeme*

Zu diesen Systemen zählen Nasensonden (mit Schaumgummi im Nasenloch zentriert, gepolstert und abgedichtet), Nasenbrillen und primitive Plastikmasken (Abb. 5). Sie liefern dem Patienten

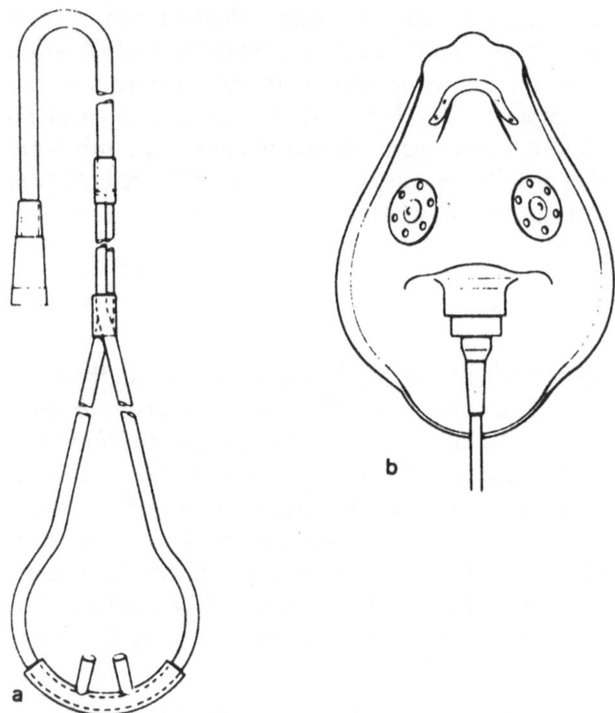


**Abb. 5 a, b.** Low-flow-$O_2$-Systeme. **a** Nasenbrille, **b** Gesichtsmaske

nicht das gesamte Inspirationsgas, dieser atmet zusätzlich Raumluft ein. Die erreichbaren $O_2$-Konzentrationen betragen zwischen 24 und 80%. Die $F_IO_2$ hängt von der Größe des anatomischen und apparativen Reservoirs, dem $O_2$-Flow (l/min) und dem Atemmuster des Patienten ab. Diese Systeme werden benutzt, weil sie einfach, preiswert, bequem für den Patienten und überall vorhanden sind, nicht aber, weil sich damit eine vorhersagbare oder auch nur konstante $O_2$-Konzentration verabreichen ließe. Für ein Low-flow-System gilt: Je größer das Atemzugvolumen und die Atemfrequenz sind, desto niedriger ist die $F_IO_2$; je kleiner $V_T$ und AF, desto höher die $F_IO_2$. Für einen Patienten mit folgendem Atemmuster ergeben sich die in Tabelle 4 genannten Richtwerte: $V_T$ = 500 ml, AF = 20/min, $T_I$ = 1 s, $T_E$ = 2 s, anatomisches Reservoir (Nase und Pharynx) = 50 ml.

**Tabelle 4.** Geschätzte $F_IO_2$ mit Low-Flow-$O_2$-Systemen bei normalem Atemmuster

| $O_2$-System | $O_2$-Flow | $F_IO_2$ |
|---|---|---|
| Nasensonde oder -brille | 1 | 0,24 |
| | 2 | 0,28 |
| | 3 | 0,32 |
| | 4 | 0,36 |
| | 5 | 0,40 |
| $O_2$-Maske | 6 | 0,44 |
| | 5–6 | 0,40 |
| | 6–7 | 0,50 |
| | 7–8 | 0,60 |
| Maske mit Reservoirbeutel | 6 | 0,60 |
| | 7 | 0,70 |
| | 8 | 0,80 |
| | 9 | > 0,80 |

Es hat wenig Sinn, mehr als 6 l Sauerstoff/min über eine Nasensonde zu geben, weil dann das anatomische Reservoir vollständig mit Sauerstoff gefüllt ist. Außerdem besteht bei längerer Anwendung von mehr als 4 l/min die Gefahr, daß die Schleimhaut austrocknet und geschädigt wird. Vorausgesetzt die Nase ist durchgängig, beeinträchtigt die Atmung durch den offenen Mund die Effizienz der nasalen $O_2$-Applikation wenig. $O_2$-Masken müssen mit wenigsten 5 l/min $O_2$-Flow betrieben werden, um eine Rückatmung zu vermeiden. Mehr als 8 l/min bringen keine $F_IO_2$-Steigerung mehr, weil dann das anatomische und apparative Reservoir mit Sauerstoff gefüllt ist. Ist eine $F_IO_2$ über 60% notwendig, kann man $O_2$-Masken mit Reservoirbeutel einsetzen; i.allg. stellt dies aber bereits eine Indikation zur Beatmung dar. Low-flow $O_2$-Systeme sind für die Mehrzahl der Patienten geeignet, wenn folgende Kriterien erfüllt sind: Atemzugvolumen zwischen 300 und 700 ml, Atemfrequenz unter 30/min, gleichmäßiges Atemmuster und Überwachung des arteriellen $O_2$-Status (Pulsoxymeter oder Blutgasanalyse).

### *High-flow-$O_2$-Systeme*

Bei High-flow $O_2$-Systemen reichen Gasfluß und Reservoirkapazität aus, um dem Patienten das gesamte Inspirationsvolumen zu liefern. Die meisten dieser Systeme funktionieren nach dem Jet-Prinzip: Der mit relativ hoher Geschwindigkeit aus einer Düse strömende Sauerstoff reißt Luft mit sich, die über ein in der Größe verstellbares Fenster angesaugt wird (Abb. 6). Der Gesamtflow und die $O_2$-Konzentration ergeben sich in Abhängigkeit vom $O_2$-Flow und dem Mischverhältnis (reguliert über die Größe des Ansaugfensters; Tabelle 5).

Der Gesamtflow muß über dem inspiratorischen Spitzenfluß des Patienten liegen, um eine konstante $F_IO_2$ garantieren zu können. Da sich der Peakflow des Patienten schlecht messen läßt, kann

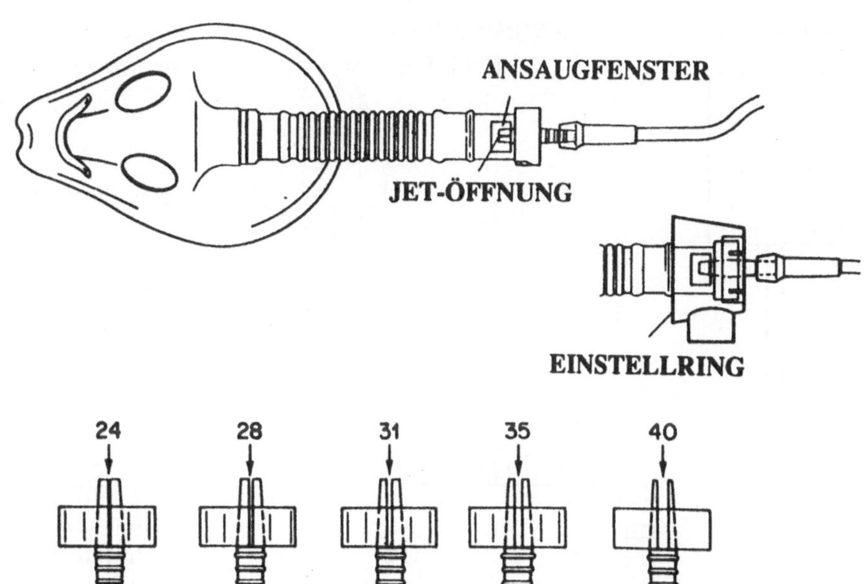


**Abb. 6.** High-flow-$O_2$-System. Je größer die Jetöffnung, desto höher die inspiratorische $O_2$-Konzentration

man von der Faustregel ausgehen, daß dieser wenigstens das 4fache des Atemminutenvolumens beträgt. Das heißt, bei einem Atemminutenvolumen von 8 l ist mit einem inspiratorischen Peakflow des Patienten von 32 l/min zu rechnen, und das $O_2$-System muß genau diese 32 l/min ständig liefern, damit der Patient bei der Einatmung nicht zusätzlich Raumluft ansaugt. Generell kann man sagen, daß High-flow-Systeme nach dem Jetprinzip geeignet sind, eine konstante $O_2$-Konzentration zwischen 24 und 50% bereitzustellen. Ein bezüglich Einstellbarkeit und Konstanz der $F_IO_2$ sowie Befeuchtung optimales System ist ein High-flow-Verdunster, an den über einen Beatmungsschlauch eine dichtsitzende Silikonmaske mit Exspirationsventil angeschlossen ist (Abb. 7). Die auf Dauer unbequemen Masken und der Preis des Systems sind die Gründe, warum nicht alle Patienten auf diese Weise mit Sauerstoff behandelt werden.

### *Physiotherapie der gestörten Atmung*

Die Atemtherapie in der Krankengymnastik bedient sich im wesentlichen zweier Prinzipien, Atemübungen und physikalischer Verfahren zur Therapie primärer und sekundärer Störungen der Atemfunktion. Unter primären Störungen der Atemfunktion sind Erkrankungen des respiratorischen Systems wie Bronchiektasen, chronische Bronchitis, zystische Fibrose und Lungenemphysem zu verstehen. Sekundäre Störungen treten bei neurologischen Erkrankungen, Bettlägerigkeit sowie nach Operationen in Narkose und während maschineller Beatmung auf. Einen Überblick über die Aufgaben und Techniken krankengymnastischer Atemtherapie gibt Tabelle 6.

Im günstigsten Falle führt die Normalisierung der Atemform und die Reinigung der Atemwege zur Beseitigung einer regionalen alveolären Hypoventilation und zur Verbesserung des Ventila-

**Tabelle 5.** Gesamtflow und $F_IO_2$ in Abhängigkeit vom $O_2$-Flow und Mischverhältnis bei High-flow-$O_2$-Systemen

| $O_2$-Flow (l/min) | Mischverhältnis | Gesamtflow (l/min) | $F_IO_2$ |
|---|---|---|---|
| 4 | 1:25 | 104 | 0,24 |
| 4 | 1:10 | 44 | 0,28 |
| 6 | 1:7 | 48 | 0,31 |
| 8 | 1:51 | 48 | 0,35 |
| 8 | 1:3 | 32 | 0,40 |
| 12 | 1:1,7 | 32 | 0,50 |
| 12 | 1:1 | 24 | 0,60 |
| 12 | 1:0,6 | 19 | 0,70 |

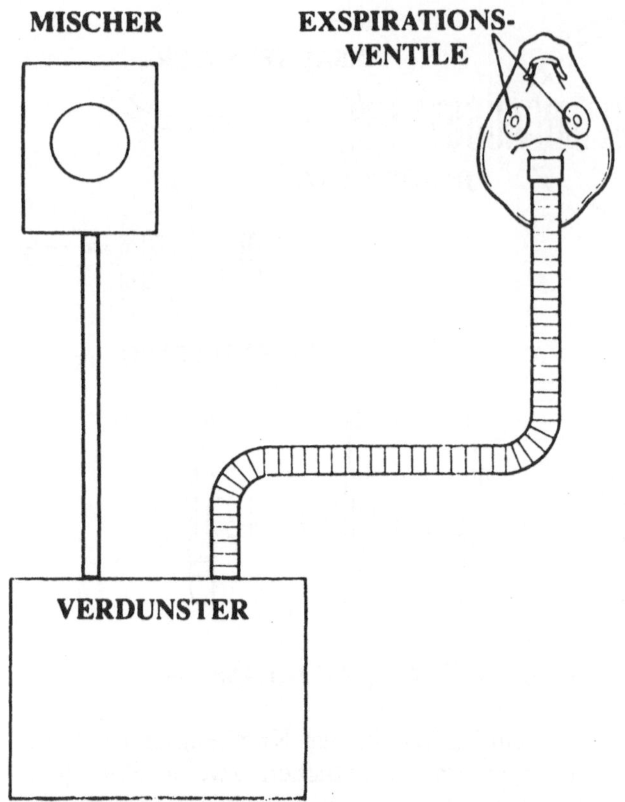


**Abb. 7.** $O_2$-Therapie mit einem High-flow-Verdunster: Der Mischer dient der Wahl einer konstanten $F_IO_2$, der Verdunster der Erwärmung und Befeuchtung des Inspirationsgases

tions-Perfusions-Verhältnisses. Die Reinigung der Atemwege ist zugleich die beste Atelektasen- und Infektionsprophylaxe.

*Atemübungen*

Atemübungen werden seit 100 Jahren bei Patienten mit chronischen Lungenkrankheiten, neuromuskulären Erkrankungen und nach Operationen praktiziert. Wissenschaftlich ist der Nutzen der Zwerchfellatmung und Thoraxdehnung in bezug auf die Lungenfunktion nicht gesichert. Ein positiver Einfluß auf das subjektive Befinden der meisten Patienten ist jedoch nicht zu leugnen. Angstreduktion, Entspannung, Körperkontakt und Kommunikation sind wichtige – wenn auch nicht immer quantifizierbare – Komponenten der krankengymnastischen Atemtherapie.

*Zwerchfellatmung*

Die Atmung mit dem Zwerchfell ist der Normalfall. Wenn ein Patient stattdessen die inspiratorische Hilfsmuskulatur einsetzt, so muß er lernen, diese zu entspannen und wieder mit dem Zwerchfell zu atmen. Eine Ausnahme stellen neuromuskuläre Erkrankungen dar, bei denen der Patient eine Schwäche der regulären Inspirationsmuskulatur mit den Hilfsmuskeln kompensieren muß.

**Tabelle 6.** Aufgaben und Techniken der krankengymnastischen Atemtherapie

| Aufgaben | Techniken |
|---|---|
| Angstminderung bei asthmatischer Atemnot | Entspannung durch Wahrnehmung der Atembewegung und des Sekrettransports; Entspannung als Erfahrung eines psychophysisch gelösten Zustandes |
| Vermeidung unökonomischer Atemformen (Seufzer, Schwankungen der Atemmittellage, Tachypnoe, Hyperventilation, Pressen beim Bewegen, Halten und Heben) | Atemübungen (z.B. Zwerchfellatmung) |
| Verbesserung der Thoraxdehnbarkeit, Atemmuskelkoordination und -kraft | Atemübungen (z.B. Thoraxausdehnung) |
| Hilfe bei erschwerter Ausatmung (Obstruktion) | Passive, nicht zu lange Ausatmung (Lippenbremse) |
| Sekretlösung | Atemsynchrone Bronchialkaliberschwankungen bei vertiefter Ein- und Ausatmung, Thoraxkompression, Perkussion |
| Sekrettransport | Lagerungsdrainage, forcierte Exspirationstechnik, Vibration, Husten, Absaugen |

Die koordinierte Zwerchfellatmung ist in Abhängigkeit von der Körperposition unterschiedlich schwer zu erzielen. Für den Anfang optimal ist eine halbsitzende Position (Oberkörper 45° angehoben) mit angewinkelten Knien und außenrotierten Oberschenkeln. Später folgen die Zwerchfellübungen im Sitzen und Stehen sowie beim Gehen und Treppensteigen. Jede Technik soll dem Patienten in dieser Reihenfolge nahegebracht werden:

1) optimale und bequeme Körperposition,
2) Zweck und Ziel der Atemübung schildern,
3) Technik vorführen und dabei erklären.

Bei der Zwerchfellatmung legt der Therapeut entweder eine Hand auf die Magengrube oder beide Hände unter die beiden Rippenbögen und folgt zunächst dem Atemmuster des Patienten. Die Ausatmung wird nach einer Weile durch leichten Druck der Hand (Hände) unterstützt. Schließlich fordert man den Patienten auf, kraftvoll gegen die aufgelegte(n) Hand (Hände) einzuatmen. Das Gefühl für die Zwerchfellbewegung ist anfangs das wichtigste. Kann der Patient sein Zwerchfell nicht wahrnehmen, gewinnt er oft durch Schnüffeln eine Vorstellung von dessen Lokalisation und Bewegung. Später ist der Patient auf die Wichtigkeit einer Inspiration durch die Nase und einer passiven, nicht zu langen Ausatmung hinzuweisen. Der Thorax und insbesondere der Schultergürtel sollten bei der Zwerchfellatmung entspannt sein. Der Patient darf die Zwerchfellbewegung nicht durch Überstrecken der Wirbelsäule oder Herausstrekken seines Bauches vortäuschen. Solange der Patient den Unterschied zu seinem vorherigen Atemmuster nicht spürt, muß der Therapeut die Übung fortsetzen. Fühlt der Patient sein Zwerchfell und beherrscht er das Verfahren, kann er seine eigenen Hände auflegen und selbständig trainieren. Da kein Fortschritt zu erwarten ist, wenn der Patient nur in Gegenwart der Krankengymnastin seine Übungen durchführt, muß er immer wieder an die Bedeutung des selbständigen und häufigen Trainings erinnert werden. Die Zwerchfellatmung im Liegen oder in entspannter halbsitzender Position ist verhältnismäßig einfach, weil sich der Patient ganz auf seine Atmung konzentrieren kann. Normalerweise läuft die Atmung automatisch ab, aber im Sitzen oder Stehen muß der Patient zusätzlich das Gleichgewicht halten. Die Kontrolle über die Atmung und die Koordination mit dem Gehen oder Treppensteigen sind noch schwieriger zu vereinbaren und müssen deshalb intensiv geübt werden.

*Thoraxdehnung*

Analog zur Zwerchfellatmung kann man auch gegen die über anderen Lungenarealen aufgelegte(n) Hand (Hände) einatmen. Auch wenn es nicht wahrscheinlich ist, daß die unter der Hand (den Händen) liegende Lunge besser belüftet wird, so kann man mit dieser Technik die Beweglichkeit des Thorax und eine Entspannung der Muskulatur fördern. Die Lokalisation der Dehnübung richtet sich nach dem Ort der zugrundeliegenden Lungenpathologie: lateral und vorn für die Unterlappen, auf der Höhe der Brustwarzen in der mittleren Axillarlinie für den Mittellappen und die Lingula sowie unter den Schlüsselbeinen für die Oberlappen. Der auf den Thorax ausgeübte Druck soll individuell dosiert werden. Es hat aber keinen Zweck, bei Patienten mit starrem Thorax einen hohen Druck anzuwenden. Auch wenn eine Hyperventilation vermieden werden muß, so sind Thoraxdehnungen doch häufig mit einer vertieften Atmung verbunden, die die Lösung von Sekret fördert.

*Lippenbremse*

Die rein passive Ausatmung durch den Mund und die gespitzten Lippen hilft, einen exspiratorischen Atemwegskollaps bei COPD-Patienten zu vermeiden. Die Lippenbremse führt sowohl zu einer subjektiven Besserung der Atemnot als auch zu einer Verbesserung der Blutgase. Sie kann immer und überall, z.B. beim Treppensteigen, Heben und Schuhe binden, eingesetzt werden.

*Husten*

Normalerweise ist die Menge an Bronchialsekret so gering, daß alles von der mukoziliaren Clearance nach oben befördert werden kann und verschluckt wird, ohne daß man etwas davon spürt. Der Gesunde hustet nicht. Bei vielen Atemwegserkrankungen nimmt die Schleimmenge zu und die physikochemischen Eigenschaften sind verändert: Der Schleim ist zäh, haftet fest an der Bronchialwand und läßt sich nur schwer oder gar nicht fortbewegen. Die Dicke der Schleimschicht auf den Zilien kann von 1 µm auf 1 mm, d.h. um das tausendfache, zunehmen. Nur in den zentralen Atemwegen (1.–7. Generation) unterstützt der Hustenmechanismus die Reinigung. Er kann reflektorisch auftreten oder willkürlich zum Einsatz kommen. Der zeitliche Ablauf beim Husten ist folgender: 1. tiefe Einatmung, 2. Verschluß der Glottis, 3. Kontraktion der Thorax-, Bauch- und Beckenmuskulatur (Anstieg des intraabdominellen und intrathorakalen Drucks), 4. Öffnen der Stimmritze und 5. schnelle stoßweise Ausatmung. Der Hustenmechanismus kann auf jeder dieser Ebenen gestört sein: 1) der Patient kann nicht tief einatmen (Schmerzen, Muskelschwäche); 2) der Patient kann seine Glottis nicht verschließen (Intubation); 3) der Patient kann keinen intraabdominellen oder intrathorakalen Druck aufbauen (Schmerzen, Platzbauch, Rippenserienfraktur); 4) die schnelle Ausatmung wird durch eine endo- oder exobronchiale Obstruktion behindert. Patienten husten am besten im Sitzen mit nach vorn gebeugten Oberkörper. Die Arme können beidseits abgestützt werden, so daß der Schultergürtel fixiert ist und die inspiratorische Hilfsmuskulatur eingesetzt werden kann. Eine schmerzhafte Wunde sollte immer vom Patienten oder einem Helfer entweder mit der Hand oder einem Kissen abgestützt werden. Beim tiefen Husten kann der intrathorakale Druck so lange so hoch sein, daß der venöse Rückfluß gehemmt wird, das Herzzeitvolumen abfällt und der Patient sich benommen fühlt oder gar bewußtlos wird. Dies bezeichnet man als Hustensynkope. Sie ist besonders im Zusammenhang mit Herzrhythmusstörungen gefährlich. Außerdem kann tiefes Husten (zu) lange dauern, zur Erschöpfung führen und die Atemwege einschließlich der Luftröhre extrem komprimieren. Es ist deshalb für Patienten mit obstruktiven Atemwegserkrankungen oder Atemnot nicht geeignet. Bei Patienten, die weder spontan noch nach Aufforderung abhusten, kann Husten provoziert werden: z.B. durch oropharyngeales Absaugen oder vorsichtige Massage der Trachea zwischen Ringknorpel und Jugulum.

*Forcierte Exspirationstechnik*

Die forcierte Exspirationstechnik unterscheidet sich vom Husten in 2 Punkten: 1) die Stimmritze bleibt offen; 2) die forcierte Ausatmung erfolgt von einem mittleren Lungenvolumen aus. Man beschreibt das Manöver auch als Räuspern, Hüsteln, Auf- oder Abhusten. Vorteile sind die kürzere Dauer der einzelnen Hustenstöße und die niedrigeren transpulmonalen Drücke. Dennoch ist auch mit dieser Technik beim obstruktiven Patienten Vorsicht geboten. Genau wie beim Husten sollen einige tiefe Atemzüge zur Lockerung des Sekretes vorangehen und zwischen den kurzen Hustenstößen die entspannte Zwerchfellatmung eingeschoben werden. Die Wirksamkeit des Hustens läßt sich durch eine Stabilisierung der Luftröhre und maximale Öffnung des Pharynx optimieren. Die beste Kopfhaltung muß bei jedem Patienten individuell herausgefunden werden.

*Drainagelagerungen*

Der Patient wird so gelagert, daß mit Hilfe der Schwerkraft die Entfernung von Bronchialsekret unterstützt wird. Die zu behandelnde Lungenregion liegt oben, der versorgende Bronchus steht möglichst senkrecht, um den Gravitationseffekt optimal zu nutzen. Die gesunde Lunge kommt unten zu liegen und wird sowohl besser ventiliert als auch stärker durchblutet. Blutgasverbesserungen sind deshalb bei der Drainagelagerung häufig zu beobachten. Die Lösung des Sekrets soll mittels Thoraxkompression oder Perkussion unterstützt werden. Wenn das Sekret in den zentralen Atemwegen angekommen ist, muß es abgehustet oder abgesaugt werden, damit es nicht in andere Lungenareale verschleppt wird. Der Patient soll angehalten werden, seine Atemübungen gerade während der Drainagelagerung durchzuführen. Die Kombination von Drainagelagerung, Perkussion, Vibration und forcierter Exspirationstechnik ist die effektivste Therapie für Patienten mit großen Sputummengen (> 20–30 ml/Tag) und bei Atelektasen ohne Aerobronchogramm (d.h. mit relativ zentralem Atemwegsverschluß).

*Indikationen*

1) Massive Sputumproduktion bei Bronchiektasen, zystische Fibrose, chronischer Bronchitis und Pneumonie;
2) Atelektasen (insbesondere ohne Aerobronchogramm). Bei der akuten Atelektase eines Lungenlappens ist die Drainagelagerung mit Physiotherapie und medikamentöser Broncho-

dilatation dem bronchoskopischen Absaugen gleichwertig;
3) langzeitbeatmete Patienten; intubierte oder tracheotomierte Patienten, die ihre Atemwege nicht selbst freihalten können;
4) komatöse Patienten; Patienten mit neurologischen, neuromuskulären oder muskulären Erkrankungen, die nicht adäquat husten können.

*Kontraindikation*

Wie bei jeder differenzierten Therapie existieren auch bei den Drainagelagerungen Kontraindikationen, die daraus resultieren, daß es für einen Patienten sehr ungünstig sein kann, wenn Kopf und Oberkörper höher oder tiefer als sein restlicher Körper zu liegen kommen. In folgenden Situationen muß der Nutzen einer Drainagelagerung mit dem behandelnden Arzt sorgfältig gegen den potentiellen Schaden abgewogen werden oder die Drainagelagerung so modifiziert werden, daß der Patient nicht zu Schaden kommen kann:

1) Instabilität des Herz-Kreislauf-Systems (Schock, Hypertension, Myokardinfarkt, Rhythmusstörungen, Lungenödem, Herzinsuffizienz);
2) erhöhter intrakranieller Druck (Tumor, Trauma, Operation, Blutung);
3) Speiseröhren- oder Zwerchfellveränderungen, die zu einer Regurgitation (passives Zurücklaufen) von Mageninhalt prädisponieren (z.B. auch eine Magen- oder Ernährungssonde);
4) orthopädische und traumatologische Patienten, die nicht umgelagert werden können oder sollen;
5) Atemnot, Pleuraerguß und Hämoptysis;
6) alte oder ängstliche Patienten, die die Drainagelagerung ablehnen.

*Vorbereitung zur Drainagelagerung*
Idealerweise sollte die letzte Nahrungsaufnahme 1 1/2–2 h zurückliegen. Nicht alle Patienten können zum optimalen Zeitpunkt behandelt werden. Der Patient sollte schmerzfrei sein. Zwischen der Gabe eines Analgetikums und der maximalen Wirkung vergehen meist 20–30 min. Vor jeder Umlagerung soll der Patient abhusten oder abgesaugt werden, damit kein Bronchialsekret in andere Lungenareale verschleppt wird. Wie bei jeder Therapie muß man den Patient vorher über Zweck und Ziel der Drainagelagerung informieren. Bei Intensivpatienten ist auf die zahlreichen Leitungen, Katheter und Sonden zu achten, bei postoperativen Patienten besonders auf die Operationswunde.

*Durchführung der Drainagelagerung:*
1) Sitzen – drainiert die apikalen Segmente beider Oberlappen;
2) Rückenlage – drainiert die anterioren Segmente beider Oberlappen;
3) Rechtsseitenlage, 1/4-Drehung aus der Bauchlage – drainiert das posteriore Segment des linken Oberlappens;
4) Linksseitenlage, 1/4-Drehung aus der Bauchlage – drainiert das posteriore Segment des rechten Oberlappens;
5) Linksseitenlage, 1/4-Drehung aus der Rückenlage, kopftief – drainiert den Mittellappen;
6) Rechtsseitenlage, 1/4-Drehung aus der Rükkenlage, kopftief – drainiert die Lingula;
7) Bauchlage – drainiert die superioren Segmente beider Unterlappen;
8) Linksseitenlage, kopftief – drainiert das laterale Segment des rechten Unterlappens;
9) Rechtsseitenlage, kopftief – drainiert das laterale Segment des linken Unterlappens und das mediale Segment des rechten Unterlappens;
10) Bauchlage, kopftief – drainiert die posterioren Segmente beider Unterlappen;
11) Rückenlage, kopftief – drainiert die anterioren Segmente beider Unterlappen.

Modifikation dieser Lagerungen für Betten, die sich nicht kippen lassen, zeigt Abb. 8.

*Perkussion und Vibration*

Das Beklopfen der Brustwand mit den hohlen Händen ruft eine Stoßwelle hervor, die, wenn der Patient nicht zu dick ist, auf die Atemwege übertragen wird und dort Sekret von den Wänden löst. Muskelkräftige oder adipöse Patienten können direkt beklopft werden, bei dünnen, knochigen Patienten oder solchen mit sehr empfindlicher Haut erfolgt die Perkussion besser durch das Nachthemd. Die Frequenz und Kraft sind nicht entscheidend. Die Bewegung der Hände soll gleichmäßig sein, den Patienten weder irritieren noch schmerzen und den Therapeuten nicht ermüden. Eine Anwendung dauert 3–5 min, dann folgen die manuellen Kompressionen des Thorax oder die Vibration während der Exspiration und

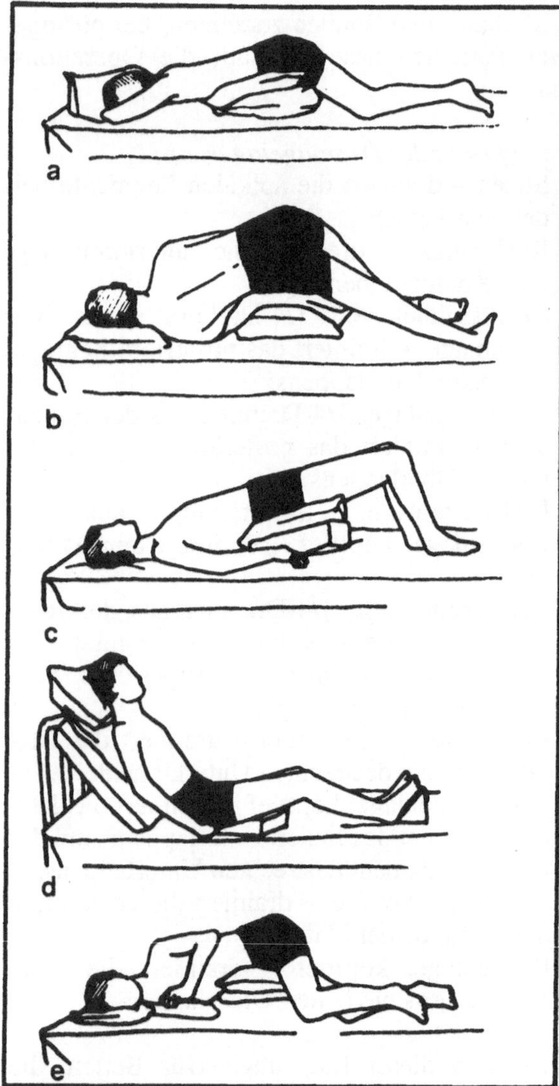

**Abb. 8 a–e.** Modifizierte Drainagelagerung für Betten, die sich nicht kippen lassen. **a** apikale und posterobasale Unterlappensegmente, **b** laterobasales Segment des rechten Unterlappens und Mittellappen, **c** anterobasale Segmente, **d** Oberlappen, **e** laterobasales Segment des linken Unterlappens, Lingula und mediobasales Segment des rechten Unterlappens

schließlich das Abhusten. Die Indikationen zur Perkussion entsprechen denen für die Drainagelagerung, mit der zusammen sie meist durchgeführt wird. Kontraindikationen sind:

1) Rippenfrakturen oder instabiler Thorax,
2) Blutungsgefahr, z.B. bei Verbrauchskoagulopathie,
3) Osteoporose oder Metastasen im knöchernen Thorax,
4) Hautemphysem im Hals- und Thoraxbereich,
5) Herz-Kreislauf-Instabilität,
6) Hauttransplantationen und Hautlappen,
7) Verbrennungen und Infektionen der Haut,
8) alte und ängstliche Patienten, die die Behandlung ablehnen.

Vibrationen werden im Anschluß an die Perkussion nur während der Ausatmung angewandt, um die gelösten Sekrete in die größeren Atemwege zu transportieren. Manuell werden Frequenzen von 8–15 Hz erreicht. Elektrische Vibratoren kosten in Anschaffung und Unterhalt, bringen keine Vorteile und erfordern dennoch die Arbeitskraft des Therapeuten. Sie kommen eigentlich nur für die Selbstbehandlung zuhause in Betracht. Indikationen und Kontraindikationen für die Vibration entsprechen denen für die Perkussion.

### *Intrapulmonale Perkussion (IPUP)*

Die intrapulmonale Perkussion (IPUP) oder Jetinhalation ist eine neueres Verfahren der physikalischen Atemtherapie. Sie kombiniert die Inhalation mit einer Art von Perkussion und Vibration: der Applikation von Gasstößen in den Respirationstrakt. Die dazu notwendigen Gasimpulse werden von einem Hochfrequenzrespirator geliefert und über ein Mundstück, eine Maske oder einen Endotrachealtubus in das Tracheobronchialsystem geleitet, das dadurch in Schwingungen versetzt wird. Dieses Verfahren imitiert die konventionelle Vibration durch eine mechanische Agitation der Bronchialwände von innen. Seine physikalische Grundlage ist die Thixotropie, eine spezielle viskoelastische Eigenschaft des Bronchialsekrets: Das Bronchialsekret hat in ruhigem Zustand elastische Eigenschaften, ist also zäh, nimmt aber unter Einwirkung der durch die Vibration verursachten Scherkräfte visköse Eigenschaften an, wird also flüssig. Die Geräte arbeiten mit Druckluft (Wandanschluß oder Kompressor) und erzeugen kurze Gasstöße mit einem veränderbaren Abstrahldruck zwischen 1 und 2 bar bei einer Frequenz von 300–400 Impulsen pro Minute und einer relativen Insufflationszeit von 30% des Abstrahlzyklus. Der mukolytische Effekt tritt bereits nach einer 5- bis 10minütigen Behandlung auf. Über die Anwendungszeit hinaus anhaltende Verbesserung der Ventilation konnten blutgasanalytisch (Verkleinerung der $D_{Aa}O_2$) und radiologisch (Beseitigung von Atelektasen) nachgewiesen werden. Zufriedenstellende Werte für Feuchte und

Temperatur des Atemgases werden mit hygroskopischen Kondensationsbefeuchtern erzielt.

Die Effizienz der krankengymnastischen Atemtherapie beruht auf dem Zusammenspiel von Lagerungsdrainage, Perkussion, Vibration, forcierter Exspirationstechnik und Atemübungen. Eine optimale Bronchialtoilette wird jedoch nur in Kombination mit der Anwendung von Feuchtigkeit (Sekretolyse) und Medikamenten (Bronchospasmolyse) in Form von Aerosolen erzielt.

*Effizienz perioperativer Atemtherapie*

Die Entwicklung einer systematischen perioperativen Atemtherapie hat 50 Jahre in Anspruch genommen. In dieser Zeit wurde der prophylaktische und therapeutische Nutzen aller Maßnahmen immer wieder in Frage gestellt und in zahlreichen Untersuchungen überprüft. Die Quintessenz aller Studien und Erfahrungen lautet, daß es kein einzelnes Verfahren gibt bzw. geben kann, das, bei allen Patienten angewandt, postoperative pulmonale Komplikationen zuverlässig verhindert. Vielmehr müssen die Patienten mit hohem Risiko präoperativ identifiziert und dann perioperativ, d.h. prä-, intra- und postoperativ, nach einem individuell zugeschnittenen Plan behandelt werden. Dieser Plan soll die Schmerztherapie, die Atemtherapie und den Einsatz von Medikamenten umfassen. Es besteht heute kein Zweifel mehr, daß eine auf den einzelnen Risikopatienten abgestimmte Atemtherapie die postoperative Morbidität senkt.

## Literatur


Burton GG, Hodgkin JE (1984) Respiratory care, 2. edn. Lippincott, Philadelphia

Burton GG, Hodgkin JE, Ward JJ (1991) Respiratory care 3. edn. Lippincott, Philadelphia

Cotta H, Heipertz W, Hüter-Becker A, Rompe G (1990) Krankengymnastik. Taschenlehrbuch in 12 Bänden. Bd 1: Grundlagen Techniken, 3. Aufl. Thieme, Stuttgart New York

Eid N, Buchheit J, Neuling M, Phelbs H (1991) Chest physiotherapy in review. Respir Care 36:270–282

Frownfelter DL (1987) Chest physical therapy and pulmonary rehabilitation, 2. edn. Year Book Medical Publisher, Chicago

Gaskell DV, Webber BA (1984) Physiotherapie bei Erkrankungen und Operationen der Thoraxorgane. G Fischer, Stuttgart

Kacmarek RM, Mack CW, Dimas S (1990) The essentials of respiratory care, 3. edn. Mosby-Year Book, St. Louis

Kacmarek RM, Stoller JK (1988) Current respiratory care. Decker, New York

Lawin P (1987) Aktuelle Aspekte und Trends in der respiratorischen Therapie. Springer, Berlin Heidelberg New York Tokyo

Mackenzie CF, Imle PC, Ciesla N (1989) Chest physiotherapy in the intensive care unit, 2. edn. Williams & Wilkins, Baltimore

Pierson DJ, Kacmarek RM (1992) Foundations of respiratory care. Churchill Livingstone, New York

Shapiro BA, Kacmarek RM, Cane RD, Peruzzi WT, Hauptman D (1991) Clinical application of respiratory care, 4. edn. Mosby-Year Book, St. Louis

Siemon G, Ehrenberg H (1988) Leichter atmen – besser bewegen, 2. Aufl. perimed, Erlangen

Taeger K, Schmucker P, Peter K (1988) Die Lunge. perimed, Erlangen

Webber BA (1988) The Brompton hospital guide to chest physiotherapy, 5. edn. Blackwell, Oxford London

Weindler J, Zapf CL (1989) Grundlagen der Atemtherapie mit Incentive Spirometern. perimed, Erlangen

# Intensivtherapie bei schwerer Pankreatitis

E. MARTIN und H. SCHMIDT

Die akute Pankreatitis stellt ein Krankheitsbild mit einem breiten Spektrum klinischer Erscheinungsformen dar. Schätzungsweise 80% der akuten Episoden zeigen einen milden, selbstlimitierenden Verlauf. Das pathomorphologische Bild ist hierbei durch ein interstitielles Ödem des Pankreas mit minimalen Fettgewebsnekrosen gekennzeichnet. Diese Patienten zeigen unter einer supportiven Basistherapie ohne spezifische Behandlungsverfahren eine raschen Rückgang der klinischen Symptomatik [1]. Die bei 5–20% aller Pankreatitiden auftretende schwere, nekrotisierende Verlaufsform ist aufgrund der assoziierten renalen, pulmonalen und hämodynamischen Komplikationen durch eine hohe Letalität gekennzeichnet [2]. Morbidität und Letalität der nekrotisierenden Pankreatitis werden von der Wirkung vasoaktiver und toxischer Substanzen, der Ausdehnung von Fettgewebs- und Parenchymnekrosen sowie einer sekundären bakteriellen Kolonisation des nekrotischen Materials bestimmt [3]. Diese Tatsache findet ihren Niederschlag in den verschiedenen Therapieansätzen der akuten nekrotisierenden Pankreatitis. Die Spannbreite der Behandlungsmodalitäten reicht hierbei von ausschließlich konservativen Maßnahmen [4, 5] bis hin zu frühzeitigen ausgedehnten operativen Eingriffen mit dem Ziel der Entfernung von nekrotischen, devitalisiertem Material [6, 7]. Eine spezifische therapeutische Interventionsmöglichkeit existiert trotz erweiterter Einblicke in die Pathophysiologie der akuten Pankreatitis bislang nur in Ansätzen. Die Senkung der Letalität der nekrotisierenden Pankreatitis auf 15–20% [1] beruht nicht zuletzt auf einer konsequenten Intensivtherapie systemischer Komplikationen während des gesamten Krankheitsverlaufes. Im folgenden sollen intensivmedizinische Strategien zur Behandlung der nekrotisierenden Pankreatitis aufgezeigt und diskutiert werden.

## Definition

Eine akute abdominelle Schmerzsymptomatik stellt das klinische Leitsymptom der akuten Pankreatitis dar. Laborchemisch führend ist die Erhöhung der Pankreasenzyme Amylase und Lipase in Serum und Urin sowie eine Hypokalziämie. Nach der revidierten Klassifikation von Marseille [8] wird die Pankreatitis in eine leichte und eine schwere Verlaufsform eingeteilt. Pathomorphologisch findet sich bei der leichteren interstitiell-ödematösen Form ein generalisiertes Pankreasödem mit vereinzelten Fettgewebsnekrosen. Die schwere, nekrotisierende Pankreatitis ist durch ausgedehnte peri- und intrapankreatische Fettgewebsnekrosen, Parenchymnekrosen und Hämorrhagien gekennzeichnet [9]. Als weitere Klassifikation der akuten Pankreatitis hat sich die in Tabelle 1 dargestellte pathomorphologische Einteilung durchgesetzt. Hierbei stellen der Pankreasabszeß und die Pankreaspseudozyste Spätkomplikationen der akuten Pankreatitis dar.

## Ätiologie und Pathogenese der akuten Pankreatitis

Ätiologie und Pathogenese der akuten Pankreatitis sind außerordentlich komplex. Bei der Ätiologie der akuten Pankreatitis (Abb. 1) spielen die biliäre und die alkoholtoxische Genese die führende

**Tabelle 1.** Pathomorphologische Einteilung der Pankreatitis

| Pathomorphologie | Häufigkeit [%] |
|---|---|
| Interstitiell-ödematöse Pankreatitis | 70–80 |
| Nekrotisierende Pankreatitis | 10–20 |
| Pankreasabszeß | 2 |
| Pseudozyste | 3–5 |

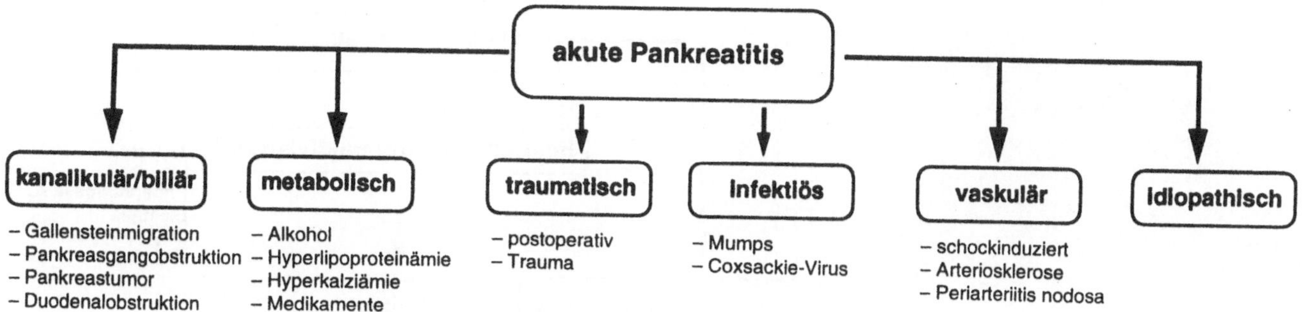


**Abb. 1.** Ätiologie der akuten Pankreatitis

Rolle. Seltener sind die metabolische, traumatische, infektiöse, vaskuläre und idiopathische Genese. Ätiologisch dominierend in Europa ist mit 40–50% die alkoholtoxische Pankreatitis, gefolgt von der biliären Pankreatitis (30–40%). Bei ca. 20% der akuten Pankreatitiden ist keine klare ätiologische Zuordnung möglich; ca. 5% werden durch Stoffwechselstörungen verursacht. Das wesentliche pathogenetische Grundprinzip besteht in einem Austritt lytischer Enzyme in das Interstitium, einer Aktivierung der Enzymsysteme sowie einer Mikrozirkulationsstörung des Pankreas. Bei der biliären Pathogenese der akuten Pankreatitis stellt die Migration von Gallensteinen mit einer passageren Obstruktion im Bereich der Papille den pathogenetisch entscheidenden Faktor dar. Aus der gallensäureninduzierten Steigerung der Gangpermeabilität kombiniert mit einer intraduktalen Druckerhöhung und Austritt von aktivierten Pankreasenzymen in das Interstitium resultiert die Entwicklung eines Pankreasödems [10]. Bei der Pathogenese der Alkoholpankreatitis spielen sowohl ein Refluxobstruktionsmechanismus als auch eine direkte zytotoxische Wirkung des Alkohols eine Rolle. Die akute Ingestion von Alkohol führt zu einer Stimulation der Pankreassekretion und zu einer Tonuszunahme des Sphinkter Oddi; bei chronischer Alkoholaufnahme ist eine erhöhte Proteinpräzipitation mit rezidivierendem Sekretstau beschrieben [11]. Weiterhin wird durch Alkohol eine generalisierte Permeabilitätsstörung des Pankreas mit Übertritt lytischer Enzyme in das Interstitium induziert [12]. Infolge dieser Enzymaktivierung im Interstitium kommt es zu einer Autodigestion des Pankreas.

Ein ebenfalls diskutierter intraazinärer Ausgangspunkt der akuten Pankreatitis beruht auf einer basolateralen, interstitiellen Sekretion von Pankreasenzymen sowie einer intrazellulären Fusion von Zymogengranula und Liposomen. Durch diese Fusion kommt es zu einer intrazellulären Trypsinaktivierung im sauren Milieu der Lysosomen [10].

Der entscheidende Mechanismus beim Übergang von der interstitiell-ödematösen Pankreatitis zur nekrotisierenden Pankreatitis scheint die Störung der Mikrozirkulation des Pankreas darzustellen [10]. Als ursächlich hierfür werden eine Vasokonstriktion, eine direkte Schädigung des Gefäßendothels infolge interstitieller Gallensäuren und Trypsin, freie $O_2$-Radikale infolge ischämie-induzierter Aktivierung der Xanthinoxidase, eine durch Trypsineinschwemmung induzierte intravasale Gerinnung und eine durch erhöhten interstitiellen Druck bei Plasmasequestrierung verursachte venöse Obstruktion diskutiert [10]. Zusammenfassend lassen sich als pathogenetische Voraussetzungen für die Entstehung einer akuten Pankreatitis der interstitielle Austritt von Pankreasenzymen, ihre Aktivierung im Interstitium sowie eine Störung der pankreatischen Mikrozirkulation nennen (Abb. 2).

## Klinik der akuten Pankreatitis

Klinisches Leitsymptom der akuten Pankreatitis ist der akute abdominelle Schmerz mit Lokalisation im Oberbauch und gürtelförmiger Ausstrahlung in den Rücken, der nach schleichendem Beginn nach Stunden sein Maximum erreicht. Der abdominelle Palpationsbefund reicht von einem lokalisierten Druckschmerz bis hin zur generalisierten Abwehrspannung. Die Allgemeinsymptomatik ist geprägt von einer Dehydration, deren Ausmaß von einer diskreten Hypovolämie bis zum manifesten Volumenmangelschock reicht. Weiterhin können eine Reihe systemischer und lokaler Komplikationen auftreten [13]. (Tabelle 2). Die bei 80% der Patienten auftretende interstitiell-

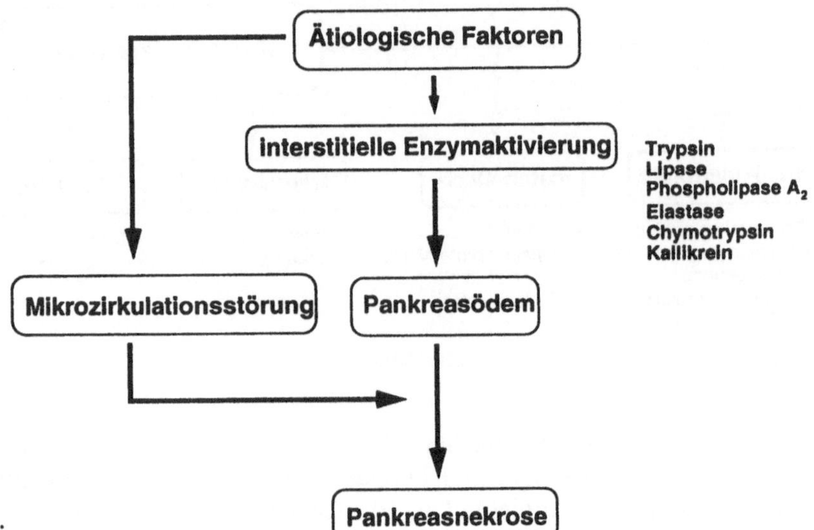


**Abb. 2.** Pathogenese der akuten Pankreatitis

ödematöse Pankreatitis unterscheidet sich von der nekrotisierenden Pankreatitis nicht durch die Schmerzintensität und -charakteristik, sondern durch das Fehlen sekundärer Komplikationen. Auch bei der nekrotisierenden Pankreatitis ist die Frühletalität gering; ein foudroyanter letaler Verlauf ist nur selten zu beobachten. Todesursache ist überwiegend ein Multiorganversagen als Folge septischer Komplikationen im Verlauf von einigen Wochen. Typischerweise ist die nekrotisierende Pankreatitis in ihrem Verlauf durch 2 Phasen gekennzeichnet. In einer frühen toxischen Phase kommt es bei einem generellen Entzündungsprozeß im Sinne eines SIRS („systemic inflammatory response syndrome") zu ausgedehnten Flüssigkeitsverschiebungen, interstitieller Ödembildung sowie einer hämodynamischen, respiratorischen und renalen Insuffizienz. Als auslösend hierfür werden verschiedene pankreatogen getriggerte Mediatorsysteme (Interleukine, Komplementsystem, Lipoxygenase-, Cyclooxygenasesystem) der allgemeinen Entzündungsreaktion angesehen. Die in ihrer Häufigkeit führende pulmonale Insuffizienz beruht hauptsächlich auf Gasaustauschstörungen infolge eines durch erhöhte Kapillarpermeabilität auftretenden interstitiellen Ödems [14]. Hämodynamische Veränderungen bei akuter Pankreatitis entsprechen denen des septischen Schocks und sind durch ein erhöhtes Herzzeitvolumen, einen niedrigen arteriellen Mitteldruck und niedrige systemische Widerstände gekennzeichnet [15, 16, 17].

**Tabelle 2.** Komplikationen bei akuter Pankreatitis

| Komplikationen | Häufigkeit [%] |
|---|---|
| Volumenmangelschock | 11 |
| ARDS | 19 |
| Niereninsuffizienz | 15 |
| Gastrointestinale Blutung | 15 |

Die 2., späte Phase der nekrotisierenden Pankreatitis ist durch die sekundäre bakterielle Besiedelung avitaler Nekrosenbezirke und der daraus sich ergebenden Komplikationen gekennzeichnet. Neben der Bildung lokalisierter Abszesse und infizierter Nekrosen kommt es zu generalisierten septischen Komplikationen und zum Multiorganversagen [18]. Der klinische Verlauf der akuten Pankreatitis ist in Abb. 3 dargestellt.

## Diagnostik

Zur Sicherung der klinischen Verdachtsdiagnose akute Pankreatitis werden laborchemische und bildgebende Verfahren eingesetzt (Abb. 4). Ziel der differentialdiagnostischen Abklärung ist die Sicherung der Verdachtsdiagnose und die Festlegung von Ausmaß und Schweregrad der Erkrankung. Eine Erhöhung der Pankreasenzyme Amylase und Lipase im Serum unterstützt die Diagnose Pankreatitis, jedoch ist die Höhe der Enzymkonzentrationen kein sicherer Indikator für den Schweregrad oder die Prognose einer akuten Pankreatitis. Differentialdiagnostisch sind andere Erkrankungen, die eine Hyperamylasämie oder eine Hyperlipasämie verursachen, auszuschließen. Für die Diskriminierung zwischen ödematös-inter-

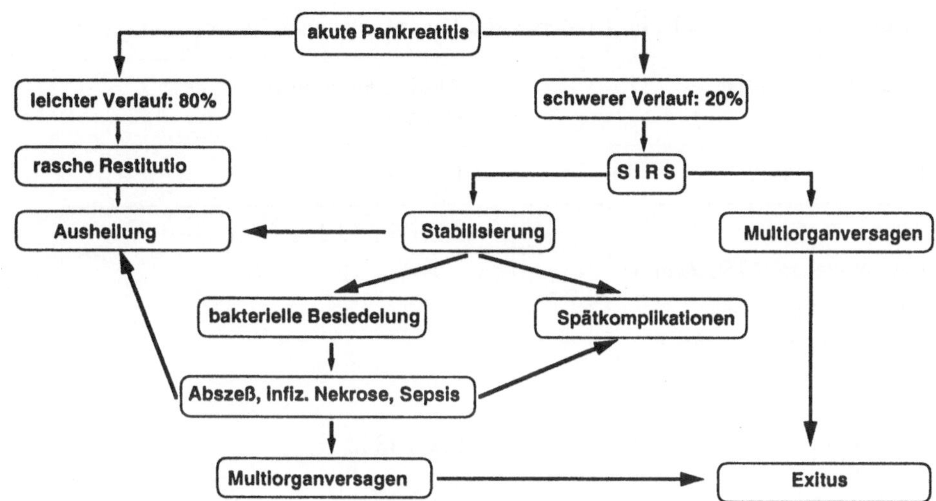


**Abb. 3.** Klinischer Verlauf der akuten Pankreatitis

stitieller Pankreatitis und nekrotisierender Pankreatitis haben neben den Parametern $\alpha_1$-Antitrypsin und $\alpha_2$-Makroglobulin v.a. eine Erhöhung von LDH und CRP einen diagnostischen Stellenwert. So korreliert eine LDH-Erhöhung in 87% und eine CRP-Erhöhung in 93% der Fälle mit einer Nekrosebildung im Verlauf einer Pankreatitis [19]. Eine sehr enge Korrelation besteht zwischen dem Nekroseausmaß und der Prognose einer Pankreatitis einerseits und dem Spiegel von Trypsinogenaktivationspeptiden (TAP) andererseits [20]. Diese Peptide werden bei der Aktivierung von Trypsinogen zu Trypsin abgespalten und freigesetzt. Normalerweise werden diese Peptide rasch von der Darmflora neutralisiert. Bei intrapankreatischer Trypsinaktivierung werden diese Peptide jedoch systemisch absorbiert und können deshalb im Serum nachgewiesen werden. Prognostische Bedeutung für das Outcome des Patienten haben auch andere Laborwerte wie Serumkalzium, Blutgase, harnpflichtige Substanzen und Transaminasen [21].

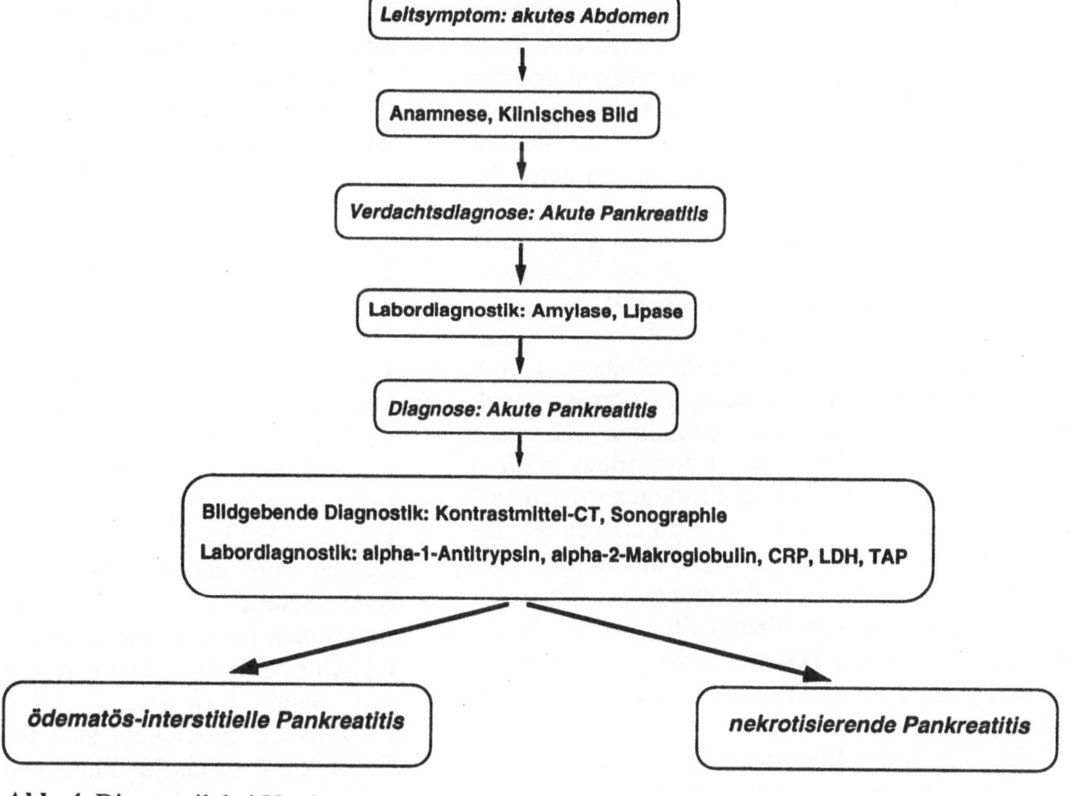


**Abb. 4.** Diagnostik bei Verdacht auf Pankreatitis

**Tabelle 3.** Diagnostische Frühkriterien der Pankreatitis nach Ranson und Imrie

| Akute Pankreatitis (Ranson) | Akute Pankreatitis (Imrie) |
|---|---|
| Bei Aufnahme: | Bei Aufnahme: |
| Alter > 55 Jahre | Alter > 55 Jahre |
| Leukozytenzahl 16000/mm$^3$ | |
| BZ > 200 mg% | |
| LDH > 350 IU/l | |
| GOT > 250 U/l | |
| Nach 48 h: | Nach 48 h: |
| HKT-Abfall > 10% | Leukozytenzahl > 15000/mm$^3$ |
| Anstieg des Harnstoff-N um mehr als 5 mg% | Harnstoff > 16 mmol/l<br>Kreatinin > 16 mmol/l |
| Serumkalzium < 2 mmol/l | Serumkalzium < 2 mmol/l |
| Basendefizit > – 4 mmol/l | BZ > 200 mg% (kein Diabetiker) |
| Flüssigkeitsretention > 6 l | Albumin < 32 g/l |
| $p_aO_2$ < 60 mm Hg | $p_aO_2$ < 60 mm Hg<br>GOT/GPT > 100 U/l |

Zur bildgebenden Standarddiagnostik der akuten Pankreatitis zählen die transabdominelle Sonographie und die Computertomographie. Während mit Hilfe der Sonographie nur in ca. 50% der Fälle aufgrund des Begleitmeteorismus eine Darstellung und Beurteilung der Pankreasloge und des Retroperitonealraumes gelingt [22], ist die Kontrastmittelcomputertomographie z.Z. als diagnostische Referenzmethode anzusehen. So zeigt die Computertomographie eine Sensitivität von 99% und eine Spezifität von 100% in der Diagnostik der akuten Pankreatitis [23]. Beurteilungsparameter sind v.a. Größe, Kontur und Homogenität des Organes sowie extrapankreatische Flüssigkeitsansammlungen und Nekrosestraßen. Durch wiederholte CT-Untersuchungen können auch Komplikationen wie Nekrosenbildung, Abszesse und Pseudozysten mit großer Sicherheit erkannt werden. Insbesondere in der Festlegung der therapeutischen Strategie zwischen konservativer Intensivtherapie und operativer Intervention bei Ausbildung lokaler Komplikationen ist die Computertomographie von hohem Stellenwert. Nachteilig ist jedoch die potentielle Möglichkeit einer weiteren Schädigung des Pankreas durch das verwendete Kontrastmittel.

Zur klinischen Einschätzung des Schweregrades einer Pankreatitis werden verschiedene Scoresysteme verwendet. Am häufigsten werden z.Z. das Ranson-System [21, 24] und das Imrie-System [25] eingesetzt (Tabelle 3). Diese können im frühen Verlauf einer Pankreatitis angewendet werden, wobei das Vorhandensein von 3 oder mehr positiven Faktoren auf einen schweren Verlauf hindeuten. Nachteilig bei beiden Scoresystemen ist jedoch, daß der komplette Scorewert erst 48 h nach Aufnahme vorliegt.

## Intensivmedizinische Strategien der Behandlung der schweren Pankreatitis

Die Therapieprinzipien bei schwerer akuter Pankreatitis umfassen ein aktives Monitoring, eine suffiziente Schmerztherapie, die Ruhigstellung des Pankreas sowie spezifische intensivmedizinische und operative Maßnahmen je nach Schweregrad und Stadium der Erkrankung. Alle Patienten mit der Verdachtsdiagnose Pankreatitis sollten auf Intensivstationen zur Überwachung der Vitalfunktionen aufgenommen werden. Kardiozirkulatorischer Schock, akutes respiratorisches Versagen, renale Insuffizienz und eine metabolische Entgleisung entwickeln sich im Frühstadium der Erkrankung (toxische Phase) und erfordern eine sofortige therapeutische Intervention.

**Tabelle 4.** Basistherapie der schweren Pankreatitis

| | | |
|---|---|---|
| Ruhigstellung des Pankreas | → | Nahrungskarenz, nasogastrale Ableitung |
| Schmerztherapie | → | Procaindauerinfusion (2 g/Tag), Buprenorphin, Tramadol, Periduralanästhesie |
| Hämodynamische Stabilisierung | → | Volumentherapie: kristalloide/kolloide Lösungen (3 l/Tag); medikamentös: Katecholamine (Noradrenalin, Adrenalin) |
| Respiratorische Stabilisierung | → | $O_2$-Applikation, kontrollierte Beatmung + PEEP + IRV |
| Therapie der Niereninsuffizienz | → | Volumentherapie, Verbesserung der Nierenperfusion (Dopamin), Diuretika, Hämofiltration |
| Ernährungstherapie | → | frühzeitige parenterale Ernährung |

### *1. Basistherapie*

Die Basistherapie (Tabelle 4) der akuten Pankreatitis besteht in einer Ruhigstellung des Pankreas durch orale Nahrungskarenz, in der nasogastralen Ableitung der Magenflüssigkeit bei paralytischem Ileus, in der Streßulkusprophylaxe mit $H_2$-Antagonisten, Pirenzipin, Antazida oder Sucralfat, in einer adäquaten Volumensubstitution und in einer Normalisierung der Wasser-Elektrolyt- und Säure-Basen-Haushaltes sowie in einer frühzeitigen parenteralen Ernährung [26]. Essentieller Bestandteil der Therapie ist eine suffiziente Analgesie, da die Schmerzen bei akuter Pankreatitis extrem ausgeprägt sein können. Morphin und Morphinderivate werden i.allg. aufgrund der potentiellen Tonussteigerung des Sphinkter Oddi vermieden, jedoch ist der Einsatz von Buprenorphin und Tramadol möglich [27]. Da tierexperimentelle Untersuchungen einen günstigen Einfluß von Procain auf die Letalität bei akuter experimentell erzeugter Pankreatitis gezeigt haben, wird zur Schmerzbekämpfung auch die kontinuierliche Infusion von Procainhydrochlorid (2 g/24 h) eingesetzt [28]. Als weiteres schmerztherapeutisches Verfahren wird auch die epidurale Blockade in der Frühphase der Erkrankung propagiert [29]. Hierbei wird neben dem analgetischen Effekt auch ein spezifischer therapeutischer Effekt infolge der Sympathikusblockade und Verbesserung der Pankreasperfusion diskutiert.

Bei schwerer akuter Pankreatitis mit der Klinik eines SIRS ist ein erweitertes hämodynamisches Monitoring zur Steuerung der Volumentherapie notwendig. Eine direkte arterielle Blutdruckmessung sowie die Anlage eines Pulmonaliskatheters sind in diesem Falle indiziert.

Bei Patienten mit ödematös-interstitieller Pankreatitis ist eine am zentralen Venendruck und Urinausscheidung orientierte Volumentherapie mittels kristalloider Lösungen im allgemeinen ausreichend. Hierbei sollten anfangs mindestens 2,5–3 l Elektrolytlösung/24 h infundiert werden, um die immer vorhandene Sequestrierung zu kompensieren [28]. Bei ausgeprägter Hypovolämie infolge einer erhöhten Kapillarpermeabilität und Flüssigkeitsverlusten in dritte Räume in der Frühphase einer nekrotisierenden Pankreatitis ist ein Volumenersatz mittels kolloidaler Lösungen vorteilhaft. Die Volumentherapie sollte sich dann an den mittels Pulmonaliskatheter ermittelten Größen „cardiac index", pulmonalkapillärem Verschlußdruck sowie dem peripheren Gefäßwiderstand orientieren. Läßt sich mit Volumensubstitution kein ausreichender arterieller Mitteldruck (> 70 mm Hg) erzielen, ist v.a. bei niedrigem peripherem Gefäßwiderstand eine α-sympathomimetische Stimulation mit Noradrenalin indiziert.

Aufgrund der hohen Inzidenz einer pulmonalen Insuffizienz sollte die respiratorische Situation kontinuierlich mittels Pulsoxymetrie und intermittierend mittels Blutgasanalysen bereits in der Frühphase überwacht werden. Verschlechtert sich die respiratorische Situation trotz $O_2$-Applikation, sollte frühzeitig die Indikation zur Intubation und kontrollierten Beatmung mit PEEP gestellt werden. Als orientierender Grenzwert zur Indikation einer Intubation kann ein Abfall des arteriellen $O_2$-Partialdruckes auf Werte unter 60 mm Hg angesehen werden.

Eine bereits im Frühstadium auftretende Oligurie kann ihre Ursache sowohl in einem prärenalen Nierenversagen infolge der Hypovolämie als auch in einem septisch-toxisch bedingten tubulär-interstitiellen Nierenversagen haben. Aus diesem Grund sollte bei beginnender Niereninsuffizienz das Flüssigkeitsregime angepaßt und die Nierenperfusion durch Applikation von Low-dose Dopamin (2–5 µg/kg KG/min) verbessert werden. Der Einsatz von Schleifendiuretika ist nur bei adäquater Volumensituation indiziert. Kommt es trotz diesen therapeutischen Maßnahmen nicht zu einer ausreichenden Diurese, ist v.a. bei gleichzeitiger respiratorischer Insuffizienz die frühzeitige Indikation zur kontinuierlichen Hämofiltration bzw. Hämodiafiltration zu stellen.

Die metabolischen Veränderungen bei schwerer Pankreatitis gleichen denen bei Sepsis und sind durch eine exzessive Katabolie gekennzeichnet. Die Kombination von Insulinresistenz und primärer entzündlich bedingter β-Zelldysfunktion resultiert in einer Hyperglykämie und Glukoseintoleranz. Eine negative Stickstoffbilanz bei schwerer Pankreatitis ist mit einer erhöhten Letalität vergesellschaftet [30]. Ziel der Ernährungstherapie ist es, diese Katabolie zu durchbrechen. Eine Stimulation der exokrinen Pankreassekretion durch intragastrale und intraduodenale Stimuli muß vermieden werden. Hieraus ergibt sich die Forderung nach absoluter oraler Nahrungskarenz. Durch Applikation definierter Elementardiäten distal des Treitz-Bandes können die physiologischen gastropankreatischen und enteropankreatischen Sekretionsmechanismen jedoch umgangen werden, so daß eine enterale Ernährung über eine Katheterjejunostomie möglich ist [31]. Dies setzt jedoch einen operativen Eingriff voraus, der zumindest in der Frühphase der akuten Pankreatitis ohne Nachweis von Nekrosen oder Abszessen nicht indiziert ist. Als Standardernährungsregime hat sich die totale parenterale Ernährung durchgesetzt. Wie bei anderen intensivmedizinischen Krankheitsbildern erfolgt ein stufenweiser Aufbau der parenteralen Ernährung mit Glukose, Aminosäuren und Fetten bei engmaschigem Monitoring der Verträglichkeit der zugeführten Substanzen. Die Kohlenhydratzufuhr sollte im Bereich von 2–4 g/kg Kg/Tag liegen, die Aminosäurensubstitution im Bereich von 1–1,5 g/kg Kg/Tag. Die parenterale Zufuhr von Fettemulsionen führt beim Menschen nicht zu einer Stimulation der exokrinen Pankreassekretion [32]. Auch konnte in zahlreichen Studien (Übersicht bei [31]) keine Exazerbation einer Pankreatitis durch intravenöse Fettapplikation gezeigt werden. Aus diesem Grund kann eine intravenöse

**Tabelle 5.** Spezifische konservative Therapiemaßnahmen bei schwerer Pankreatitis. (–) nicht effektiv; *(+) experimentell:* im Tierexperiment wirksam, klinischer Nachweis steht aus; *(+) klinisch:* klinische Hinweise auf Effektivität

| Spezifische Therapieansätze | | | Wirksamkeit |
|---|---|---|---|
| Hemmung der intrapankreatischen Enzymaktivierung | → | Kallikreininhibitor (Aprotinin), | (–) |
| | | Proteasen- + Phospholipase-$A_2$-Inhibitoren (Gabexatmesilat, Camostat) | (–) |
| Hemmung der Pankreassekretion | → | $H_2$-Antagonisten, | (–) |
| | | Atropin | (–) |
| | | Kalzitonin, | (–) |
| | | Somatostatin, | (–) |
| | | Glukagon | (–) |
| Verbesserung der Mikrozirkulation | → | isovolämische Hämodilution) | (+) experimentell |
| | | hyperonkotische Dextranlösungen | (+) experimentell |
| Mediatorelimination | → | kontinuierliche venovenöse Hämofiltration | (+) klinisch |

Fettzufuhr bei Patienten mit nichthyperlipidämischer akuter Pankreatitis als sichere und effektive Form der Kaloriensubstitution angesehen werden [31]. Unter Monitoring des Triglyzeridspiegels ist deshalb eine intravenöse Zufuhr von Fettemulsionen in einer Dosierung von 1,5 g/kg Kg/Tag möglich.

## 2. *Spezifische Maßnahmen*

Die zunehmenden Kenntnisse über die der schweren Pankreatitis zugrundeliegenden pathophysiologischen Mechanismen haben zu einer Reihe von spezifischen Therapieansätzen geführt (Tabelle 5). Als im wesentlichen unwirksam haben sich hierbei die verschiedenen pharmakologischen Möglichkeiten der Blockierung aktivierter Pankreasenzyme sowie die pharmakologische Hemmung der exokrinen Pankreassekretion gezeigt. Neue Therapieansätze bestehen in der Verbesserung der Perfusion des Pankreas durch eine isovolämische Hämodilution und hyperonkotische Dextranlösungen sowie der Mediatorelimination mittels kontinuierlicher venovenöser Hämofiltration. Diese spezifischen Therapieverfahren sollen im folgenden besprochen werden.

### *Hemmung der intrapankreatischen Enzymaktivierung*

Die Aktivierung autodigestiver Enzymsysteme wird als einer der pathogenetisch bedeutenden Faktoren in der Auslösung und Unterhaltung der akuten Pankreatitis angesehen. Aktiviertes Trypsin, Elastase, Prostaglandine und Phospholipase $A_2$ sind in die Pathogenese der schweren Pankreatitis involviert. Eine direkte therapeutische Intervention durch spezifische Hemmung der intrapankreatischen Enzymaktivierung ist bisher jedoch nicht möglich. Es konnte weder durch den Kallikreininhibitor Aprotinin noch durch die synthetischen Proteasen- und Phospholipase-$A_2$-Inhibitoren Gabexatmesilat (FOY) und Camostat (FOY 305) eine Senkung der Letalität der akuten Pankreatitis erreicht werden. Eine zunächst von Trapnell [33] beschriebene Verbesserung der Letalität von 25% in der Placebogruppe auf 7,5% in der Aprotiningruppe konnte in einer Multizenterstudie [34] nicht bestätigt werden, so daß der Einsatz dieses Präparates nicht mehr gerechtfertigt ist. Gleiches gilt für Gabexatmesilat und Camostat; auch hier konnte in einer multizentrischen Doppelblindstudie keine Senkung der Letalität erreicht werden [35]. Auch die Gabe natürlicher Serumantiproteasen in Form von Frischplasma zeigte keine signifikante Senkung der Letalität [36].

### *Hemmung der Pankreassekretion*

Eine weitere theoretische Therapiemöglichkeit der akuten Pankreatitis besteht in der medikamentösen Hemmung der Pankreassekretion mit konsekutiver exokriner Ruhigstellung des Organes. Die indirekte Hemmung der Pankreassekretion durch $H_2$-Antagonisten hat sich jedoch nicht als effizient erwiesen [37], so daß diese nur zur Streßulkusprophylaxe eingesetzt werden. Atropin bewirkt zwar in niedrigen Dosierungen bereits eine ausgeprägte Hemmung der Pankreassekretion, zeigt jedoch keine günstige Wirkung auf den Verlauf einer akuten Pankreatitis [38].

Eine hormonelle Hemmung der Pankreassekretion kann durch Applikation von Glukagon, Kalzitonin und Somatostatin erreicht werden. Glukagon und Kalzitonin haben jedoch keinen signifikanten Effekt auf Letalität und klinischen Verlauf der akuten Pankreatitis [34, 39]. Auch für Somatostatin, das ebenfalls die exokrine Pankreassekretion hemmt, konnte in einer multizentrisch durchgeführten Studie kein Einfluß auf die Letalität gezeigt werden [40].

### *Neue Therapieansätze*

Neue Therapieansätze bestehen in der Verbesserung der pankreatischen Mikrozirkulation durch isovolämische Hämodilution sowie in einer Toxinelimination mittels kontinuierlicher venovenöser Hämofiltration. Durch eine isovolämische Hämodilution mit Dextran 60 konnte tierexperimentell eine signifikante Verbesserung der Mikrozirkulation des Pankreas nachgewiesen werden [41]. Der zur Kapillarperfusion optimale Hämatokrit beträgt ca. 30%. In einer weiteren tierexperimentellen Arbeit konnte der organprotektive Effekt hyperton-hyperonkotischer Lösungen demonstriert werden [42]. Die schnelle Bolusinfusion von Dextran 500 000 mit oder ohne hypertone Kochsalzlösung (7,5%) nach Induktion einer akuten Pankreatitis führte zu einer signifikanten Reduktion der Trypsinogenaktivierung, Nekrosebildung und Letalität. Der klinische Nachweis der

Wirksamkeit dieser Therapie steht jedoch noch aus.

In der toxischen Phase der akuten Pankreatitis mit „systemic inflammatory response syndrome" kommt es zu einer kaskadenartigen Aktivierung verschiedener Mediatorsysteme mit Konzentrationsänderungen von Bradykinin, Histamin, Prostaglandinen, Leukotrienen, Komplementfraktionen und Interleukinen. Interpretiert man diesen Zustand als Überschwemmung des Organismus mit Mediatoren und Zytokinen, so bietet sich die extrakorporale Elimination dieser Substanzen als nichtpharmakologischer Ansatz an. In einer retrospektiven klinischen Untersuchung bei Patienten mit septischem Multiorganversagen konnte eine Senkung der Letalität durch Hämofiltration demonstriert werden [43]. Inzwischen wurde von mehreren klinischen Arbeitsgruppen nachgewiesen, daß sowohl der Tumornekrosefaktor als auch das Interleukin-1 durch die kontinuierliche Hämofiltration eliminiert werden [44, 45]. Bei der Therapie der schweren nekrotisierenden Pankreatitis wurde durch frühzeitigen Einsatz der kontinuierlichen venovenösen Hämofiltration und ausschließlich konservativer Therapie eine deutliche Senkung der Letalität beschrieben [46].

## Zusammenfassung

Entscheidend für eine differenzierte Therapie der akuten Pankreatitis ist die möglichst frühzeitige und sichere Unterscheidung zwischen der ödematös-interstitiellen und der nekrotisierenden Verlaufsform mittels bildgebender (Sonographie, Kontrastmittelcomputertomographie) und laborchemischer Verfahren (Amylase, Lipase). Je nach Schweregrad der akuten Pankreatitis sind differenzierte diagnostische und therapeutische Maßnahmen einzuleiten. Da eine spezifische therapeutische Intervention in das pathophysiologische Geschehen bislang nicht möglich ist, beschränkt sich die konservative Therapie auf eine konsequente intensivmedizinische Basistherapie.

Die Intensivtherapie der schweren, nekrotisierenden Verlaufsform beinhaltet eine Basistherapie zur Sicherung der Vitalfunktionen mit einer oralen Nahrungskarenz mit parenteraler Ernährung und einer suffizienten Analgesie. In der Frühphase des toxischen Geschehens (SIRS) richtet sich die Therapie insbesondere gegen die Hypovolämie, induziert durch die Sequestration in dritte Räume, das respiratorische Versagen, die renale Insuffizienz und metabolische Entgleisungen. In der Spätphase der schweren Pankreatitis richten sich die therapeutischen Ansätze gegen septische Komplikationen (z.B. intraabdominelle oder intrapankreatische Abszesse). Im Vordergrund stehen z.Z. konservative intensivmedizinische Therapiemaßnahmen; operative Interventionen kommen meist nur bei lokalen Komplikationen zur Anwendung (Nekrosektomie, Abszeßausräumung). Spezifische Therapieverfahren (z.B. Proteaseninhibitoren) konnten in klinischen prospektiven, randomisierten Studien nicht überzeugen. Neue Therapieansätze, insbesondere die kontinuierliche venovenöse Hämofiltration und die isovolämische Hämodilution durch Einsatz hyperonkotischer Dextranlösungen, waren in tierexperimentellen Studien erfolgversprechend. Ihre Wirksamkeit muß jedoch noch in klinischen Untersuchungen evaluiert werden.

## Literatur


1. Reynaert MS, Dugernier T, Kestens PJ (1990) Current therapeutic strategies in severe acute pancreatitis. Intensive Care Med 16:352–362
2. Ranson JHC (1984) Acute pancreatitis: pathogenesis, outcome and treatment. Clin Gastroenterol 14:843–863
3. Beger HG, Bittner R, Block S, Büchler M (1988) Bacterial contamination of pancreatic necrosis. A prospektive clinical study. Gastroenterology 91:433
4. Ranson JHV (1981) Conservative surgical treatment of acute pancreatitis. World J Surg 5:351–359
5. Smadja C, Bismuth H (1986) Pancreatic debridement in acute necrotizing pancreatitis: an obsolete procedure? Br J Surg 73:408–412
6. Beger HG, Krautzberger W, Bittner R, Block S, Büchler M (1985) Results of surgical treatment of necrotizing pancreatitis. World J Surg 9:972–979
7. Rattner DW, Warshaw AL (1988) Surgical intervention in acute pancreatitis. Crit Care Med 16:89–95
8. Singer MV, Gyr K, Sarles H (1985) Revised classification of pancreatitis. Gastroenterology 89:683–685
9. Schmitz-Moormann P (1987) Akute Pankreatitis, Morphologie und Pathogenese. Verh Dtsch Ges Path 71:161–174
10. Klar E (1992) Ätiologie und Pathogenese der akuten Pankreatitis. Helv Chir Acta 59:7–16
11. Allan J, White TT (1974) An alternate mechanism for the formation of protein plugs in chronic calcifying pancreatitis. Digestion 11:428–431
12. Brugge WR, Burke CA, Brand DL, Chey WY (1985) Increased interdigestive pancreatic trypsin

secretion in alkoholic pancreatic disease. Dig Dis Sci 30:431–439
13. Blank S, Wise L, Gersten A (1983) Risk factors in acute pancreatitis. Am J Gastroenterol 78637–642
14. Garca-Szabo RR, Malik AB (1984) Pancreatitis-induced increase in lung vascular permeability. Am Rev Respir Dis 129:580–583
15. Di Carlo V, Nespoli A, Chiesa R (1981) Hemodynamic and metabolic impairment in acute pancreatitis. World J Surg 5:329–339
16. Beger HG, Bittner R, Büchler M (1986) Hemodynamic data patterns in patients with acute pancreatitis. Gastroenterology 90:74–78
17. Schafmeyer A, Köhler H, Martell J (1989) Hämodynamische Charakteristika der nekrotisierenden Pankreatitis. Zentrbl Chir 114:107–113
18. Bittner R, Block S, Büchler M, Beger HG (1987) Pancreatic abscess and infected pancreatic necrosis – different local septic complications in acute pancreatitis. Dig Dis Sci 32:1082
19. Malfertheimer P, Büchler M, Schoetensack C (1987) Laboratory parameters for the detection of acute necrotizing pancreatitis. Digestion 38:38–42
20. Gudgeon AM, Heath DI, Hurley P, Jehanli A, Patel G (1990) Trypsinogen activation peptides assay in the early prediction of severity of acute pancreatitis. Lancet I:4–8
21. Ranson JHC, Rifkind KM, Roses DF (1974) Prognostic signs and the role of operative management in acute pancreatitis. Surg Gynecol Obstet 139:69–84
22. Silverstein W, Isikoff MB, Hill MC, Barkin J (1981) Diagnostic imaging of acute pancreatitis: prospective study using CT and sonography. AJR 137497–501
23. Clavien PA, Hauser H, Meyer P (1988) Value of contrast-enhanced computerized tomography in the early diagnosis and prognosis of acute pancreatitis. Am J Surg 155:457–466
24. Ranson JHC (1979) The timing of biliary surgery in acute pancreatitis. Ann Surg 189:654–663
25. Blamey SL, Imrie CW (1984) Prognostic factors in acute pancreatitis. Gut 25:1340–1346
26. Creutzfeld W, Lankisch PG (1981) Intensive medical treatment of severe acute pancreatitis. World J Surg 5:341–350
27. Staritz M, Poralla T, Manns M, Meyer zum Büschenfelde KH (1986) Effect of modern analgesic drugs (Tramadol, pentazocine, and buprenorphin) on the bile duct sphincter in man. Gut 27:265–287
28. Lankisch PG (1987) Möglichkeiten und Grenzen der konservativen Behandlung der akuten Pankreatitis. Chirurg 58:64–69
29. Niesel HC, Klimpel L, Kaiser H, Bernhardt A, Al-Rafai S, Lang U (1991) Epidurale Blockade zur Analgesie und Behandlung der akuten Pankreatitis. Reg Anaesth 14:97–100
30. Sitzman J, Steinborn PA, Zinner MH (1989) TPN and alternative energy substrates in the treatment of severe acute pancreatitis. Surg Gynecol Obstet 168:311–317
31. Pfisters PWT, Ranson JHC (1992) Nutritional support of acute pancreatitis. Surg Gynecol Obstet 175:275–284
32. Edelman K, Valenzuela JE (1983) Effect of intravenous lipid on human pancreatic secretion. Gastroenterology 85:1063–1066
33. Trapnell JE, Rigby CC, Talbot CH, Duncan EHL (1974) A controlled trial of trasylol in the treatment of acute pancreatitis. Br J Surg 61:177–182
34. MRC Multicentre Trial of Glukagon and Aprotinin (1977) Death from acute pancreatitis. Lancet 632–635
35. Büchler M, Malfertheimer P, Uhl W, Stockmann F, Schölmerich J (1990) The german multicentre doubleblind randomised study of gabexate-mesilat (4 g/day IV) in acute pankreatitis. Abstract Gastroenterology 98:A214
36. Leese T, Holliday M, Watkins M, Neoptolemos JP, Thomas WM (1988) Preliminary results of of a multicentre controlled clinical trial of high-volume fresh frozen plasma therapy in prognostically severe acute pancreatitis. Digestion 4097–100
37. Lankisch PG, Otto J, Göke B, Rahlf G (1986) No effect of ranitidine on acute experimental pancreatitis. Dig Dis Sci 31:780–783
38. Cameron JL, Mehigan D, Zuidema GD (1979) Evaluation of atropine in acute pancreatitis. Surg Gynecol Obstet 148:206–208
39. Goebell H, Ammann R, Herfarth C, Horn J, Hotz J (1979) A double-blind trial of synthetic salmon calcitonin in the treatment of acute pancreatitis. Scand J Gastroenterol 14:881–889
40. Usadel KH, Überla KK, Leuschner U (1985) Treatment of acute pancreatitis with somatostatin: results of the multicenter double-blind trial (APTS-study). Dig Dis Sci 30:992–997
41. Klar E, Herfarth C, Messmer K (1990) Therapeutic effect of isovolemic hemodilution with dextran 60 on the impairment of pancreatic microcirculation in acute biliary pancreatitis. Ann Surg 211:346–353
42. Schmidt J, del Castillo Fernandez, Rattner DW, Lewandrowsky KB, Messmer K, Warshaw AL (1993) Hyperoncotic ultrahigh molecular weight dextran solutions reduce trypsinogen activation, prevent acinar necrosis, and lower mortality in rodent pancreatitis. Am J Surg 165:40–45
43. Barzilay E, Kessler D, Berlot G, Gullo A, Geber D, Ben-Zeev I (1989) Use of extracorporal supportive techniques as additional treatment for septic-induced multiple organ failure patients. Crit Care Med 17:634–637
44. Tonnesen E, Hansen M, Höhndorf K, Bendtzen K, Diamant M (1991) Cytokines in plasma and ultra-

filtrate in relation to hemofiltration (abstract). Anesthesiology 75:A266

45. Bellomo R, Tipping P, Boyce N (1993) Continuous veno-venous hemofiltration with dialysis removes cytokines from the circulation of septic patients. Crit Care Med 21:522–526

46. Blinzler L, Hausser J, Bödeker H, Zaune U, Martin E, Gebhardt C (1991) Conservative treatment of severe necrotizing pancreatitis using early continuous venovenous hemofiltration. Contrib Nephrol 93:234–236

# Anästhesiologische Besonderheiten bei laparoskopischen Operationen

H. A. Adams

Die Laparoskopie ist eine Form der Endoskopie, die sich mit der inneren Besichtigung der Bauchorgane befaßt. In ihren Ursprüngen geht sie auf die von Nitze 1879 eingeführte Zystoskopie und weitere von Chirurgen entwickelte Anwendungsformen zurück [14], die jedoch zunächst nur einen beschränkten Platz im chirurgischen Arbeitsbereich behaupten konnten. In der Inneren Medizin, hier vorwiegend als diagnostisches Verfahren unter Verzicht auf eine Allgemeinanästhesie, sowie in der Gynäkologie wurde die Methode jedoch kontinuierlich und auf breiter Basis genutzt.

Diese routinemäßige Anwendung der Laparoskopie in der Gynäkologie zu diagnostischen und therapeutischen Zwecken gab letztlich den Anstoß, bestimmte chirurgische Operationen wie Appendektomien und Cholezystektomien endoskopisch auszuführen. Hier gilt der Kieler Gynäkologe Semm als Schrittmacher, dem im Jahr 1980 die erste endoskopische Appendektomie gelang [14]. In den Jahren 1986–1988 begann dann der Siegeszug der endoskopischen Cholezystektomie, welche die von Langenbuch im Jahre 1882 inaugurierte offene Cholezystektomie in kürzester Zeit weitgehend abgelöst hat [11, 14, 17]. Eine ganze Reihe weiterer laparoskopischer Operationsmethoden ist in der Folge beschrieben worden, so daß die Entwicklung dieser minimal-invasiven Chirurgie nach Art und Umfang bislang nicht zum Abschluß gekommen ist. Dabei wird es, wie bei jedem neuen Verfahren, nach einer Phase der Euphorie zwangsläufig auch zu Rückschlägen und erst nach einiger Zeit zu einer nüchternen Bewertung der Vor- und Nachteile mit gezielter Indikationsstellung kommen.

Nachstehend sollen die anästhesiologischen Besonderheiten bei laparoskopischen Operationen mit ihren pathophysiologischen Grundlagen und deren praktischen Auswirkungen genauer dargestellt werden. Dabei werden neben den methodentypischen auch einige allgemein-operative Risiken erörtert, um dem fatalen Irrtum vorzubeugen, minimal-invasive Chirurgie mit minimalaufwendiger Anästhesie gleichsetzen zu wollen.

## Grundlagen

### *Pathophysiologie von Pneumoperitoneum und Lagerung*

#### *Allgemeines*

Die pathophysiologischen Besonderheiten bei laparoskopischen Operationen sind hauptsächlich auf das sog. Pneumoperitoneum zurückzuführen, für das heute allerdings andere Gase als Luft verwendet werden. Das Pneumoperitoneum ist zur Gewinnung der Übersicht im Operationsfeld und zum kontrollierten Einsatz der verschiedenen Instrumente notwendig; eine zweckentsprechende Lagerung des Patienten trägt zur Erreichung dieser Ziele bei.

Um ein zufriedenstellendes Abheben der Bauchdecken von den intraabdominellen Organen zu gewährleisten, müssen je nach den gegebenen anatomischen Verhältnissen 3–5 l Gas, im Einzelfall auch größere Volumina, druckkontrolliert insuffliert werden. Wegen seiner guten Blutlöslichkeit und damit im Vergleich zum alternativ einsetzbaren Lachgas verminderten Gasemboliegefahr findet heute vornehmlich Kohlendioxid ($CO_2$) Verwendung [19], das mit einer Druckbegrenzung von etwa 10–15 mmHg insuffliert wird [11, 17]. Der durch das Pneumoperitoneum und das Gewicht der Bauchdecken erzeugte intraabdominelle Druck liegt zwischen 10 und 20 mmHg, im Einzelfall auch deutlich darüber [19]. Gleichzeitig wird auch der intrathorakale Druck durch Höherdrängen des Zwerchfells gesteigert. Zur Aufrechterhaltung des Pneumoperitoneums ist eine intermittierende, druckbegrenzte Gaszufuhr erforderlich.

Zu den pathophysiologischen Auswirkungen des Pneumoperitoneums treten teilweise erhebliche lagerungsbedingte Einflüsse hinzu. Zur gynäkologischen Laparoskopie werden die Patientinnen in Steinschnitt- und Kopftieflage gebracht. Zur endoskopischen Cholezystektomie werden die Patienten mit horizontal gespreizten Beinen gelagert und der Tisch insgesamt nach links und fußwärts geneigt. Diese chirurgische Lagerung erscheint insgesamt weniger belastend zu sein als das gynäkologische Vorgehen.

*Auswirkungen auf den Kreislauf*

In der Literatur haben die Auswirkungen des Pneumoperitoneums auf die Ventilation größeres Interesse gefunden als die entsprechenden Kreislaufeffekte. Kreislaufreaktionen können jedoch im Gegensatz zu den eher protrahiert verlaufenden ventilatorischen Veränderungen akut bedrohlich werden; sie sollen daher vorrangig dargestellt werden.

Im Tierexperiment konnte nachgewiesen werden, daß nach Anlage des Pneumoperitoneums das Herzzeitvolumen und der Fluß in der unteren Hohlvene um über 50% abnehmen, der zentralvenöse Druck stark ansteigt und der mittlere arterielle Druck zunimmt; letzteres als Folge einer starken Zunahme des peripheren Widerstandes um etwa 200% [19].

Wurst u. Finsterer [19] haben die nachfolgende pathophysiologische Kausalkette dargestellt: Durch Erhöhung des intraabdominellen Drucks sinken der Fluß in der unteren Hohlvene und damit die Füllungsdrücke und die Vorlast des Herzens. Unbeschadet davon steigt der zentrale Venendruck durch den erhöhten intrathorakalen Druck an. Die Zunahme des intraabdominellen Drucks bewirkt zusätzlich eine Erhöhung des peripheren Widerstandes, möglicherweise durch direkte Kompression der Abdominalgefäße. Die Abnahme des Herzzeitvolumens ist damit eine Folge der verminderten Vorlast bei gleichzeitig erhöhter Nachlast. Der arterielle Mitteldruck bleibt durch die Zunahme des peripheren Widerstandes jedoch konstant oder steigt sogar an [9]. Die hämodynamischen Veränderungen gleichen somit denen unter positiv-endexspiratorischem Druck (PEEP), dessen Einsatz daher unter kardiozirkulatorischen Aspekten besonders kritisch zu bewerten ist [9].

In mehreren Studien an Patienten [19] konnten indessen keine dramatischen Rückgänge des Herzzeitvolumens während und nach Anlage eines Pneumoperitoneums nachgewiesen werden. Dies wird dadurch erklärt, daß eine mögliche Reduktion des Herzzeitvolumens von der Höhe des intraabdominellen Drucks abhängig zu sein scheint. Wurst u. Finsterer [19] gehen davon aus, daß bei einem intraabdominellen Druck unter 30–40 mmHg kein negativer Effekt auf das Herzzeitvolumen zu erwarten ist. Allerdings kann damit keine Voraussage für den Einzelfall getroffen werden. Es kommt hinzu, daß die geschilderten kardiovaskulären Reaktionen bei ausschließlich peripherer Blutdruckmessung weitgehend unbemerkt verlaufen und das Ausmaß der myokardialen Belastung damit verborgen bleibt.

Durch den Anstieg des intraabdominellen Drucks kann es neben den bisher geschilderten kardiovaskulären Veränderungen zu einer Vagusstimulation mit Bradykardie und im Extremfall zur Asystolie kommen [13, 19]. Auch ventrikuläre Extrasystolien wurden als relativ häufig beschrieben. Insgesamt beträgt die Inzidenz von kardialen Rhythmusstörungen aller Art etwa 5–10% [19].

*Auswirkungen auf die Ventilation*

Bei geeigneter Anästhesietechnik sind die Auswirkungen des Pneumoperitoneums und der Lagerung auf die Ventilation eher moderat und gut kontrollierbar.

Vom insufflierten Gasvolumen werden etwa 20% intraoperativ resorbiert, etwa 50% werden bei Operationsende über den Trokar entfernt und etwa 30% verbleiben zu diesem Zeitpunkt noch in der Peritonealhöhle [16, 19]. Dieser Anteil muß postoperativ, zusammen mit dem bereits intraoperativ resorbierten und erst teilweise abgeatmeten Volumen, pulmonal eliminiert werden. Durch die begrenzte intraoperative Resorption kommt es bei kontrollierter Beatmung mit konstantem Atemminutenvolumen im Mittel nur zu einem Anstieg des arteriellen $CO_2$-Partialdrucks ($p_aCO_2$) um etwa 9 mmHg [19].

Luiz et al. [9] untersuchten die Veränderungen der Ventilation während endoskopischer Cholezystektomie an 11 Patienten in totaler intravenöser Anästhesie. Der Beatmungsspitzendruck nahm während der $CO_2$-Insufflation durch den Anstieg des intraabdominellen und intrathorakalen Drucks im Mittel um etwa 9 mbar oder fast 50% zu.

Gleichzeitig ging die berechnete statische Compliance um über 40% zurück. Durch eine Erhöhung des Atemminutenvolumens um etwa 30–40% gelang es, den $p_aCO_2$ weitgehend konstant und im Normbereich zu halten, hier lag der mittlere Anstieg bei 10%. Der mittlere endexspiratorische $CO_2$-Partialdruck nahm unter dem erhöhten Atemminutenvolumen um etwa 3 mmHg zu. Die mittlere $CO_2$-Abgabe stieg intraoperativ um über 30% an; die Werte streuten allerdings sehr stark von 8%–145%.

Die Auswirkungen des Pneumoperitoneums auf den pulmonalen $O_2$-Transport sind erstaunlich gering. Die arterielle $O_2$-Sättigung wird normalerweise nicht signifikant beeinflußt [9]. Durch den erhöhten intraabdominellen Druck und das hochgedrängte Zwerchfell ist grundsätzlich jedoch von einer Verminderung der funktionellen Residualkapazität auszugehen, die durch Störung des Ventilations-Perfusions-Verhältnisses zumindest das Risiko einer Shuntzunahme in sich trägt [9, 19] und durch PEEP günstig zu beeinflussen wäre.

Die allgemeine Beeinträchtigung der respiratorischen Funktion, z.B. der forcierten Vitalkapazität, ist nach endoskopischen Cholezystektomien regelmäßig deutlich geringer ausgeprägt als nach Operationen in konventioneller Technik [12]; dies stellt einen wesentlichen Vorteil der minimal-invasiven Chirurgie dar. In der unmittelbaren postoperativen Phase sind jedoch einige Besonderheiten zu beachten. Tolksdorf et al. [16] untersuchten die ventilatorischen Veränderungen nach endoskopischer und offener Cholezystektomie bei 2x15 Patienten. Der endexspiratorische $CO_2$-Partialdruck lag in der Laparoskopiegruppe initial um fast 9 mmHg über dem der Kontrollgruppe. Im Verlauf von 3 h wurde dieser Unterschied durch spontane Hyperventilation der betroffenen Patienten weitgehend abgebaut; ihre Atemfrequenz lag im Mittel um 6–7 Atemzüge/min höher als in der Kontrollgruppe. Bei der arteriellen $O_2$-Sättigung fanden sich dagegen in dieser Phase keine Unterschiede.

### *Sonstige Auswirkungen und Risiken*

Bei der Anlage des Pneumoperitoneums, aber insbesondere auch bei Hysteroskopien [3, 4], kann es sehr selten zur Gasembolie kommen. Diese kann im schlimmsten Fall durch direkte Insufflation in ein Gefäß entstehen, wobei die Menge von etwa 1 l $CO_2$ als letal gilt und zum Kreislaufzusammenbruch, begleitet vom „typischen" präkordialen Mühlradgeräusch, führt [19]. Daneben scheint es aber auch den protrahierten Übertritt von $CO_2$ in das Gefäßsystem ohne relevante Kreislaufreaktion zu geben, der in seinem Ausmaß über reine Resorptionsphänomene hinausgeht. Dieser Verdacht besteht zumindest bei einem von Luiz et al. [9] mitgeteilten Einzelwert für die intraoperative $CO_2$-Abatmung, der mit einem Anstieg um 145% fast das 5fache des Mittelwertes der Gruppe erreichte. Crozier et al. [3] konnten bei Hysteroskopien, bei denen zur Aufdehnung des Cavum uteri allerdings Gasdrücke bis zu 150 mmHg aufgebaut wurden, mit dem Dopplerstethoskop typische Geräuschveränderungen auch ohne kardiovaskuläre Reaktionen feststellen.

In noch selteneren Fällen kann es zur Ausbildung eines $CO_2$-Pneumothorax [5], der durch plötzlichen Abfall der pulsoxymetrisch bestimmten arteriellen $O_2$-Sättigung erkannt wurde, oder eines Pneumoperikards kommen [19]. Auch ein massives subkutanes Gasemphysem mit Anschwellen der Halsregion, des Gesichtes und der Augenlider sowie Ausbildung eines Pneumothorax ist beschrieben worden [8].

Der Anstieg des intraabdominellen Drucks durch das Pneumoperitoneum führt zu einem erhöhten Aspirationsrisiko. Diese Komplikationsmöglichkeit kann durch ein geeignetes Anästhesieverfahren verhältnismäßig leicht umgangen werden. Schwieriger ist es, das Auftreten von Übelkeit und Erbrechen in der postoperativen Phase zu vermindern. Die Inzidenz beträgt bei Frauen nach einer Laparoskopie 40–50% [18, 19] und ist damit die höchste unter allen Eingriffsarten. Nach laparoskopischen Cholezystektomien lag die Inzidenz von postoperativer Übelkeit mit 20% und von Erbrechen mit 9% [17] allerdings deutlich niedriger als nach gynäkologischen Laparoskopien; hier fehlen jedoch nähere Angaben zum eingesetzten Anästhesieverfahren. Es ist strittig, ob die Verwendung von Lachgas mit einer höheren Rate an Übelkeit und Erbrechen einhergeht. Dagegen soll die Verwendung von Propofol sich günstig auswirken [19].

### ***Operative Risiken und Komplikationen***

Die Fortsetzung einer laparoskopischen Cholezystektomie als konventioneller Eingriff ist anästhesiologisch grundsätzlich unproblematisch. Die Notwendigkeit zum Wechsel des Operationsverfahrens liegt in der Literatur mit 3,0% [11] bzw. 4,3% [18] sehr niedrig; die Häufigkeit ist jedoch sicherlich von der Erfahrung des chirurgischen Teams abhängig.

Intraabdominelle Blutungen, die eine sofortige Laparotomie erfordern, sind dagegen eine ernsthafte Komplikation mit anästhesiologischer Relevanz. Troidl et al. [17] berichteten nach 300 laparoskopischen Cholezystektomien über 5 Fälle (1,7%), bei denen Blutungen im eigentlichen Operationsgebiet auftraten und bei denen die Patienten aus Sicherheitsgründen umgehend laparotomiert worden sind. Von anderen Autoren [20] wurden jedoch auch Verletzungen großer retroperitonealer Gefäße mit dramatischem Verlauf beschrieben. Sonstige Komplikationen wie ein nicht suffizient versorgter Ductus cysticus [17] oder eine wiederholte Abszeßbildung nach Steinverlust [2] sind insgesamt ausgesprochen selten und nicht unbedingt typisch für das laparoskopische Vorgehen.

Johnston et al. [6] berichteten über neurologische Ausfälle im Bereich der unteren Extremitäten bei 2 von 50 Patienten nach endoskopischer Cholezystektomie. Die Autoren sahen die Anti-Trendelenburg-Lagerung der sehr übergewichtigen Patienten als ursächlich an, hier insbesondere den Druck durch die Fixierungsgurte. Daraus ist zu folgern, daß die Lagerung dieser Patienten mit besonderer Sorgfalt erfolgen muß.

## Praktisches Vorgehen

### *Allgemeines, präoperative Visite*

Aus den bisherigen Darlegungen geht hervor, daß die spezifischen Risiken eines laparoskopischen Eingriffs erhöhte Anforderungen an das anästhesiologische Vorgehen stellen, um den Patienten bei dem „leichten Eingriff" nicht einer vitalen Gefährdung auszusetzen, die dann einmal tatsächlich der anästhesiologischen Mortalität anzurechnen wäre. Dies gilt verstärkt für Fälle, in denen die Operation ambulant oder teilstationär vorgenommen werden soll.

Bei der präoperativen Visite sollte besondere Aufmerksamkeit auf die Beurteilung der kardiovaskulären und respiratorischen Reserven des Patienten verwendet werden. In bezug auf die präoperativ zu bestimmenden Laborparameter (etwa Hb, Na, K, Ca, Blutzucker, GPT, γ-GT und Kreatinin) bestehen keine Besonderheiten, hier wird das Routineprogramm der jeweiligen Abteilung zur Anwendung kommen. Vom EKG und der Röntgenaufnahme der Thoraxorgane (etwa ab dem 40. Lebensjahr) darf nicht zu viel erwartet werden; auch bei sorgfältiger Auswertung stellen sie nicht mehr als Suchverfahren dar und haben insbesondere kaum eine prognostische Bedeutung. Eine Lungenfunktionsuntersuchung ist bei den vornehmlich intraoperativen und damit kurzfristigen ventilatorischen Einschränkungen und der insgesamt als günstig zu beurteilenden postoperativen Phase eher verzichtbar und kann auf Einzelfälle beschränkt bleiben.

Die präoperative Visite und insbesondere das Aufklärungsgespräch sollen rechtzeitig erfolgen, das heißt zumindest am Vorabend der Operation. Eine „Übernahme von der Straße" ist damit ärztlich und juristisch unhaltbar. Da bei laparoskopischen Eingriffen eine Transfusion regelmäßig nicht „ernsthaft in Betracht kommt" (siehe BGH-Urteil AZ VI ZR 40/91 vom 17.12.1991), kann auf die Aufklärung über die Möglichkeit zur Eigenblutspende normalerweise verzichtet werden. Über die Notwendigkeit suffizienter Zugänge sowie ggfs. eines zentralen Venenkatheters und einer invasiven Kreislaufüberwachung sollten die Patienten dagegen ausdrücklich informiert werden, um unliebsamen Nachfragen bei der postoperativen Visite vorzubeugen. Auch auf die unbedingte Einhaltung des Nüchternheitsgebots und die erhöhte Aspirationsgefahr sollte gezielt hingewiesen werden.

### *Durchführung der Anästhesie*

Zur medikamentösen Prämedikation sind in der Regel Benzodiazepine (z.B. etwa 0,1 mg Midazolam/kg KG per os) ausreichend, da lediglich eine Sedierung, aber keine analgetische Komponente erforderlich ist. Vor Einleitung der Anästhesie, spätestens jedoch vor Anlage des Pneumoperitoneums, ist der Volumenstatus des Patienten zu überdenken bzw. besser durch Bestimmung des zentralen Venendrucks zu prüfen, da gerade bei laparoskopischen Operationen eine ausreichende Füllung des Kreislaufs aus den obengenannten Gründen wesentlich zu stabilen kardiozirkulatorischen Verhältnissen beizutragen scheint [19].

Laparoskopische Operationen wurden schon in allen nur erdenklichen Anästhesietechniken vorgenommen [19], für die es im Einzelfall durchaus Gründe gegeben haben mag. Vor Maskennarkosen, dem Einsatz der Larynxmaske, Spinal- und

Periduralanästhesien, mit Analgosedierung supplementierter Lokalanästhesie usw. muß jedoch eindringlich gewarnt werden. Die intraabdominellen und intrathorakalen Druckverhältnisse, verbunden mit erhöhter Aspirationsgefahr, sowie die Veränderungen im $CO_2$-Haushalt sprechen ganz entschieden für die Intubationsnarkose mit kontrollierter Beatmung [13] und Muskelrelaxierung als Methode der Wahl.

Welche Form der Intubationsnarkose zum Einsatz kommt, ist dagegen sekundär. Bei 10 im Literaturverzeichnis aufgeführten Studien kam 5mal eine balancierte Anästhesie unter Verwendung von Lachgas, Sauerstoff, einem volatilen Anästhetikum sowie einem Opioid zum Einsatz, 3mal eine totale intravenöse Anästhesie (TIVA) und 2mal eine „reine" Inhalationsanästhesie. Die mit der Inhalations- und balancierten Anästhesie verbundene Anwendung von Lachgas ist im Hinblick auf eine möglicherweise erhöhte Inzidenz postoperativer Übelkeit durchaus überdenkenswert [19]. Weiterhin verzögert das im Blut gelöste Lachgas im Fall einer Gasembolie die Auflösung der $CO_2$-Bläschen [3], während eine Diffusion in die Darmschlingen und damit eine Beeinträchtigung der Operationsbedingungen klinisch nachweisbar keine Rolle spielt [15].[1] Damit verfügt die TIVA (etwa mit Propofol sowie Fentanyl oder Ketamin als analgetischer Komponente) mit ihrer kurzen Aufwachphase [1] über leichte Vorteile, ohne daß andere Verfahren damit als überholt gelten könnten oder gar abzulehnen wären. Die eingeschränkte vertikale Steuerbarkeit der TIVA (im Sinne der Narkosetiefe) kommt bei laparoskopischen Eingriffen weniger zum Tragen, da diese nach der Anlage des Pneumoperitoneums ein relativ konstantes Schmerzniveau aufweisen. Auch die vermutete, aber bislang wohl unbewiesene „antiemetische" Wirkung von Propofol stellt einen weiteren Mosaikstein zur Entscheidungsfindung dar, während die finanziellen Aspekte im Vergleich zum nicht unerheblichen chirurgischen Kostenaufwand etwa einer laparoskopischen Cholezystektomie gesehen werden sollten.

Von wesentlicher Bedeutung für die Sicherheit des Patienten sind die apparativen Überwachungsmöglichkeiten, auch wenn diese keinesfalls die klinische Beobachtung ersetzen. Aus Kostengründen werden viele Abteilungen hier schrittweise vorgehen müssen; doch ein komplett ausgestatteter Anästhesiearbeitsplatz, der neben dem EKG über Pulsoxymetrie, Kapnometrie, invasive und nichtinvasive Blutdruckmessung, Relaxometrie und Gasüberwachung verfügt, kann ein echtes Mehr an Sicherheit bedeuten.

Bei laparoskopischen Operationen sind die Pulsoxymetrie und die Kapnometrie von herausragender Bedeutung. Die Pulsoxymetrie ermöglicht (mit bestimmten Einschränkungen) eine kontinuierliche Überwachung der $O_2$-Versorgung der Gewebe, während die Kapnometrie den $CO_2$-Anfall im Organismus und die pulmonale Elimination widerspiegelt und damit gerade auch bei embolischen Komplikationen wertvoll ist.

Es wurde bereits ausgeführt, daß die Überwachung des arteriellen Blutdrucks keine Aussage über das aktuelle Herzzeitvolumen und die Myokardarbeit erlaubt. Trotzdem stellen die engmaschige Blutdruckkontrolle, möglichst oszillometrisch, und die kontinuierliche EKG-Ableitung die unverzichtbare Basis jeder Kreislaufüberwachung dar. Der periphervenöse Zugang sollte so gewählt werden, daß er im Fall des Falles eine rasche Volumenzufuhr erlaubt. Ein zentraler Venenkatheter (ZVK) gehört nicht in allen Abteilungen zum Standard; hier sollte jedoch zumindest bei der laparoskopischen Cholezystektomie die Indikation weit gestellt werden. Der ZVK ermöglicht die intermittierende oder kontinuierliche Messung des zentralen Venendrucks und damit die verläßliche Kontrolle des Volumenstatus vor Anlage des Pneumoperitoneums. Bei der Gasembolie kann zumindest versucht werden, einen Teil des Gasvolumens nach weiterem Vorschieben des ZVK zu aspirieren; und im Fall einer medikamentösen Reanimation leistet der ZVK ebenso wertvolle Dienste wie zur problemlosen Entnahme von Laborblut. Diese Vorteile überwiegen zumindest bei einem Vorbringen über die V. basilica oder die V. jugularis externa die möglichen punktionsbedingten Nachteile.

Bei kardiovaskulär stark vorgeschädigten Patienten, bei denen das anästhesiologische Risiko gegenüber dem operativen durchaus im Vordergrund stehen kann, sollte im Einzelfall zusätzlich zur Anlage des ZVK eine kontinuierliche arterielle Druckmessung sowie ggfs. auch der Einsatz eines

[1] Ein weiterer Aspekt wurde von Neuman GG et al. in Anesthesiology 78 (1993), 875–879 (Laparoscopy Explosion Hazards with Nitrous Oxide) dargestellt. Die Autoren konnten zeigen, daß es im Extremfall durch die Diffusion von Lachgas in das „Pneumoperitoneum" bei einer gleichzeitigen Darmläsion mit Ausströmen größerer Mengen von Darmgasen zur Bildung eines potentiell explosiven Gasgemisches kommen kann.

Pulmonalarterienkatheters erfolgen. Diese erweiterte Kreislaufüberwachung liefert noch während der Anlage des Pneumoperitoneums „harte“ Daten, die im konkreten Einzelfall eine Fortsetzung der Operation in konventioneller Technik geeigneter als die endoskopische Methode erscheinen lassen. Über dieses Vorgehen muß natürlich schon im Vorfeld ein Konsens mit Operateur und Patient erzielt worden sein.

Eine Magensonde gehört für die Dauer der Operation für alle Patienten zum Standard, um den Magen ganz zu entleeren, die Übersicht im Operationsfeld zu verbessern und das Aspirationsrisiko zu vermindern. Sie wird kurz vor der Extubation unter Sog entfernt. Bei absehbar langer Operationsdauer kann im Einzelfall auch ein Blasenkatheter nützlich sein.

Während der Anlage des Pneumoperitoneums und im weiteren Verlauf der Operation sind die Atemwegsdrücke sowie die tendenziellen Veränderungen des endexspiratorischen $CO_2$-Partialdrucks und der arteriellen $O_2$-Sättigung laufend zu überwachen. Nach der Anlage des Pneumoperitoneums ist ein gewisser Anstieg des Atemwegsdrucks unvermeidlich. Exzessive Veränderungen sind jedoch auf die Ausbildung eines Pneumothorax verdächtig, der sowohl durch den Atemwegsdruck an sich als auch durch ein Gasleck aus dem Bauchraum induziert sein kann. Das Atemminutenvolumen wird unter Kontrolle des endexspiratorischen $CO_2$-Partialdrucks angepaßt, um eine überschießende Hyperkapnie zu vermeiden. Dies gilt auch für Anästhesien mit reduziertem Frischgasfluß, da das Atemminutenvolumen vom Frischgasfluß unabhängig ist und das anfallende $CO_2$ bei intakten Absorbern im Kreisteil entfernt wird. Die Anpassung des Atemminutenvolumens erfolgt eher durch eine Erhöhung der Atemfrequenz als auch Steigerung des Atemzugvolumens, um den Atemwegsdruck nicht zusätzlich negativ zu beeinflussen. Ein PEEP ist bei normaler arterieller $O_2$-Sättigung verzichtbar, da unter diesen Verhältnissen die möglichen kardiozirkulatorischen Negativeffekte den nicht erforderlichen respiratorischen Gewinn überwiegen können. Ein Abfall der arteriellen $O_2$-Sättigung muß grundsätzlich als Alarmzeichen und zum sofortigen, systematischen Ausschluß der möglichen Ursachen (Gasembolie, Pneumothorax, Gerätefehler usw.) führen.

Das Vorgehen bei intraoperativ auftretenden Notfällen, z.B. bei Asystolie, bedrohlichen Bradykardien und sonstigen schweren Rhythmusstörungen, entspricht den allgemeinen Regeln der Notfallmedizin. Unter diesen Umständen sowie insbesondere bei Verdacht auf Gasembolie oder Pneumothorax usw. muß das Pneumoperitoneum möglichst schnell entlastet und die Operation ggfs. auf konventionellem Wege fortgesetzt sowie das evtl. vorhandene Leck nach Möglichkeit verschlossen werden.

### *Postoperative Betreuung*

Die schnelle Wiederherstellung der Patienten ist der eindeutigste und schönste Fortschritt der minimal-invasiven Chirurgie. Die postoperative Phase ist nicht nur verkürzt, sondern auch mit wesentlich geringeren Belastungen für den Patienten verbunden [17]. Die endokrine Streßreaktion, gekennzeichnet durch die Plasmakatecholamine und Kortisol, muß im Vergleich zur konventionellen Cholezystektomie bei ausreichender postoperativer Schmerztherapie jedoch nicht unbedingt geringer ausgeprägt sein [7].

Die Inzidenz an postoperativer Übelkeit und Erbrechen kann durch die Auswahl eines geeigneten Anästhesieverfahrens, die intraoperative Entleerung des Magens über die Magensonde, das möglichst vollständige Ablassen des Pneumoperitoneums und den prophylaktischen Einsatz einer antiemetisch wirkenden Substanz (z.B. 5 mg Droperidol) günstig beeinflußt werden. Troidl et al. [17] konnten feststellen, daß Übelkeit und Erbrechen meist nur bis zum ersten postoperativen Tag auftraten, danach trat eine rasche Besserung ein.

Die postoperative Schmerztherapie sollte sich an Art und Umfang der tatsächlich beobachteten Beschwerden orientieren. Auch zu diesem Aspekt machten Troidl et al. [17] wertvolle Aussagen. Die stärksten Schmerzen wurden am Operationstag angegeben, sie überschritten in der Intensität auch im Einzelfall nicht den 50%-Wert der gewählten visuellen Analogskala. In den darauffolgenden Tagen nahm die Intensität schnell ab. Zur Schmerzlokalisation gaben die Patienten v.a. den Oberbauch und die Einstichstellen der Trokare an; der „typische“ rechtsseitige Schulterschmerz blieb mit einer Häufigkeit unter 10% dagegen die Ausnahme. Auch nach Perissat et al. [11] klagten lediglich 10% der Patienten über Schmerzen im Schulterbereich. Aus diesen Daten ist zu folgern, daß die postoperative Schmerztherapie bevorzugt systemisch erfolgen sollte. Ein bewährtes Schema besteht aus initialen Bolusgaben von Piritramid mit nachfolgender Infusion der Restmenge der 15 mg-Ampulle über mehrere Stunden. Die Patienten erhalten (nur bei Bedarf) zunächst 5–7,5 mg Piritramid i.v., nach Eintritt der Schmerzfreiheit werden die verbleibenden 7,5–10 mg über 6–8 h appliziert. Die interpleurale Gabe von Bupivacain [10] erscheint damit sowohl wegen der einseitigen Wirkung auf den ohnehin nicht im Vordergrund stehenden Schulterschmerz sowie wegen der potentiellen Komplikationsmöglichkeiten als wenig geeignet.

Im Einzelfall wäre noch zu entscheiden, kardiovaskuläre, respiratorische oder sonstige Risikopatienten kurzfristig auf die Intensivstation zu übernehmen. Für laparoskopische Operationen typische Komplikationen sind jedoch grundsätzlich eher intraoperativ als in der postoperativen Phase zu erwarten.

## Zusammenfassung

Neben der seit jeher breiten Anwendung der Laparoskopie zu diagnostischen und therapeutischen Zwecken in der Gynäkologie haben laparoskopische Operationen als minimal-invasive Chirurgie in den letzten Jahren zunehmend an Bedeutung gewonnen. Minimal-invasive Chirurgie darf jedoch nicht mit minimal-aufwendiger Anästhesie gleichgesetzt werden. Die Anästhesie zur laparoskopischen Operation ist mit spezifischen Risiken verbunden, die das operative Risiko durchaus übersteigen können. Durch das Pneumoperitoneum kommt es zu wesentlichen kardiozirkulatorischen und ventilatorischen Beeinträchtigungen, die eine aufmerksame Narkoseführung und eine sorgfältige klinische und apparative Überwachung der Patienten erfordern. Hier sind die Pulsoxymetrie und die Kapnometrie von besonderer Bedeutung. Der Anästhesist sollte über seltene, aber typische Risiken des Pneumoperitoneums und des Eingriffs informiert sein, um im Bedarfsfall gezielt und situationsgerecht reagieren zu können. Die Anästhesiemethode der Wahl ist die Intubationsnarkose mit Muskelrelaxierung und kontrollierter Beatmung. Die postoperative Phase ist durch eine hohe Inzidenz an Übelkeit und Erbrechen gekennzeichnet, während die postoperative Schmerztherapie wegen der schnellen Rekonvaleszenz der Patienten eher unproblematisch ist.

## Literatur

1. Bailie R, Craig G, Restall I (1989) Total intravenous anaesthesia for laparoscopy. Anaesthesia 44:60–63
2. Campbell WB, McGarity WC (1992) An Unusual Complication of Laparoscopic Cholecystectomy. Am Surg 58:641–642
3. Crozier TA, Luger A, Dravecz M, Sydow M, Radke J, Rath W, Kuhn W, Kettler D (1991) Gasembolie mit Kreislaufstillstand bei Hysteroskopien: Fallberichte von drei Patientinnen. Anästhesiol Intensivmed Notfallmed Schmerzther 26:412–415
4. Diakun TA (1991) Carbon Dioxide Embolism: Successful Resuscitation with Cardiopulmonary Bypass. Anesthesiology 74:1151–1153
5. Gabbott DA, Dunkley AB, Roberts FL (1992) Carbon dioxide pneumothorax occurring during laparoscopic cholecystectomy. Anaesthesia 47:587–588
6. Johnston RV, Lawson NW, Nealon WH (1992) Lower Extremity Neuropathy after Laparoscopic Cholecystectomy. Anesthesiology 77:835
7. Joris J, Cigarini I, Legrand M, Jacquet N, de Groote D, Franchimont P, Lamy M (1992) Metabolic and Respiratory Changes after Cholecystectomy Performed via Laparotomy or Laparoscopy. Br J Anaesth 69:341–345
8. Klingler P, Zhou H. Schwab G, Bodner E (1992) Subcutanes Gasemphysem als intraoperative Komplikation bei laparoskopischen Laser-Cholecystektomie. Chirurg 63:761–762
9. Luiz T, Huber T, Hartung HJ (1992) Veränderungen der Ventilation während laparoskopischer Cholezystektomie. Anaesthesist 41:520–526
10. Mogg GA, Triggs EJ, Ismail Z, Higbie J, Frost M (1990) Pharmacokinetics of interpleural bupivacaine in patients undergoing cholecystectomy. Br J Anaesth 64:657–661
11. Perissat J, Collet D, Belliard R, Dost C, Bikandou G (1990) Die laparoskopische Cholecystektomie. Operationstechnik und Ergebnisse der ersten 100 Operationen. Chirurg 61:723–728
12. Putensen-Himmer G, Putensen C, Lammer H. Lingnau W, Aigner F, Benzer H (1992) Comparison of Postoperative Respiratory Function after Laparoscopy or Open Laparotomy for Cholecystectomy. Anesthesiology 77:675–680
13. Radke J (1992) Diagnostische Eingriffe. In: Doenicke A, Kettler D, List WF, Tarnow J, Thomson D (Hrsg) Lehrbuch der Anästhesiologie und Intensivmedizin. Bd 1: Anästhesiologie, 6. Aufl. Springer, Berlin Heidelberg New York Tokyo, S 408–409
14. Schreiber HW, Effenberger Th (1991) Chirurgische Laparoskopie – minimal-invasive Chirurgie. Langenbecks Arch Chir 376:65–66
15. Taylor E, Feinstein R, White PF, Soper N (1992) Anesthesia for Laparoscopic Cholecystectomy. Is

Nitrous Oxide Contraindicated? Anesthesiology 76:541–543
16. Tolksdorf W, Strang CM, Schippers E, Simon HB, Truong S (1992) Die Auswirkungen des Kohlendioxid-Pneumoperitoneums zur laparoskopischen Cholezystektomie auf die postoperative Spontanatmung. Anaesthesist 41:199–203
17. Troidl H, Spangenberger W, Dietrich A, Neugebauer E (1991) Laparoskopische Cholecystektomie. Erste Erfahrungen und Ergebnisse bei 300 Operationen: eine prospektive Beobachtungsstudie. Chirurg 62:257–265
18. Watcha MF, White Pf (1992) Postoperative Nausea and Vomiting. Its Etiology, Treatment, and Prevention. Anesthesiology 77:162–184
19. Wurst H, Finsterer U (1990) Pathophysiologische und klinische Aspekte der Laparoskopie. Anästh Intensivmed 31:187–197
20. Zweigel D, Thiele H, Schworm HD (1987) Die Verletzung großer Gefäße durch Laparoskopie. Zentralbl Gynäkol 109:673–678

# Grundsätze der parenteralen Ernährung

J. ECKART

Voraussetzung ungestört ablaufender Lebensvorgänge ist neben einer normalen Stoffwechsel- und Organfunktion eine ständige Bereitstellung von Energieträgern und Baustoffen, Wasser- und Elektrolyten, Spurenelementen und Vitaminen mit der Nahrung. Ist die Ernährung quantitativ oder qualitativ unzureichend, d.h. nicht bedarfsadaptiert, der Patient aber keinem speziellen Streß ausgesetzt, dann erfolgt u.a. durch Stoffwechselreduktion eine Anpassung an die geänderten Ernährungsbedingungen, oder aber es treten, wenn nur einzelne essentielle Nahrungsbestandteile fehlen, Mangelzustände auf, die lebensbedrohlich sein können (Neeser et al. 1990).

Nicht vergleichbar, d.h. grundsätzlich verschieden von den Adaptionsvorgängen im Hungerstoffwechsel, sind die Stoffwechselreaktionen nach einem schweren Trauma oder nach ausgedehnten operativen Eingriffen. Unter dem Begriff Postaggressionsstoffwechsel zusammengefaßt, betreffen sie den Kohlenhydrat-, Fett-, Eiweiß-, Wasser und Elektrolytstoffwechsel (Tabelle 1), sind Ausdruck einer Selbsthilfe des Organismus und dienen primär der zum Überleben notwendigen Energiebereitstellung aus eigenen Depots und der Aufrechterhaltung eines normalen intravasalen Volumens (Cerra 1989).

**Tabelle 1.** Metabolische Stoffwechselantwort auf Hunger und Verletzung. (Nach Cerra 1989)

| Characteristic | Starvation | Trauma |
|---|---|---|
| Resting energy expenditure | – | ++ |
| Proteolysis | + | +++ |
| Protein synthesis | | |
| Total body | – | – |
| Hepatic | + | +++ |
| Amino acid oxidation | + | +++ |
| Ureagenesis | + | +++ |
| Gluconeogenesis | + | +++ |
| Ketone production | ++++ | + |
| Rate of development of malnutrition | + | +++ |

– reduced; + increased

Ausgelöst werden die posttraumatischen Stoffwechselbesonderheiten durch eine Mehrausschüttung aller für Insulin antagonistisch wirkenden Hormone. Während in der klinischen Routine Veränderungen im Fettstoffwechsel, d.h. eine gesteigerte Lipolyse und Fettverbrennung, nicht nachweisbar sind und ein gesteigerter Eiweißabbau als Ausdruck einer verstärkten Katabolie erst durch Berechnung der Harnstoffproduktionsrate oder Erstellen einer Stickstoffbilanz erkannt wird, sind durch Bestimmung der Blutglukosekonzentration unter Basalbedingungen und unter Kohlenhydratzufuhr Störungen im Glukosestoffwechsel leicht erfaß- und überwachbar. Während die Veränderungen im Fett- und Kohlenhydratstoffwechsel der erwähnten Energiebereitstellung dienen, baut der Organismus Eiweiß nicht primär aus dem gleichen Grund ab, sondern zur Gewinnung von Glukose aus glukoplastischen Aminosäuren. Zu dieser sicherlich auf sehr unökonomische Weise erfolgenden Glukosegewinnung ist der Organismus gezwungen, da er einerseits aus Fett nur aus dem beim Fettabbau freiwerdenden Glyzerin Glukose zu bilden vermag und die körpereigenen unter 500 g betragenden Glykogenbestände gering sind, andererseits aber Glukose nicht nur für bestimmte Organe wie das Gehirn benötigt wird, sondern auch für die nach einem Trauma an den Reparationsvorgängen beteiligten Zellen.

Hyperglykämie und verminderte Glukosetoleranz als charakteristische Symptome der Veränderungen im Glukosestoffwechsel werden nicht nur die Energiebereitstellung beim schwerkranken Intensivpatienten behindern, sondern auch die Zusammensetzung eines Ernährungsregimes in erheblichem Maße beeinflussen. Um die im folgenden zu diskutierenden ernährungsphysiologischen „Anpassungen" an die Besonderheiten des Glukosestoffwechsels zu verstehen, sind einige Erläuterungen angebracht. Die erwähnte Blutzuckersteigerung ist posttraumatisch nur kurzfristig Folge einer erhöhten Glykogenolyse, dann aber Ergebnis einer Glukosemehrproduktion aus der erwähnten Proteinkatabolie, der Glyzerinfreisetzung und aus Laktat, das aus dem Kohlenhydratstoffwechsel stammt. Die Glukoseoxidation ist nicht, wie vielfach im Zusammenhang mit einer beschriebenen Insulinresistenz dargestellt, vermindert, sondern absolut gesehen gesteigert, im Vergleich zu der erhöhten Glukosebereitstellung nach einem schweren Trauma aber nicht in dem für eine Stoffwechselnormalisierung ausreichenden Ausmaß. Wichtig ist, daß unter der sog. Insulinresistenz nicht eine verminderte Insulinfreisetzung zu verstehen ist, sondern eine pathologische Blutzuckererhöhung trotz oder bei gleichzeitig gesteigertem Insulinspiegel. Das therapeutische Bemühen, erhöhte Glukosekonzentrationen durch Gabe von Insulin zu normalisieren, führt in einer Insulinmangelsituation, beim Gesunden unter einer Glukosebelastung und auch während des sog. Postaggressionsstoffwechsels zum erwünschten Erfolg. Untersuchungen mit markierter Glukose haben aber gezeigt, daß eine Insulinapplikation zwar zu einer Zunahme der Glukoseelimination aus dem Blut führt, nicht aber zu einer gesteigerten Glukoseoxidation (Burke et al. 1979). Der Versuch, die Glukoneogenese durch Glukosezufuhr zu unterdrücken, was bei einem gesunden, aber hungernden Menschen durch Zufuhr von 150–200 g Glukose schnell möglich ist, führt beim ausgeprägten Postaggressionsstoffwechsel nach einem schweren Trauma nicht zu dem angestrebten Ziel, sondern zu einer Zunahme der beschriebenen Störungen im Kohlenhydratstoffwechsel, d.h. der Glukosestoffwechsel wird durch die gleichzeitig vorhandene endogene und exogene Glukosebereitstellung vermehrt belastet. Erwähnt werden soll nochmals, daß sich Hunger- und Postaggressionsstoffwechsel grundsätzlich unterscheiden, da alle Veränderungen des Hungerstoffwechsels durch eine bedarfsangepaßte Ernährung zu beseitigen sind, während die Besonderheiten oder „Störungen“ des Postaggressionsstoffwechsels ein Anpassung des Ernährungsregimes an die vorhandene Stoffwechselsituation verlangen.

Die Infusionstherapie dient der prä-, intra- und postoperativen Deckung des basalen Wasser- und Elektrolytbedarfs, dem Ersatz pathologischer, z.B. gastrointestinaler Verluste und der Korrektur von Störungen im Wasser-, Elektrolyt- und Säure-Basen-Haushalt. Die partielle, in der Regel über periphere Venen durchgeführte Ernährung verfolgt darüber hinaus das Ziel, neben Aminosäuren Kohlenhydrate zur Deckung eines basalen Glukosebedarfs zuzuführen (Eckart et al. 1990). Nicht geklärt ist allerdings bislang, welche klinische Bedeutung dieses spezielle Ernährungsregime besitzt. Da es normalerweise nur kurzfristig durchgeführt wird, ist eine den Ernährungszustand eines Patienten beeinflussende Wirkung weder vorstellbar noch nachgewiesen; nachgewiesen ist außerdem nicht, daß sich die periphervenöse Ernährung günstig auf den Krankheitsverlauf und das Outcome verletzter oder operierter Patienten auswirkt. Akzeptiert man als Richtlinie eines ernährungstherapeutischen Vorgehens unsere schon wiederholt ausgesprochene Empfehlung, beim Aufbau eines Ernährungsregimes der Anpassung an vorhandene Stoffwechselbesonderheiten eine größere Priorität als der Deckung des vorhandenen Energieumsatzes einzuräumen, dann läßt sich bei gegebener Indikation zur vollständigen parenteralen Ernährung das hypokalorische Angebot als erste Stufe eines stoffwechseladaptierten Ernährungsregimes einordnen (Behrendt 1989).

Unter vollständiger parenteraler Ernährung ist die Zufuhr aller für das Aufrechterhalten der Homöostase notwendigen Bau- und Nährstoffe zu verstehen. Indiziert ist diese Form der Nährstoffzufuhr nur dann, wenn eine Ernährung über den Magen-Darm-Kanal aus medizinischen Gründen nicht durchführbar ist. Als spezielle Ernährungsform wird sie vielfach prä- und postoperativ unabhängig vom Ernährungszustand eines Patienten gegeben. Weitere Indikationen sind Erkrankungen des Magen-Darm-Kanals, wie z.B. der Morbus Crohn oder die Pankreatitis, das Kurzdarmsyndrom oder der hochgradige Ernährungsmangel bei fehlender Möglichkeit zur oralen oder enteralen Ernährung. Diskutiert wird in letzter Zeit zunehmend darüber, ob unter den genannten Bedingungen immer eine totale oder eine partielle intravenöse Ernährung indiziert ist, da Beweise für ein verbessertes Outcome und für eine Abnahme von chirurgischen Komplikationen vielfach oder ganz fehlen, die parenterale Ernährung keinesfalls nebenwirkungsfrei ist und unter dem zunehmenden Kostendruck im Gesundheitswesen auch finanzielle Gesichtspunkte nicht unberücksichtigt bleiben können (Eckart u. Neeser 1990).

Das Ausmaß der postoperativ auftretenden Stoffwechselveränderungen ist abhängig u.a. von der Schwere eines Traumas bzw. der Größe eines operativen Eingriffes, dem Alter und Geschlecht eines Patienten und seinem Ernährungszustand.

Besonders ausgeprägte Stoffwechselveränderungen findet man bei vergleichbarem Unfalltrauma bei jungen muskelkräftigen Männern, geringer sind die Veränderungen bei Frauen, vor allem aber bei alten Menschen und bei Patienten in deutlich reduziertem Ernährungszustand. Zu berücksichtigen sind folglich bei der Erstellung eines parenteralen Ernährungsplanes nicht nur die Ernährungssituation des Patienten, vorhandene Begleiterkrankungen wie der Diabetes mellitus, sein Alter und der „errechnete" oder gemessene Energieumsatz, sondern auch das Ausmaß der vorhandenen Stoffwechselbesonderheiten, da nur bei stoffwechselangepaßtem Ernährungsaufbau eine Stoffwechselentgleisung und eine Verstärkung vorhandener Stoffwechselveränderungen zu vermeiden sind.

Der Gewichtsverlust nach einem großen chirurgischen Eingriff und eine negative Stickstoffbilanz legten den Gedanken nahe, daß das Trauma, die Operation zu einer erheblichen Umsatzsteigerung führt und der Organismus aus diesem Grund veranlaßt sei, körpereigenes Eiweiß zur Deckung seines Energiemehrverbrauchs zu verbrennen. Die auf dieser Mutmaßung aufbauende, in den angloamerikanischen Ländern lange Jahre praktizierte parenterale Hyperalimentation wurde inzwischen verlassen und weltweit ersetzt durch Ernährungsregime mit deutlich reduziertem Energieangebot. Das Körpergewicht, das beim Gesunden über eine gewisse Zeitspanne kontrolliert Auskunft über eine positive oder negative Energiebilanz gibt, ist zu deren Überwachung beim Schwerverletzten ungeeignet, da unkontrollierte Verluste in Hämatome, in den sog. dritten Raum, eine zur Kreislaufstabilisierung notwendige massive Infusions- und Transfusionstherapie, eine nicht erfaßbare Perspiratio insensibilis und die regelmäßig posttraumatisch einsetzende Natrium- und Wasserretention zu Volumen- und Flüssigkeitsveränderungen, d.h. zu Gewichtsverschiebungen, führen, die ohne jegliche Beziehung zum Energiehaushalt stehen.

Einen wesentlichen Fortschritt in der künstlichen Ernährung haben die Ergebnisse zahlreicher Arbeitsgruppen gebracht, die mit Hilfe der indirekten Kalorimetrie gezeigt haben, daß der Energieverbrauch postoperativ, posttraumatisch oder beim septischen Patienten nicht in dem Ausmaß gesteigert ist, wie lange Zeit vermutet wurde (Bursztein et al. 1989). So haben umfangreiche Untersuchungen der Arbeitsgruppe um Kinney (1970) gezeigt, daß der präoperativ gemessene Ruheumsatz von 900 ± 100 kcal/m$^2$ KOF/Tag nur um ± 10% von dem durch das Alter, das Geschlecht und die Körperoberfläche bestimmten Grundumsatz abweicht und es zu einer Umsatzsteigerung bis zu 30% bei Schwerverletzten und bis zu 50% bei septischen Patienten kommt. Wenn man allerdings in Betracht zieht, daß seit den Messungen der Arbeitsgruppe um Kinney erhebliche Fortschritte auf vielen Gebieten der Intensivtherapie erzielt wurden, dann kann man davon ausgehen, daß die Umsatzsteigerung bei beatmeten, sedierten und schmerzfreien Intensivpatienten geringer sind als die hier genannten.

Erwähnt werden soll, daß hohe anhaltende Temperaturerhöhungen den Energieverbrauch ebenso wie jedes vollständige parenterale Ernährungsregime steigern. In der klinischen Routine kommt einem Energiemehrverbrauch von 14% pro Grad Celsius unserer Meinung nach allerdings ebensowenig eine Bedeutung zu wie einer Umsatzsteigerung von 10% durch ein intravenöses Ernährungsprogramm. Jede temperaturabhängige Umsatzsteigerung wird stark beeinflußt vom Alter, Geschlecht und Ernährungszustand eines Patienten und liegt beispielsweise bei älteren muskelarmen Frauen daher deutlich unter der hier genannten Größenordnung. Darüber hinaus wird man im Intensivbereich immer wirksame Maßnahmen ergreifen, um massive Unruhezustände wie beim Alkoholdelir, Frierreaktionen oder anhaltende hochfieberhafte Krankheitsphasen zu vermeiden, und man wirkt damit umsatzsenkend. Kommen wir auf die Bedeutung der indirekten Kalorimetrie zur Erfassung des Energieumsatzes von Intensivpatienten zurück (Behrendt 1989). Der große Verdienst aller Arbeitsgruppen, die mit Hilfe dieser Methode bei internistischen oder chirurgischen Patienten, Schwerverletzten oder während septischer Krankheitsphasen Umsatzmessungen durchgeführt haben, ist darin zu sehen, daß wir heute von wesentlich geringeren Umsatzsteigerungen ausgehen können, als in früheren Jahren vermutet wurde (Eckart 1990). Die indirekte Kalorimetrie ist nach wie vor kein klinisches Routinemeßverfahren, da ein ausgereiftes, leicht einsetzbares, sich selbst eichendes Gerät nach wie vor deutlich mehr als 50000 DM kostet und die klinische Umsetzung eines Meßwertes speziell beim kritische kranken Patienten zu schwerwiegenden Stoffwechselproblemen führen kann. Wir werden beispielsweise einem polytraumatisierten Patienten mit Schädeltrauma, bei dem ein Umsatz von 2400 kcal/Tage gemessen wurde, diese Energiemenge keinesfalls ohne engmaschige Stoffwechselkontrolle zuführen, da wir ein Vermeiden schwerer Stoffwechselentgleisungen für wesentlich wichtiger halten als die Deckung des aktuellen Energieumsatzes. Im Rahmen der Ernährungsbehandlung eines Intensivpatienten ist daher im Sinne einer erprobten klinischen Empfehlung dem schrittweisen, stoffwechseladaptierten Ernährungsaufbau in jedem Fall die Priorität vor der vollständigen Deckung des Energieverbrauchs einzuräumen.

Es wurde bereits erwähnt, daß das Körpergewicht kein geeigneter Parameter zur Überwachung des Energiehaushalts ist und die Geräte zur Durchführung der indirekten Kalorimetrie allein aus Kostengründen zumindest auf Jahre hinaus zahlenmäßig nur in sehr beschränktem Umfang Intensivstationen zur Verfügung stehen werden. Es lag daher nahe, Formeln zu entwickeln, mit deren Hilfe „Umsatzberechnungen" möglich sind. Die Tatsache, daß Forster et al. 1987 bereits über 192 publizierte Richtlinien zur Energieverbrauchsbestimmung berichtet haben, deutet an, wie „genau" Umsatzberechnungen mit Hilfe der verschiedensten Formeln und Tabellen durchgeführt werden können. Beispielhaft soll gezeigt werden, welche Rechenschritte nach Carlson et al. (1984) notwendig zur „Berechnung" des Ruheumsatzes eines Patienten sind. Der tabellarisch ermittelte Grundumsatz eines Patienten wird multipliziert mit einem Korrekturfaktor, dessen Größe u.a. vom Schweregrad einer Verletzung oder Erkrankung abhängig ist. Ist die Körpertemperatur des Patienten erhöht, dann führt das ebenso zu einer Umsatzsteigerung wie die spezifische dynamische Wirkung der verabfolgten Nährstoffe, so daß im vorliegenden Fall – ausgehend von einem Grundumsatz von 1 650 kcal – sich ein Gesamtumsatz von über 2 500 kcal errechnet.

Beispiel der Berechnung des Ruheumsatzes (nach Carlson et al. 1984)

1) Tabellarischer Grundumsatz (GU):
   z.B. 1650 kcal.
2) Korrekturfaktor nach Kinney:
   1,1 bei geplanten Operationen oder Fraktur eines langen Röhrenknochens,
   1,2 bei Fraktur mehrerer großer Knochen,
   1,5 bei schweren Infektionen oder Sepsis,
   z.B. 1650 kcal · 1,2 = 1980 kcal.
3) Temperaturkorrektur (bei nichtseptischen Patienten mit Temperaturen über 37 °C):
   Zuschlag von 10% des GU pro Grad Temperaturerhöhung, z.B. Temperatur von 39 °C: Zuschlag 330 kcal,
   1980 kcal plus 330 kcal = 2310 kcal.
4) Korrektur der spezifischen dynamischen Wirkung der verabfolgten Nährstoffe:
   Zuschlag von 10% der zugeführten Energiemenge,
   z.B. 230 kcal im vorliegenden Fall.
   *Gesamtangebot:* 2310 kcal plus 230 kcal = 2540 kcal.
5) Korrektur einer Gewichtsabnahme von über 10%:
   Verminderung des errechneten Energieverbrauchs um 1,5% des GU pro kg Gewichtsverlust.

Einen interessanten Vergleich möglicher Berechnungswege haben Hunter et al. 1988 durchgeführt. Der Energieumsatz einer Patientengruppe wurde nach einer Empfehlung von Bursztein und Mitarbeiter, nach der für Frauen und Männer unterschiedlichen Formeln von Harris Benedict, einer empirischen Formel und unter Zuhilfenahme der renalen Kretininausscheidung ermittelt.

*Resting energy expenditure in the critically ill: estimations versus measurement (from Hunter et al. 1988).*

$REE = 5.083\ \dot{V}O_2 - 0.138\ \dot{V}CO_2 - 0.128\ NM$
(Bursztein et al.)

$REE = 66 + (13.8 \cdot W) + (5 \cdot H) - (6.8 \cdot A)$
(Harris-Benedict males)

$REE = 665 + (9.6 \cdot W) + (1.8 \cdot H) - (4.7 \cdot A)$
(Harris-Benedict females)

$REE = 22 \cdot$ body weight in kg
(empirical formula)
$(0.488x) + 964$
(creatinine formula)

*REE* Energy expenditure (kcal/day);
*NM* Nitrogen metabolism (urine urea nitrogen g/min);
*W* Weight; *H* Height (cm); *A* Age (years);
*x* Urinary creatinine/mg/day)

Der so bestimmte Energieverbrauch von 5 der 20 untersuchten Patienten ist in Tabelle 2 einander gegenübergestellt. Während ein Vergleich der gemittelten Umsatzwerte keinen Unterschied ergab, errechneten sich für den einzelnen Patienten stark voneinander abweichende Umsatzgrößen in Abhängigkeit von der benutzten Formel. Da auf

**Tabelle 2.** Mittlerer Ruheenergieverbrauch (kcal/Tag) von 20 Patienten berechnet nach 4 verschiedenen Formeln und Gegenüberstellung des niedrigsten und höchsten Ruheumsatzes von 5 Patienten.
(*HB* = Harris-Benedict-Gleichung; *EF* = Empirische Formel; *CR* = Kreatininformel; *MGM* = indirekte Kalorimetrie, Bursztein-Formel)

| Patienten Nr. | HB | EF | CR | MGM |
|---|---|---|---|---|
| 3 | 1855 | 2044 | 1196 | 2421 |
| 4 | 1255 | 1047 | 1981 | 2695 |
| 7 | 1276 | 1380 | 1016 | 1592 |
| 14 | 1596 | 1773 | 1624 | 1441 |
| 19 | 992 | 926 | 1071 | 740 |
| Mittelwert | 1324 | 1370 | 1231 | 1382 |
| ± SD | ± 53 | ± 68 | ± 34 | ± 130 |

diese Weise berechnete oder Tabellen entnommene Verbrauchswerte wenig bis keine Bedeutung besitzen für die Höhe des Energieangebotes bei einem schwerkranken Patienten, empfehlen wir im Sinne einer Orientierungsgröße pro Tag und Quadratmeter Körperoberfläche eine Zufuhr von 1000 kcal postoperativ, 1100 kcal posttraumatisch und 1200 kcal beim septischen Patienten, berücksichtigen, wie bereits erwähnt, bei der Zusammenstellung unserer Ernährungsregime aber immer das Ausmaß und die Art der vorhandenen Stoffwechselbesonderheiten.

Unzweifelhaft stellt unter normalen Stoffwechselbedingungen Glukose im Rahmen eines parenteralen Ernährungsregimes das Kohlenhydrat der Wahl dar. Glukose wird in allen Organen verwertet, ist billig, besitzt eine hohe Umsatzrate, wirkt anabol und antiketogen. Blutzuckerkontrollen können beliebig häufig auch am Krankenbett mit genügender Genauigkeit durchgeführt werden. Wegen der beschriebenen charakteristischen Besonderheiten des Postaggressionsstoffwechsels lag es nahe zu prüfen, ob sog. Glukoseersatzstoffe unter Abschwächung oder Vermeidung der Glukoseverwertungsstörungen als Glukoseersatz in parenteralen Ernährungsprogrammen Verwendung finden können. Befürworter und Gegner dieser Substanzen standen sich in der Vergangenheit und stehen sich in der Gegenwart ohne Annäherung gegenüber (Fauth u. Halmagyi 1991; Keller 1989; Sachs et al. 1991). Festzustellen ist, daß keine Indikation besteht, Fruktose und Sorbit nach kleinen oder mittelschweren chirurgischen Eingriffen bzw. Unfällen einzusetzen oder aber als niedrigprozentige Zuckerlösung. Unverständlich ist allerdings, daß dieselben Arbeitsgruppen, die bis hin zur Gegenwart die Gabe von Fruktose ablehnen, um nicht einen Patienten mit hereditärer Fruktoseintoleranz zu gefährden, vor Jahren wegen „guter" Erfahrungen auf Intensivstationen empfohlen haben, pro Tag bis zu 1 kg Glukose und bedarfsangepaßt bis zu 1000 E Insulin parenteral zu verabfolgen, Dosierungen, die von der Höhe des Energie- und Insulinangebotes strikt abzulehnen sind (Froesch 1974). Die ebenfalls publizierte Aussage, daß jeder Arzt wisse, daß man eine Blutzuckererniedrigung durch Glukosezufuhr und jede Hyperglykämie durch Insulinapplikation behandele, widerspricht hinsichtlich der Vereinfachung der vielfach bestehenden Behandlungsproblematik der klinischen Erfahrung und der u.a. auch von der Aufbereitungskommission B 10 des Bundesgesundheitsamtes im Bundesanzeiger Nr. 93 a, Jahrg. 38, 1986, publizierten Warnung vor schwerwiegenden, lebensbedrohlichen Entgleisungen des Glukosestoffwechsels unter Glukoseapplikation speziell bei schwerkranken oder älteren Patienten mit unbekannter prädiabetischer Stoffwechsellage. Zu warnen ist aber ebenfalls vor der unkritischen Anwendung von Insulin, da Insulin unter den Bedingungen des sog. Postaggressionsstoffwechsel die Glukoseoxidation nicht, wohl aber die Glukoseelimination steigern und dabei zu unerwartet auftretenden und schwerwiegenden Hypoglykämien führen kann.

Die schweren Stoffwechselstörungen und Organschäden, die nach Gabe von Sorbit bzw. Fruktose bei Patienten mit hereditärer Fruktoseintoleranz beobachtet wurden, beruhen einmal auf der Hemmung der Glykogenolyse und Glukoneogenese durch den bestehenden hereditären Enzymmangel und auf der zelltoxisch wirkenden Anhäufung von Fruktose-1-phosphat. Wie lassen sich diese z.T. tödlich endenden Krankheitsverläufe ohne generellen Verzicht auf Fruktose sicher vermeiden? Aus unserer Sicht sind wenige einfache

Maßnahmen zu beachten: 1) Die Verwendung von Fruktose im Rahmen eines parenteralen Ernährungsprogramms ist zu beschränken und hierfür als Bestandteil von Mischlösungen auch zugelassen für Intensivpatienten, d.h. Patienten mit z.T. erheblichen Störungen der Glukosehomöstase. 2) Vor jedem geplanten großen chirurgischen Eingriff, bei dem nur die Möglichkeit besteht, daß eine parenterale Ernährung notwendig werden könnte, kann die Anamnese auf den routinemäßigen Verzehr von Obst und Süßigkeiten ausgedehnt werden, um zu klären, ob die genannten Stoffe vom Patienten immer als Bestandteil seiner normalen Ernährung gemieden werden. Bei schwerverletzten Patienten besteht sicherlich in der ersten 24 h keine Indikation zur parenteralen Ernährung. Von extrem wenigen Ausnahmen abgesehen findet man innerhalb des genannten Zeitraums Gelegenheit, Einzelheiten aus der Anamnese des Patienten von Angehörigen zu erfragen und damit auch Stoffwechselbesonderheiten in Erfahrung zu bringen. In einem letzten, sicher unter 1% liegenden Prozentsatz kann durch engmaschige Überwachung der Blutglukosekonzentration nach einmaliger Gabe von 0,2 g Fruktose/kg KG i.v. festgestellt werden, ob eine Hypoglykämie als Frühsymptom der Fruktoseintoleranz auftritt und den Einsatz von Fruktose verbietet (Sachs et al. 1991; Fauth u. Halmagyi 1991).

Die Frage, warum der Einsatz von Fruktose als Bestandteil eines parenteralen Ernährungsprogrammes von Intensivpatienten befürwortet wird, soll nicht allein mit der Feststellung, daß man bei der künstlichen Ernährung eines schwerkranken Menschen nicht auf einen täglich von uns verzehrten Nahrungsbestandteil verzichten wolle, beantwortet werden, sondern mit dem Hinweis, daß viele Arbeitsgruppen gezeigt haben, daß Fruktose unter unterschiedlichen Voraussetzungen den Glukosestoffwechsel entlastet und speziell in einer Krankheitsphase mit verminderter Glukosetoleranz zusammen mit Xylit erlaubt, auf eine Glukosezufuhr zumindest zum Teil zu verzichten (Förster 1987; Georgieff u. Rügheimer 1990).

Der Einwand, daß man Fruktose- und Xylitspiegel nicht routinemäßig bestimmen könne, läßt sich damit entkräften, daß selbst die bei vollständiger parenteraler Ernährung zugeführten Mengen an Glukoseersatzstoffen nur zu sehr geringen Blutkonzentrationen führen, die osmotisch bedingte Nebenwirkungen ausschließen. Erwähnt werden muß aber, daß die i.v.-Zufuhr der genannten Substrate nach den Dosierungsrichtlinien der Deutschen Arzneimittelkommission auf maximal 3 g Fruktose und 3 g Xylit/kg KG und Tag zu beschränken ist mit der zusätzlichen Limitierung, nicht mehr als 0,125 g/kg KG und Stunde Xylit zu applizieren. Da Untersuchungen mit markierter Glukose gezeigt haben, daß die Oxidationsrate des Organismus für Kohlenhydrate begrenzt ist und 5–6 g/kg KG und Tag nicht überschreitet, besteht bei einer Gesamtkohlenhydratzufuhr, die angegebene menge in einem Kohlenhydratgemisch nicht überschreitet, nicht die Gefahr einer Überdosierung.

Fett ist ebenfalls ein fester Bestandteil unserer normalen Nahrung. Die heute im Handel befindlichen Fettemulsionen erlauben nebenwirkungsfrei, 30–40% – in Ausnahmefällen auch 50% – der Nichteiweißkalorien im Rahmen eines vollständigen parenteralen Ernährungsregimes unter Beachtung der bedarfsangepaßten Gesamtenergiezufuhr zu verabfolgen. Wesentlich ist der Hinweis, daß Fett nicht nur Bedeutung als Energielieferant und Träger fettlöslicher Vitamine besitzt, sondern wesentliche Aufgaben im Funktions- und Strukturstoffwechsel hat, da Fett u.a. Bestandteil wichtiger Zellbestandteile ist und mehrfach ungesättigte Fettsäuren Vorstufen der Prostaglandine darstellen (Spielmann et al. 1988; Tabelle 3). Die Tatsache, daß die verschiedenen Fettemulsionen einen z.T. sehr hohen Linolsäuregehalt haben, beruht nicht in erster Linie auf dem hohen essentiellen Fettsäurebedarf schwerkranker Menschen, sondern v.a. darauf, daß von den vielen untersuchten Fetten Sojabohnenöl sich bei intravenöser Applikation als besonders gut verträglich herausgestellt hat (Eckart 1990).

Die Feststellung, daß ein zu hoher, nicht bedarfsangepaßter Emulgatorgehalt 10%iger Fettemulsionen zu unerwünschten Stoffwechselwirkungen führt, hat die Empfehlung veranlaßt, nur noch 20%ige Fettemulsionen in der Ernährungstherapie einzusetzen (Carpentier 1988). Obwohl Fett u.a. den Vorteil besitzt, daß es ohne Gefahr einer Venenreizung über periphere Venen verabfolgt werden kann, renal nicht ausgeschieden wird und den höchsten Energiegehalt von allen Nährstoffen besitzt, wurde die routinemäßige Verabfolgung von Fett als Bestandteil vollständiger parenteraler Ernährungsgemische vielfach abgelehnt mit der Begründung, daß Fett nur zum Teil akut verbrannt würde, eine geringere stickstoffsparende Wirkung besitze als Kohlenhydrate und

**Tabelle 3.** Rolle der verschiedenen Fettsäurengruppen (Nach Spielmann et al. 1988)

| | Energy | Structure | Function |
|---|---|---|---|
| Short-& medium-chain saturated fats | | | |
| C4 to C12 | +++ | 0 | 0 |
| Long-chain saturated fats | | | |
| C14 (myristic acid) | + | + | + |
| C16 (palmitic acid) | ++++ | + | (+) |
| C18 (stearic acid) | ++ | ++++ | (+) |
| Monounsaturated fats | | | |
| Oleic acid | ++ | ++++ | (+) |
| Polyunsaturated fatty acids (essential & conditionally essential) | | | |
| Linoleic or n-6 family | 0 | +++++ | +++++ |
| Linolenic or n-3 family | 0 | +++++ | +++++ |

überdies die posttraumatische Glukoseverwertungsstörung noch zusätzlich verstärke. Inwieweit ist diese ablehnende Argumentation berechtigt, und welche Konsequenzen sind hieraus für die Ernährungstherapie zu ziehen (Eckart 1990)? Es besteht kein Zweifel, daß parenteral appliziertes Fett ebenso wie intravenös oder enteral verabfolgte Kohlenhydrate akut nur zum Teil verbrannt wird, während der nicht der Oxidation unterliegende Fettanteil im Körper deponiert und bei Bedarf mobilisiert wird. Mit anderen Worten: kein oral, enteral oder intravenös verabfolgter Nährstoff wird während oder unmittelbar nach seiner Verabreichung vollständig, sondern immer nur bedarfsangepaßt energetisch verwertet.

Bekannt ist durch die experimentellen Untersuchungen von Randle et al. (1964), daß Fett die Glukoseverwertung negativ beeinflußt. Studien beim Menschen haben dies bestätigt, anderseits wurde aber auch gezeigt, daß dieser Befund nicht als generelles Argument gegen die gleichzeitige Verabfolgung von Fett und Kohlenhydraten verwendet werden darf. Unter Beachtung und Berücksichtigung ausgeprägter Störungen im Glukosestoffwechsel kann es angebracht sein, zunächst auf die Gabe von Fett zu verzichten. Wie der Stoffwechsel bei einem schwerkranken Intensivpatienten auf die Applikation von Fett reagiert, ist im Einzelfall allerdings nicht vorauszusagen. Wichtig und klinisch verwertbar ist die Beobachtung, daß bei einzelnen Patienten ausgeprägte Glukoseverwertungsstörungen eine Normalisierungstendenz erkennen lassen, wenn das Kohlenhydratangebot reduziert und dafür Fett isokalorisch als Bestandteil des Ernährungsgemisches verabfolgt wird (Eckart 1990). Gefolgert werden muß aus dieser unterschiedlichen Stoffwechselreaktion, daß der Einfluß, den Fett auf die Glukoseverwertung ausübt, nicht vorhersehbar ist und daher durch Kontrolle der Blutglukosekonzentration überwacht werden muß (Grünert 1981). Entscheidend ist, daß die geschilderte Einflußnahme von parenteral appliziertem Fett auf den Glukosestoffwechsel nicht dazu berechtigt, ohne Überprüfung der Stoffwechselreaktion Fettemulsionen als Bestandteil intravenöser Ernährungsprogramme abzulehnen.

Zum Einfluß, den Kohlenhydraten und Fett auf den Proteinstoffwechsel ausüben, schrieb Munro in seinem gemeinsam mit Allison 1964 herausgegebenen Buch, *Mammalian protein metabolism*: „Protein, carbohydrate, and fat all serve as dietary sources of energy, and the most obvious way in which carbohydrate and fat can influence the course of protein metabolism is through their energy-yielding properties. In addition, however, carbohydrate has an action on protein metabolism not shared by fat“. Diese spezifische Wirkung von Glukose beruht zumindest zu einem großen Teil auf einer kohlenhydratinduzierten Insulinfreisetzung, die sich antikatabol auswirkt. So hat eine Studie bei gesunden Vergleichspersonen gezeigt, daß der isokalorische Ersatz von Kohlenhydraten durch Fett bei gleichem Stickstoffangebot zu einer Mehrbildung von Harnstoff, d.h. einem gesteigerten Eiweißabbau führt, einer Stoffwechselreaktion, die noch niemand veranlaßt hat, auf Fett in seiner Nahrung zu verzichten. Zahlreiche Arbeitsgruppen haben in vergleichenden Studien nachgewiesen, daß der Ersatz eines Teiles der Kohlenhydrate durch Fett in einem Nahrungsgemisch bei operierten Patienten die Stickstoffbilanz nicht negativ beeinflußt. Positive Effekte waren besonders bei älteren, muskelschwachen und mangelernährten Menschen festzustellen (Elwyn et al. 1989). Long et al. (1977) konnten dagegen zeigen, daß bei Patienten in ausgeprägtem Streßzustand eine von der Höhe des Kohlenhydratangebotes abhängige stickstoffsparende Wirkung eintrat, während selbst bei geringer Kohlenhydratdosierung durch die zusätzliche Gabe von Fett kein additiver Effekt zu erzielen war. Gefolgert wurde aus dieser und vielen anderen experimentellen und klinischen Studien, daß die stickstoffsparende Wirkung von Fett in einem Nahrungsgemisch ebenso groß sein kann wie die der Kohlenhydrate, im Extremfall aber auch völlig fehlen kann. Abhängig ist der Einfluß auf den Eiweißstoffwechsel vom Ernährungszustand des Patienten, seinem Alter, der Stoffwechselphase, in der er sich befindet, von der Zusammensetzung des Nahrungsangebotes und dessen Energiegehalt. Beispielhaft seien ein schwerverletzter, muskelkräftiger junger Mann in den ersten Tagen nach dem Unfall und ein mangelernährter alter Patient verglichen, bei dem im Rahmen seiner präoperativen Vorbereitung eine Substitutions-, Korrektur- und Ernährungstherapie indiziert ist. Während sich die Stickstoffbilanz des jungen Patienten unter den geschilderten Voraussetzungen durch die Applikation von Fett nicht oder nur sehr gering verbessern wird, ist zu erwarten, daß eine Fettzufuhr, angepaßt in der Größenordnung an die Relationen unserer normalen Ernährung, d.h. von 30 bis maximal 40% des Gesamtnahrungsangebotes, den Eiweißabbau und die Eiweißsynthese im zweiten Fall ebenso günstig beeinflussen wird wie ein gleichgroßes Kohlenhydratangebot. Was die Relationen der im Rahmen eines Infusionsprogrammes angebotenen Kohlenhydrat- und Fettmengen betrifft, sie wurde im Hinblick auf deren Einfluß auf den Eiweißhaushalt empfohlen, den Ruheumsatz der Patienten durch Kohlenhydrate zu decken und bei darüber hinaus bestehendem Energieverbrauch Fett zu verabfolgen (Long et al. 1977). Auf die Frage, ob Fett bei Patienten mit akutem Nierenversagen, bei fortgeschrittenen Lebererkrankungen oder beispielsweise bei akuter Pankreatitis verabfolgt werden darf, gibt es nur eine verbindliche Antwort: Nicht eine Diagnose, nicht das Vorliegen eines bestimmten Krankheitsbildes sind entscheidende Kriterien für die Applikation von Fett im Rahmen eines vollständigen Ernährungsregimes, sondern das Stoffwechselverhalten des Patienten zum gegebenen Zeitpunkt, d.h. insbesondere die Höhe der Triglyzerid- und Blutglukosespiegel. Weisen vor einer parenteralen Fettgabe pathologische Triglyzeridwerte an 2 aufeinanderfolgenden Tagen darauf hin, daß die Fettelimination aus der Blutbahn gestört ist und ist ein bedarfsüberschreitendes Kohlenhydratangebot als Ursache der Hypertriglyzeridämie auszuschließen, dann sollte auf die Verabreichung von Fett als Kalorienträger verzichtet werden und nur der Bedarf an essentiellen Fettsäuren bei jeder langdauernden parenteralen Ernährung gedeckt werden. Besonders betont werden soll, daß nur bei einer Tetrachlorkohlenstoffvergiftung und bei der schwersten Form einer akuten Hepatitis auf eine Fettgabe verzichtet werden muß, während die fortgeschrittene Leberzirrhose und das Leberkoma unter Beachtung der vorgenannten Richtlinien keine Kontraindikation gegen Fett darstellen.

Von größtem Interesse für jeden Anästhesisten ist die Antwort auf die Frage, ob Fett bei Patienten mit respiratorischer Insuffizienz als Energieträger Bestandteil eines parenteralen Ernährungsregimes sein darf. Nachdem man die Nebenwirkungen auf den pulmonalen Gasstoffwechsel, die bei Gabe heute nicht mehr im Handel befindlicher Fettemulsionen vor vielen Jahren beschrieben wurden, in der Folgezeit bei Verwendung moderner Präparate nicht mehr beobachtet hat, wird Fett ohne Bedenken auch bei beatmeten Patienten appliziert. Neuere Veröffentlichungen, die aber nicht von allen Untersuchungen bestätigt wurden, deuten darauf hin, daß der hohe Linolsäuregehalt heutiger Fettpräparate zu einer Mehrproduktion von Arachidonsäuremetaboliten führt, die vasodilatatorisch bzw. vasokonstriktorisch wirkend die pulmonale Strombahn und den Gasstoffwechsel negativ beeinflussen (Hageman u. Hunt 1986; Hageman et al. 1983; Mathru et al. 1991; Schmidt et al. 1986; Venus et al. 1989). Obwohl diese Befunde weiterer Bestätigung bedürfen, sind heute folgende Aussagen möglich:

1) Bislang wurde von keiner Arbeitsgruppe aufgrund der erwähnten Befunde die Forderung erhoben, Fett bei Patienten mit akuten Lungenversagen zu vermeiden, sondern nur empfohlen, diese Patienten besonders engmaschig zu überwachen.

2) 500 ml einer 20%igen Fettemulsion sollten speziell bei bestehender Ateminsuffizienz über mindestens 12 h infundiert werden, um Reaktionen des Prostaglandinstoffwechsels zu vermeiden, zumindest aber abzuschwächen.

Erwähnenswert in diesem Zusammenhang ist das Ergebnis einer Studie von Radermacher et al. (1992), die bei beatmeten Intensivpatienten unter der Gabe einer MCT/LCT-Emulsion keine Rückwirkungen auf Hämodynamik und pulmonalen Gasaustausch und Prostaglandinstoffwechsel beobachtet haben und dies mit dem zumindest halbierten Linolsäuregehalt des Mischpräparates erklären. An dieser Stelle bietet sich an, eine Antwort auf die Frage zu geben, ob nach heutigem Kenntnisstand eine ausschließlich langkettige Triglyzeride enthaltende LCT-Emulsion zur Kalorien- und Substratsubstitution zu bevorzugen ist, oder ob die aus mittel- und langkettigen Triglyzeriden bestehende MCT/LCT-Emulsion klinische Vorteile bietet. Hinsichtlich einer Beeinflussung des Glukose- und Proteinstoffwechsels konnten alle bislang vorliegenden Studien keine Unterschiede aufzeigen (Rett et al. 1986). Die Oxidationsrate mittelkettiger Fettsäuren ist nachgewiesenermaßen signifikant höher als die der langkettigen. Nebenwirkungen wie Steigerungen der Körpertemperatur wurden als Folge einer akuten Verbrennung ebensowenig beobachtet wie eine Ablagerung von mittelkettigen Triglyzeriden im Körper, so daß von einer schnellen Energiebereitstellung durch die Mischemulsion auszugehen ist. Da neben den zugeführten Fetten aber immer auch körpereigenes Fett aus vorhandenen Depots freigesetzt und verbrannt wird, muß unbeantwortet bleiben, ob der der Deckung des Energieverbrauchs dienende Fettumsatz durch Applikation der Mischemulsion gesteigert wird.

Beobachtungen bei Home-Langzeit-parenteralernährten Patienten mit Kurzdarmsyndrom oder entzündlichen Darmerkrankungen haben nach Carpentier et al. (1990) einen positiven Effekt auf verschiedene „Leberparameter" ergeben und diese Arbeitsgruppen veranlaßt, bei diesem Patientengut nur noch die Mischemulsionen einzusetzen. Die Frage, ob speziell im Rahmen einer Langzeiternährung der Bedarf an essentiellen Fettsäuren bei Einsatz der MCT/LCT-Emulsion gedeckt wird, ist zu bejahen, da deren Linolsäurengehalt noch deutlich über dem menschlichen Bedarf liegt. Die Überlegung, daß die Bereitstellung von 2 Energieträgern, die zumindest zum Teil unterschiedlich vom Organismus abgebaut werden, stoffwechselentlastend wirkt, daß das primäre Ziel der Ernährungstherapie nicht die Auffüllung von Depots, sondern die Bereitstellung schnell verwertbarer Energieträgern ist, daß der Bedarf des Organismus nicht eine einseitig hohe Linolsäurezufuhr verlangt, daß Hinweise existieren, daß das hohe Linolsäureangebot zu einer noch nicht ausreichend in seinen Auswirkungen übersehbaren Stimulation des Prostaglandinstoffwechsels führt und daß sich die Mischemulsion „leberentlastend" auswirkt, hat uns veranlaßt, speziell bei septischen Patienten mit ihren vielfältigen Organ- und Stoffwechselstörungen das Fettgemisch routinemäßig einzusetzen (Adolph et al. 1989; Carpentier et al. 1990; Eckart 1990; Hageman u. Hunt 1986; Radermacher et al. 1992).

Leider besteht im Rahmen dieses Beitrages keine Möglichkeit, umfassend auf die Behandlung von Mangelzuständen einzugehen und damit auf Einzelheiten in der Ernährungstherapie stark unterernährter, kachektischer Patienten (Eckart et al. 1989). Von größter Bedeutung für den Erfolg der Ernährungstherapie und gleichzeitig für das Vermeiden schwerer bzw. schwerster Stoffwechselentgleisungen ist es, sich darüber im klaren zu sein, daß dieser schwere Ernährungsmangel nicht kurzfristig entstanden ist und deshalb auch kein Versuch unternommen werden darf, diesen Zustand durch ein aggressives „ernährungstherapeutisches" Behandlungsschema zu beheben. Wenn heute allgemein akzeptiert wird, daß der Ernährungsaufbau bei einem Schwerverletzten schrittweise in Anpassung an die vorliegende Stoffwechselsituation erfolgen sollte, dann muß er bei Patienten mit hochgradigem Ernährungsmangel noch protrahierter erfolgen. Wenn man diese Richtlinien befolgt und gleichzeitig bedenkt, daß bei einem stark untergewichtigen Patienten nicht nur ein Mangel an Energieträgern und Eiweiß besteht, sondern auch ein Defizit an Elektrolyten, Spurenelementen und Vitaminen, dann kann kein Zweifel mehr bestehen, wie ernährungstherapeutisch vorzugehen ist. Begonnen wird die parenterale Ernährung mit einer Zufuhr von 100–150 g Kohlenhydraten und bis zu 50 g Fett pro Tag. Gleichzeitig werden nicht nur alle Elektrolyte, Vitamine und Spurenelemente substituiert, sondern deren Blutspiegel und renale Ausscheidung auch überwacht, da bei normaler Blutkonzentration eine beispielsweise stark verminderte Phosphat- oder Magnesiumkonzentration im Urin den nach wie vor bestehenden Mangelzustand noch erkennen läßt (Apovian et al. 1990). Gesteigert wird das Nahrungsangebot in der Folge nur schrittweise unter ständiger Berücksichtigung des aktuellen Stoffwechselverhaltens und der überwachten Parameter im Serum und der Ausscheidungsmenge im Urin, um das Auftreten schwer beherrschbarer Stoffwechsel- und Elektrolytstörungen zu vermeiden.

Nicht besprochen wurde bislang, bei welchen Patienten unter der Voraussetzung, daß eine Nahrungszufuhr über den Magen-Darm-Kanal nicht möglich ist, eine Indikation zur parenteralen Ernährung besteht. An der im Einzelfall lebenserhaltenden Funktion der intravenösen Ernährung besteht kein Zweifel. Nicht gesichert ist jedoch, welche Bedeutung diese spezielle Ernährungsform aber bei den Patienten besitzt, deren Ernährungszustand normal ist und bei denen die Nahrungsaufnahme nur für wenige Tage unterbrochen ist. Die Unsicherheit, die hinsichtlich der unterschiedlichen Indikationen zur künstlichen Ernährung besteht, führt immer wieder zu der gleichen Frage: „Dient die parenterale Ernährung nur zur Aufrechterhaltung und Verbesserung des Ernährungszustandes eines Patienten oder beeinflußt sie auch dessen Krankheitsverlauf positiv und ist eine hypokalorische Ernährung vom Angebot überhaupt dazu in der Lage?“ (Eckart u. Neeser 1990). Die Antwort hierauf ist häufig zurückhaltend, ausweichend, mehrheitlich aber keinesfalls im Sinne einer gesicherten und damit erforderlichen therapeutischen Maßnahme, soweit die Unterbrechung der Nahrungsaufnahme zeitlich begrenzt und der Ernährungszustand des Patienten normal ist. So halten es das „Health and Public Policy Committee“ des American College of Physicians ebenso wie eine Expertengruppe der amerikanischen Gesellschaft für parenterale und enterale Ernährung und ein Forum an der Georgetown University School of Medicine, das Richtlinien zur Technik der parenteralen Ernährung erarbeitete, nicht für gerechtfertigt, Patienten unausgewählt nach einem chirurgischen Eingriff oder einem Trauma parenteral zu ernähren. Beschränkt wird die Indikation im wesentlichen auf Patienten in sehr schlechtem Ernährungszustand und auf eine postoperativ 7–10 Tage überschreitende Nahrungskarenz unter Berücksichtigung der Größe des Operationsstresses, der Schwere eines Traumas und vorhandener Begleiterkrankungen.

*Clinical settings where TPN should be a part of routine care (from A.S.P.E.N. 1986)*

1) Inability to absorb nutrients via the gastrointestinal tract (massive bowel resection, radiation enteritis, intractable vomiting).
2) High-dose chemotherapy, radiation.
3) Severe acute pancreatitis.
4) Severe malnutrition (nonfunctional gastrointestinal tract).
5) Severely catabolic patients (gastrointestinal tract not usable within 5–7 days).

*Clinical settings where TPN usually would be helpful (from A.S.P.E.N. 1986)*

1) Major surgery (total colectomy, esophagogastrectomy).
2) Moderate stress (30–50% body surface area burns).
3) Enterocutaneous fistulae.
4) Inflammatory bowel disease.
5) Hyperemesis gravidarum.
6) Malnourished patients who require major surgical intervention.
7) Inflammatory adhesions with small bowel obstruction.
8) Intensive cancer chemotherapy.

*Clinical settings where TPN is of limited value (from A.S.P.E.N. 1986)*

1) Mild to moderate stress, well-nourished patient. Gastrointestinal tract usable within a 10 days period (body surface burn less than 20%, mild acute pancreatitis).
2) Immediate postoperative period, well-nourished patient. Gastrointestinal tract usable within 7 to 10 days.
3) Proven or suspected untreatable disease state.

Bei Patienten, bei denen damit zu rechnen ist, daß der genannte Zeitraum überschritten wird, sollte allerdings bereits unmittelbar postoperativ mit der künstlichen Ernährung begonnen werden, um dem Organismus die Folgen einer länger dauernden Hungerperiode zu ersparen (Allison 1992; A.S.P.E.N., Board of Directors 1986; Buzby 1990; Core Statement of the Technology Assessment and Practice Guidelines Forum 1991; Detsky 1991; Health and Public Policy Committee, American College of Physicians 1987). Seit Studley 1936 berichtet hat, daß die Mortalität chirurgischer Patienten, deren Gewichtsverlust mehr als 20% betrug, um ein Mehrfaches höher lag als in einem Patientenkollektiv, dessen Ernährungszustand weniger deutlich reduziert war, haben verschiedene Arbeitsgruppen immer auf den Zusammenhang zwischen Ernährungszustand und klinischem Outcome hingewiesen. Ob eine parenterale Ernährungstherapie die Prognose eines mangelernährten Patienten so günstig beeinflussen kann, daß sie sich nicht von dem klinischen Verlauf eines normal ernährten Patienten unterscheidet, war lange Zeit nicht zu beantworten, da beweisende Studienergebnisse fehlten (Campos u. Meguid 1992). Eine großangelegte multizentrische Untersuchung hat diese Frage speziell hinsichtlich einer präoperativen Ernährungstherapie überprüft und zeigen können, daß bei Patienten in sehr schlechtem Ernährungszustand eine präoperative parenterale Ernährung über 7–15 Tage sich günstig auf den Krankheitsverlauf auswirkt, während eine gleiche positive Wirkung bei den übrigen Kranken nicht nachzuweisen war (The Veterans Affairs TPN Cooperative Study Group 1991).

Was läßt sich aus all den hier diskutierten Fakten mit wenigen Worten ableiten? Die parenterale Ernährung eines Patienten ist immer individuell angepaßt an seinen Ernährungszustand, die Schwere eines Traumas, die Dauer der zu erwartenden Nahrungskarenz und das Ausmaß vorhandener Stoffwechselbesonderheiten durchzuführen. Klinisch gesichertes Wissen und die ständige Überprüfung des eigenen Vorgehens werden aber nicht nur unseren Patienten zugute kommen, sondern auch zur Kostenreduktion beitragen, indem bislang routinemäßig eingesetzte „therapeutische" Maßnahmen hinsichtlich ihrer Effektivität nicht nur klinisch überwacht, sondern gegebenenfalls auch in Frage gestellt und nicht mehr weitergeführt werden.

## Literatur


Adolph M, Eckart J, Metges C, Neeser G, Wolfram G (1989) Oxidation of long and medium chain triglycerides during total parenteral nutrition of severely injured patients. In: Hartig W, Dietze G, Weiner R, Fürst P (eds) Nutrition in clinical practice. Karger, Basel, p 190

Allison S (1992) The uses and limitations of nutritional support. Clin Nutr 11:319

Apovian C, McMahon M, Bistrian B (1990) Guidelines for refeeding the marasmic patient. Crit Care Med 18:1030

A.S.P.E.N. Board of Directors (1986) Guidelines for use of total parenteral nutrition in the hospitalized adult patients. JPEN 10:441

Behrendt E (1989) Posttraumatische parenterale Ernährungstherapie. Anästh Intensivmed 30:68

Behrendt W (1990) Optimierung der parenteralen Ernährung mittels indirekter Kalorimetrie. In: Wolfram G, Eckart J, Adolph M (Hrsg) Künstliche Ernährung. Karger, Basel, S 304

Burke J, Wolfe R, Mullany C, Mathews D, Bier D (1979) Glucose requirements following burn injury. Ann Surg 190:274

Bursztein S, Elwyn D, Askanazi J, Kinney J (1989) Energy metabolism, indirect calorimetry and nutrition. Williams & Wilkins, Baltimore

Buzby G (1990) Perioperative nutritional support. JPEN 14:197 S

Campos A, Meguid M (1992) A critical appraisal of the usefulness of perioperative nutritional support. Am J Clin Nutr 55:117

Carlson M, Nordenström J, Hedenstierna G (1984) Clinical implications of continuous measurement of energy expenditure in mechanically ventilated patients. Clin Nutr 3:103

Carpentier Y (1988) Intravascular metabolism of fat emulsions: The ARVID WRETLING LECTURE, ESPEN 1988. Clin Nutr 8:115

Carpentier Y, Richelle M, Haumont D, Deckelbaum R (1990) New developments in fat emulsions. Proc Nutr Soc 49:375

Cerra F (1989) Nutrition in trauma, stress and sepsis. In: Shoemaker W, Ayres S, Grenvik A, Holbrook P, Thompson W (eds) Textbook of critical care. Saunders, Philadelphia, p 1118

Core Statement of the Technology Assessment and Practice Guidelines Forum (1991) Nutrition, January, p 31

Detsky A (1991) Parenteral nutrition – is it helpful? N Engl J Med 325:573

Eckart J (1990) Fett. In: Ahnefeld F, Grünert A, Schmitz J (Hrsg) Parenterale Ernährungstherapie. Springer, Berlin Heidelberg New York Tokyo, S 25

Eckart J (1990) Energiebedarf operativer, septischer und unfallverletzter Patienten: In: List W, Kröll W (Hrsg) Postaggressionsstoffwechsel und parenterale Ernährung. Maudrich, Wien, S 116

Eckart J, Neeser G (1990) Kosten und Effizienz der künstlichen Ernährung. In: Wolfram G, Eckart J, Adolph M (Hrsg) Künstliche Ernährung 1989. Karger, Basel, S 80

Eckart J, Neeser G, Adolph M (1989) Metabolische Nebenwirkungen der parenteralen Ernährung. Infusionstherapie 17:1

Eckart J, Neeser G, Adolph M (1990) Postoperative Infusionstherapie nach allgemeinchirurgischen Eingriffen. In: Lawin P, Anger C (Hrsg) Anästhesiologische Praxis. Alte Fragen – Neue Antworten. Thieme, Stuttgart, S 129

Elwyn D, Kinney J, Gump F, Askanazi J, Rosenbaum S, Carpentier Y (1980) Some metabolic effects of fat infusions in depleted patients. Metabolism 29:125

Fauth U, Halmagyi M (1991) Ätiologie, Pathophysiologie und klinische Bedeutung der hereditären Fruktoseintoleranz. Infusionstherapie 18:213

Förster H (1987) Fruktose und Sorbit als energieliefernde Substrate für die parenterale Ernährung. Infusionstherapie 14:98

Foster G, Knox L, Dempsey D, Mullen J (1987) Caloric requirements in total parenteral nutrition. J Am Coll Nutr 6:231

Froesch E (1974) Haushalt der Betriebsstoffe und parenterale Ernährung mit Kohlenhydraten. Intensivmedizin 11:194

Georgieff M, Rügheimer E (1990) Kohlenhydrate in der parenteralen Ernährung. In: Ahnefeld F, Grünert A, Schmitz J (Hrsg) Parenterale Ernährungstherapie. Springer, Berlin Heidelberg New York Tokyo, S 13

Grünert A (1981) Funktions- und Stellenwert von Neutralfett in der Ernährungstherapie. In: Müller J, Pichlmaier H (Hrsg) Springer, Berlin Heidelberg New York, S 91

Hageman J, Hunt C (1986) Fat emulsions and lung function. Clin Chest Med 7:69

Hageman J, McCulloch K, Gora P, Olsen E, Pachman L, Hunt C (1983) Intralipid alterations in pulmonary prostaglandin metabolism and gas exchange. Crit Care Med 11:794

Health and Public Policy Committee, American College of Physicians (1987). Ann Intern Med 107:252

Hunter D, Jaksic T, Lewis D, Benotti P, Blackburn G, Bistrian B (1988) Resting energy expenditure in the critically ill: estimations versus measurement. Br J Surg 75:875

Keller U (1989) Zuckerersatzstoffe Fruktose und Sorbit: ein unnötiges Risiko in der parenteralen Ernährung. Schweiz Med Wochenschr 119:101

Kinney J, Long C, Duke J (1979) Energy demands in the surgical patient. In: Fox C, Nahas G (eds) Body fluid replacement in the surgical patient. Grune & Stratton, New York, p 296

Long J, Wilmore D, Mason A, Pruitt B (1977) Effect of carbohydrate and fat intake on nitrogen excretion during total intravenous feeding. Ann Surg 185:417

Mathru M, Dries D, Zecca A, Fareed J, Rooney M, Rao T (1991) Effect of fast vs slow intralipid infusion on gas exchange, pulmonary hemodynamics and prostaglandin metabolism. Chest 99:426

Neeser G, Eckart J, Lichtwarck-Aschoff M, Wengert P, Adolph M (1990) Mangelsituation: Vitamin $B_1$. In: Wolfram G, Eckart J, Adolph M (Hrsg) Künstliche Ernährung. Karger, Basel, S 142

Radermacher P, Santak B, Strohbach H, Schrör K, Tarnow J (1992) Fat emulsions containing medium chain triglycerides in patients with sepsis syndrome: effects on pulmonary hemodynamics and gas exchange. Intensive Care Med 18:231

Randle P, Newsholme E, Garland P (1964) Regulation of glucose uptake by muscle. Effects of fatty acids, ketone bodies and pyruvate, and of alloxan diabetes and starvation, on the uptake and metabolic fate of glucose in rat heart and diaphragm muscle. Biochem J 93:652

Rett K, Wicklmayr M, Dietze G, Mehnert H, Wolfram G, Hailer S (1986) Inhibition of muscular glucose uptake by lipid infusion in man. Clin Nutr 5:187

Sachs M, Asskali F, Encke A, Förster H (1991) Stoffwechselveränderungen bei Patienten mit hereditärer Fruktoseintoleranz. Med Klin 86:574

Schmidt G, Allen R, Chandler C, Davis P, Roller R, Wolfe B (1986) Effects of intravenous fat emulsion on pulmonary function in adult respiratory distress syndrome patients. Surg Forum XXXVII:84

Spielmann D, Bracco U, Traitler H, Crozier G, Holmann R, Ward M, Cotter R (1988) Alternative lipids to usual Omega 6 PUFAS: Gamma-linolenic acid, alpha-linolenic acid, stearidonic acid, EPA etc. JPEN 12:111 S

Studley H (1936) Percentage of weight loss: a basic indicator of surgical risk in patients with chronic peptic ulcer. JAMA 106:458

The Veterans Affairs TPN Cooperative Study Group (1991) Perioperative total parenteral nutrition in surgical patients. N Engl J Med 325:525

Venus B, Smith R, Pate C, Sandoval E (1989) Hemodynamic and gas exchange alterations during Intralipid infusions in patients with adult respiratory distress syndrome. Chest 95:1278

# Theorie und Praxis der totalen intravenösen Anästhesie

J. RADKE

Inhalationsanästhesie und i.v.-Anästhesie sind keine Konkurrenten, sondern im Rahmen der Allgemeinanästhesie eher 2 Möglichkeiten, dem Patienten das jeweils geeignetere Anästhesieverfahren zukommen zu lassen.

Die Ausgangsfrage lautet deshalb: Wo liegen die für den Patienten und für den Anästhesisten wichtigen Unterschiede der beiden Anästhesieverfahren?

| Methodenvergleich: | Inhalation | intravenös |
|---|---|---|
| Apparativer Aufwand: | Verdampfer | Spritze |
| Applikationsweg: | Lunge | venöser Zugang |
| Narkoseeinleitung: | Exzitation | angenehmes Einschlafen |
| Steuerbarkeit: | gut | nicht so gut (?) |
| Elimination: | Lunge | Leber, Niere |
| Antagonisierung: | nicht möglich | möglich |
| Postoperative Analgesie: | unsicher | gegeben |
| AWR-Phase: | unruhig | angenehm für Patient und Personal |

Die erste Antwort lautet: Der Unterschied liegt in den verwendeten Methoden.

Dabei ist für den Patienten wichtig:

- daß er mit Hilf der Einschlafspritze sanft und angenehm einschläft,
- daß er nach der Operation ebenso sanft wieder aufwacht und
- daß er postoperativ keine Schmerzen hat.

Dies alles wäre bei einer reinen Inhalationsanästhesie so nicht gegeben.

Für den Anästhesisten ist folgendes wichtig zu wissen:

Die Inhalationsanästhetika haben als Anflutungs- und Ausscheidungsorgan die Lunge, über die sie schnell steuerbar sind. Ihr Metabolismus ist – außer beim Halothan – gering. Sie stellen aber dennoch eine Belastung der Leber dar.

Weil i.v.-Anästhetika nun einmal mit Hilfe einer Spritze i.v. gegeben werden, sind sie nach der Gabe für den Anästhesisten nicht oder kaum noch steuerbar, es sei denn, er antagonisiert sie. Ansonsten gilt hier der Grundsatz: Was drin ist, ist drin! Das ist besonders für die Pharmakokinetik wichtig, über deren Grundbegriffe bei jedem Anästhesisten ein ausreichender Kenntnisstand existieren muß.

Die Pharmakokinetik ist das, was der Körper mit der Substanz macht

- Organdurchblutung (Gehirn, Leber, Niere).
- Umverteilung (Gehirn, Muskel, Fett),
- Eiweißbindung (substanzspezifisch, nur das freie Ion wirkt!),
- Biotransformation (Umwandlung zu wasserlöslichen Metaboliten),
- Eliminationswege (Niere, Leber, Darm, Lunge).

Nach der i.v.-Gabe eines Pharmakons unterliegt die Substanz den Gesetzen der Pharmakokinetik. Diese Vorgänge werden hauptsächlich beeinflußt durch das unterschiedliche Ausmaß der Organdurchblutung und den Umverteilungsvorgängen, der Eiweißbindung, der Art der Biotransformation und den Eliminationswegen der Substanz. Auch die pharmakodynamischen Eigenschaften der Substanz können nach ihrer i.v.-Gabe von außen praktisch nicht mehr beeinflußt werden.

So angenehm also eine i.v.-Anästhesie für den Patienten ist, so schwierig ist sie aber u.U. für den ungeübten Anästhesisten zu steuern. Der Einsatz von i.v.-Anästhetika setzt deshalb beim Anwender sehr gute Kenntnisse über Pharmakokinetik und -dynamik der verwendeten Substanzen voraus, und das nicht nur im gesunden, sondern besonders auch im kranken Organismus. Zusätzlich muß der Anästhesist wissen, daß die pharmakologischen Eigenschaften der einzelnen Substanzen in Kombination mit anderen, gleichzeitig verabreichten Pharmaka Änderungen erfahren können.

Die 2. Antwort auf die Frage nach dem Unterschied zwischen der Inhalations- und der i.v.-Anästhesie lautet: In den verwendeten Substanzen.

| Substanzenvergleich | Inhalation | intravenös |
|---|---|---|
| Analgetika: | En,Hal,Iso,$N_2O$ | Opioide, Opiate, Ketamin |
| Hypnotika: | En,Hal,Iso,$N_2O$ | Benzo, Eto, Ket, Propo, Barbi |
| Reflexdämpfung: | En,Hal,Iso,$N_2O$ | Benzo, Neurolept |
| Muskelrelaxierung: | En,Hal,Iso,$N_2O$ | Pancu, Vecu, Atra |

Vorausgesetzt, es soll eine lupenreine Inhalationsanästhesie gemacht werden, so stehen für alle Komponenten der Anästhesie nur die gleichen bekannten Substanzen, nämlich Halothan, Enfluran und Isofluran zur Verfügung; dazu noch das offensichtlich immer noch unentbehrliche Lachgas. Eine solche Anästhesieform ist heutzutage allerdings sehr selten. Fast immer werden i.v. zu applizierende Substanzen hinzugefügt, z.B. ein Opioid oder ein Muskelrelaxans. Auf diese Weise kann der Bedarf an Inhalationsanästhetika reduziert und damit deren Nebenwirkungen vermindert werden. So kommt man dann allerdings ganz schnell zu solchen Anästhesieformen wie der „balanced anesthesia", im anästhesiologischen Sprachgebrauch auch „Haloleptanästhesie" genannt. Die Inhalationsanästhesie wird also heutzutage in den allermeisten Fällen durch die i.v.-Gabe von Substanzen (zumindest Muskelrelaxanzien) komplettiert und ist damit der Definition nach keine reine Inhalationsanästhesie mehr.

Gebräuchliche i.v.-Anästhetika

Barbiturate: Thiopental, Methohexital,
Etomidat,
Ketamin,
Opioid: Fentanyl, Alfentanil, Sufentanil,
Benzodiazepine: Flunitrazepam, Midazolam,
Propofol,
(Muskelrelaxanzien).

Das Wort „i.v.-Anästhetika" ist eine Art Sammelbegriff, der sich lediglich auf die Applikationsform bezieht. Sowohl Barbiturate, Propofol und Etomidat als auch Hypnotika, Ketamin und die Opioide als Analgetika, Benzodiazepine und Neuroleptika als Sedativa wie auch die Muskelrelaxanzien kommen dabei zum Einsatz.

Besteht nun die Absicht, eine lupenreine i.v.-Anästhesie durchzuführen, so geht das mit diesen Substanzen ohne weiteres. Außer Sauerstoff ist weder Gas noch Dampf über die Lunge notwendigerweise zuzuführen. Dies wäre dann also eine totale intravenöse Anästhesie (TIVA).

Abgesehen davon ist aber bei der i.v.-Anästhesie die Menge der verfügbaren Substanzen insgesamt viel größer und auch unterschiedlicher. Es ist hier deshalb kein Problem, für jede Komponente der Anästhesie sowie deren horizontaler und vertikaler Steuerbarkeit genau das treffende Mittel einzusetzen und damit lediglich die erwünschten Wirkungen zu nutzen unter weitestgehender Vermeidung der Nebenwirkungen.

Nebenwirkungen

Bisher sind für i.v.-Anästhetika und i.v.-Adjuvanzien keine Organtoxizität oder teratogene, mutagene und karzinogene Auswirkungen bekannt (vgl. Hal = Leber; Methoxyfl. = Niere).

Im Gegensatz zu den Inhalationsanästhetika ist von keinem i.v.-Anästhetikum bisher eine Organtoxizität bekannt geworden. Auch teratogene, mutagene oder karzinogene Auswirkungen nach chronischer Exposition sind bei der TIVA nicht aufgetreten.

Obwohl eine TIVA im Prinzip lediglich aus Analgesie und Hypnose bestehen muß, wird eine breite Palette unterschiedlicher Substanzen eingesetzt, um diese Wirkqualitäten zu erreichen. Angesichts dieser Vielfalt ist es deshalb nicht sinnvoll, von *dem* Einfluß der TIVA auf Herz-Kreislauf oder andere Organsysteme zu reden. Vielmehr ist es erforderlich, die einzelnen Substanzen auf ihre jeweils spezifischen Wirkungen hin zu untersuchen.

Tabelle 1 zeigt einmal die wichtigsten kardiovaskulären Veränderungen nach Injektion verschiedener intravenöser Anästhetika.

Andere mehr oder weniger bekannte Nebenwirkungen der i.v.-Anästhetika sind in der näch-

Tabelle 1. Kardiovaskuläre Veränderungen nach Injektion verschiedener Narkotika

| Substanz | RR | HF | Kontrakt. | HI | TPR | $MVO_2$ |
|---|---|---|---|---|---|---|
| Methohexital | – | + | –– | – | + | ++ |
| Thiopental | – | + | –– | – | + | ++ |
| Etomidat | – | + | + | – | + | + |
| Droperidol | – | + | + | + | – | + |
| Fentanyl | + | – | – | – | –+ | – |
| Sufentanil | – | –+ | –+ | – | –+ | –+ |
| Flunitrazepam | –– | – | – | – | – | – |
| Midazolam | – | + | – | – | – | – |
| Ketamin | ++ | +++ | + | – | ++ | +++ |
| Ketamin und Benzodiazepine | – | + | – | – | + | + |
| Propofol | –– | + | – | – | – | –– |

sten Übersicht zusammengefaßt. Bis auf wenige Ausnahmen kommen diese Nebenwirkungen allerdings kaum oder nicht im Rahmen der TIVA zum Tragen, sondern eher bei der Langzeitsedierung von Intensivpatienten.

Nebenwirkungen von i.v.-Hypnotika (außer Herz-Kreislauf)

| | |
|---|---|
| Barbiturate: | Histaminfreisetzung, Bronchokonstriktion, Kumulation, Enzyminduktion; |
| Neuroleptika: | extrapyramidale motorische Störungen, α-Blockade; |
| Benzodiazepine: | Gewöhnung, Kumulation, Entzugssymptomatik; |
| Ketamin: | dissoziative Anästhesie, dysphorische Halluzinationen; |
| Etomidat: | Myoklonien, NNR-Suppression; |
| Propofol: | Triglyzeride, Fettzufuhr. |

Die TIVA ist übrigens gar keine Erfindung unserer Zeit. In der Form der NLA hat es sie schon 1959 gegeben. Zur Frage, ob die Abkürzung NLA Neuroleptanalgesie oder Neuroleptanästhesie heißt, folgt hier eine Klarstellung sozusagen von dem Erfinder der NLA selbst.

De Castro (1959): Neuroleptanalgesie ist die i.v.-Gabe eines Analgetikums (meist Fentanyl) und eines Neuroleptikums (meist Dehydrobenzperidol).

Wohlgemerkt: Es fehlen hier sowohl die Barbiturate als auch die gasförmigen Anästhetika. Relaxierung ist gestattet, Beatmung auch. Alles zusammen führt zu einem merkwürdigen Bewußtseinszustand, den die Autoren damals „Mineralisation“ nannten. Und wenn man so will, dann war das damals schon eine Art TIVA. Wenige Jahre später hat dann in Deutschland Henschel die sog. „klassische Neuroleptanästhesie“ eingeführt:

Henschel (1963): Die „klassische“ Neuroleptanästhesie besteht aus

1) Fentanyl als Analgetikum, DHB als Neuroleptikum;
2) deren getrennte Anwendung;
3) initial 25 mg (!) DHB zur Einleitung;
4) initial suffiziente Fentanyldosis („Sättigungsdosis“);
5) Aufrechterhaltung der NLA durch alleinige Fentanylrepetitionsgaben („Erhaltungsdosen“);
6) $N_2O/O_2$ in der Regel im Verhältnis 3:1;
7) kontrollierte Beatmung bei mäßiger Hyperventilation.

Also Fentanyl am Anfang viel, dann wenig immer wieder nachgeben. Initial eine nach heutigen Maßstäben Wahnsinnsmenge (25 mg!). Dehydrobenzperidol, dann nichts mehr davon, und durchgehend Lachgas!

Der Zeitraum dieser reinen Lehre der NLA dauerte aber nur wenige Jahre. Sehr bald kamen die ersten von zahllosen Varianten der klassischen NLA auf den Markt. Fentanyl wurde durch andere Analgetika ersetzt. Und erst recht wurde Dehydrobenzperidol z.B. durch Benzodiazepinpräparate ersetzt. Alle diese Varianten nannten sich dann „modifizierte NLA“, obwohl sie damit eigentlich gar nichts mehr zu tun hatten, die klassische NLA vielmehr bis zur Unkenntlichkeit verunstalteten.

Nicht wenige und immer mehr Anästhesisten sind inzwischen der Meinung, daß auch aus Umweltgründen auf die Inhalationsanästhetika als teilhalogenierte Kohlenwasserstoffe und Lachgas verzichtet werden sollte. Diese Substanzen sind nämlich in zunehmenden Maße an der besorgniserregenden Zerstörung der Ozonschicht beteiligt. Aus solchen und aus anderen Gründen ist also vor einigen Jahren die TIVA erfunden worden, die totale intravenöse Anästhesie.

Der Begriff „TIVA" impliziert eine Anästhesie ohne die Verwendung von Inhalationsanästhetika. Außer der Beatmung mit Sauerstoff werden alle anderen Substanzen intravenös gegeben. Und dies geschieht um so leichter, als die Palette geeigneter, aber noch nicht idealer intravenöser Substanzen immer größer wird.

Von einem idealen i.v.-Anästhetikum ist folgendes zu fordern:

- wasserlöslich, kein Lösungsvermittler nötig;
- in stabiler Lösung, lichtunempfindlich;
- rascher Wirkungseintritt, titrierbar nach Wirkung;
- keine Wirkung auf Herz-Kreislauf-System;
- keine Histaminfreisetzung, keine anderen Nebenwirkungen;
- angenehme Einschlaf- und Aufwachphase;
- kurze HWZ; große therapeutische Breite, inaktive Metaboliten.

Gemessen an diesen Forderungen scheint es das ideale i.v.-Anästhetikum noch nicht zu geben, obwohl man durchaus sagen muß, daß Substanzen wie Sufentanil oder Propofol diesem Idealbild schon sehr nahe kommen.

Trotz dieser Unvollkommenheit ist prinzipiell eine TIVA möglich und wird auch vielerorts bereits erfolgreich praktiziert. Denn die TIVA bietet zumindest theoretisch einige Vorteile:

- einfache Vorratshaltung (keine Gase/Dämpfe außer $O_2$);
- geringer apparativer Aufwand (keine Verdampfer/$N_2O$-Rotameter);
- keine Belastung des OP-Personals durch Anästhesiegase;
- spezielle Substanzen für spezielle Zwecke = weniger Nebenwirkungen;
- geringe kardiovaskuläre Nebenwirkungen;
- Dosis-Wirkungs-Beziehung vorhersehbar linear in klinischer Dosierung;
- Antagonisierung möglich (Opioide, Benzodiazepine, Muskelrelaxanzien);
- angenehmes Aufwachen und gute postoperative Analgesie;
- kaum Erbrechen und Übelkeit (substanzabhängig);
- Aufwachraum notwendig wegen Atemdepression.

Der praktische Einsatz der TIVA bietet tatsächlich diese Reihe von Vorteilen gegenüber konventionellen Anästhesieverfahren mit Inhalationsanästhetika, wie z.B. bei dem High frequency jet-ventilation-Verfahren (HFJV-Verfahren) die Möglichkeit, hohe $O_2$-Konzentrationen für die Inhalation einzusetzen, oder dem Weglassen von Lachgas, wo dies kontraindiziert ist oder als nicht wünschenswert angesehen wird (z.B. während längerdauernder Eingriffe im Bauchraum). Außerdem behindert die TIVA die sonst beim Einsatz von Inhalationsanästhetika kaum gänzlich vermeidbare Kontamination der Raumluft im OP und im Aufwachraum.

Besonders bei Operationen mit fließendem Übergang vom OP zur Intensivstation (also z.B. Herz- und Neurochirurgie) ist die TIVA längst zur Anästhesiemethode der Wahl geworden. Nach allgemeiner Auffassung der Experten bietet dabei eine TIVA mit hochdosiertem Opioid/Opiat und einem Benzodiazepin den wirksamsten Schutz gegen den perioperativen Streß, hat aber andere, unten genannten Nachteile.

Eine solche TIVA erfordert allerdings dann eine postoperative Beatmung sowie eine Intensivüberwachung. Sie ist deshalb nur für große orthopädische, intraabdominelle sowie herz- und neurochirurgische Eingriffe geeignet. Aber auch bei weniger traumatisierenden und kürzeren Eingriffen kann eine TIVA mit einem kurzwirksamen Hypnotikum (z.B. Methohexital, Propofol) und einem Opioid (z.B. Alfentanil, Ketamin) die bessere Alternative sein. Bei der kritischen Durchsicht der Fachliteratur ist zu erkennen, daß in der praktischen Durchführung der TIVA eigentlich keine der möglichen Kombinationen eines Analgetikums und eines Hypnotikums ausgelassen wurde. Die Vielfalt ist groß und fast schon wieder unübersichtlich.

Aus dieser Fülle sei hier nur ein Beispiel herausgegriffen. Die Münchner Gruppe um Doenicke hat z.B. Kreislaufverhalten und Analgesie unter Propofol-Ketamin-TIVA mit einer Propofol-Fentanyl-TIVA verglichen. Die Autoren haben die bekannten gegensätzlichen Kreislaufeffekte von Propofol und Ketamin genutzt und daraus eine TIVA gemacht. Nach ihrer Ansicht hat sich die Propofol-Ketamin-TIVA durchaus bewährt, da intraoperativ stabile Kreislaufverhältnisse vorlagen und postoperativ eine ausreichende Spontanatmung bei guter Analgesie vorhanden war. Die Patienten hätten diese Anästhesieform positiv beurteilt. Andererseits kann man all das auch mit der Alfentanil-Ketamin-TIVA erreichen. Gute Erfahrungen liegen ebenfalls mit der Alfentanil-Methohexital-TIVA vor, auch bei Kurznarkosen unter 1 h Dauer.

Letztendlich scheint die klinische Brauchbarkeit einer TIVA nicht in erster Linie von der Auswahl und der Kombination der i.v.-Substanzen abzuhängen. Da ist vieles möglich. Entscheidend ist wohl eher, daß die Anästhesisten ein solches Verfahren überhaupt in Erwägung ziehen und sich damit vertraut machen bis hin zur klinischen Routine.

In der Bilanz zur TIVA ist deshalb die Feststellung erlaubt, daß diese Methode eine Bereicherung der Anästhesieverfahren darstellt und in bestimmten Situationen, in denen z.B. Inhalationsanästhetika kontraindiziert oder wenig vorteilhaft sind, zur Anwendung kommen sollte. Sie ist also eine echte Alternative zur Inhalationsanästhesie.

Aber, wie das immer so ist im Leben, auch bei der TIVA scheint nicht nur die Sonne. 1990 wurde im Anaesthesist 39 (1990) 617–618 ein Fallbericht veröffentlicht mit der Überschrift:

> Wach in totaler intravenöser Anästhesie
> H.-G. Schäfer und S.C.U. Marsch, Kantonsspital Basel

Diese intraoperative Wachheit ist zwar aus den Zeiten der hochdosierten Fentanylära, die es in den USA einmal gab, nicht unbekannt, trübt aber doch ein wenig die Freude an der TIVA. Schaut man sich die in dieser Arbeit praktizierte TIVA einmal näher an, so besteht sie aus einer einmaligen Gabe von 2,5 mg Alfentanil und dann nur noch von Propofol bis zum Ende der Anästhesie. Hier ist offensichtlich das rechte Maß zwischen Analgesie und Hypnose verlorengegangen. Und das hat dann in diesem Fall zu der intraoperativen Wachheit geführt.

Zum Problem der intraoperativen Wachheit gibt es aber neuerdings einige sehr gute Arbeiten, die belegen, daß Aufwachreaktionen tatsächlich häufiger während Anästhesien auftreten, in denen vorwiegend Opioide und/oder Benzodiazepine zur Allgemeinanästhesie gegeben werden als unter dem Einsatz von z.B. volatilen Anästhetika. Die Arbeitsgruppe um Schwender konnte an Hand der Ableitung akustisch evozierter Potentiale zeigen, daß während einer Anästhesie mit Isofluran, Enfluran, Thiopental, Etomidat und Propofol die primäre akustische Reizverarbeitung vollständig unterdrückt wird. Unter dem Einfluß von Midazolam, Diazepam, Flunitrazepam, Fentanyl und Ketamin hingegen bleiben die akustisch evozierten Potentiale nahezu unverändert ableitbar, und die primäre akustische Reizverarbeitung ist weitgehend erhalten.

Die Autoren führen diese Phänomene darauf zurück, daß die letztgenannten Substanzen alle eine spezifische Wirkung an definierten Strukturen (Rezeptoren) des ZNS haben. Dahingegen verursachen die Inhalationsanästhetika, Thiopental, Etomidat und Propofol eine unspezifische Blockade von Reizaufnahme und -verarbeitung. Dem entspricht die klinische Beobachtung, daß unter Kombinationsanästhesien, in denen Benzodiazepine zur Bewußtseinsausschaltung eingesetzt werden, sowie unter hochdosierten Opioidanalgesien nicht selten über intraoperativen Wachheitszustände berichtet wird.

Unter diesem Aspekt ist also die streßreduzierende TIVA-Kombination Benzodiazepin-Opioid nicht zu empfehlen. Vielmehr wäre darauf zu achten, daß in der TIVA-Kombination stets mindestens eine Substanz enthalten ist, die eine unspezifische Rezeptorwirkung hat, z.B. Propofol und Sufentanil. Nach dem gegenwärtigen Erkenntnisstand wäre mit der Verwendung dieser beiden Substanzen ein wesentlicher Schritt getan, um die TIVA auch im Bereich der Kurzeinsätze besser anwendbar zu machen (sog. „horizontale Steuerbarkeit").

Zum Schluß soll noch kurz eine wesentliche Besserung angesprochen werden, die für einen Einsatz der TIVA außerhalb der funktionalen Einheit OP-Intensivstation unerläßlich ist. Dies ist ein gut funktionierender Aufwachraum. Es ist zwar heutzutage möglich, die Benzodiazepine, das Fentanyl und die Muskelrelaxanzien zu antagonisieren. Dennoch scheint aber das Risiko, einen TIVA-Patienten fast unmittelbar nach Anästhesieende auf eine schlecht überwachte Normalstation zu legen, unvertretbar zu sein.

## Literatur

Die Literatur zur TIVA wächst gegenwärtig mit jedem neuen Heft einer wissenschaftlichen Fachzeitschrift, z.B. *Anaesthesist*. Ein Blick in solche Zeitschriften ist deshalb sinnvoller als eine Auflistung von Literaturzitaten an dieser Stelle.

# Möglichkeiten und Grenzen der Kehlkopfmaske

U. BRAUN und U. FRITZ

## Entwicklung

Die Idee,, die zur Entwicklung der Kehlkopfmaske (KM) führte, entstand aus Überlegungen konstruktiver, anatomischer und physiologischer Natur [1, 2, 3, 5, 12, 17, 19]. Der Konstrukteur, der mit der Aufgabe befaßt ist, 2 Röhrensysteme wie die Trachea und einen zuführenden Gasschlauch miteinander zu verbinden, wird eine End-zu-End-Positionierung mit einem entsprechenden Verschluß dem Ineinanderschieben von 2 Röhren vorziehen. Letzteres entspricht der Intubation, die prinzipiell den Nachteil hat, den Durchmesser des Luftweges zu verringern und die spezielle Motorik der oberen Luftwege zu behindern. Kehlkopf und Trachea sind ausschließlich dafür konstruiert, Gaspartikel aufzunehmen, die Luftwege für feste Partikel der Nahrungsaufnahme zu verschließen und die Stimmbildung zu ermöglichen. Cuff und Körper des Trachealtubus drücken gegen eine hochspezialisierte Schleimhaut und unterdrücken ihre Funktion [1, 2, 3, 12]. Von diesen Überlegungen ausgehend ist der Trachealtubus trotz aller seiner Vorteile so unphysiologisch, wie die Gesichtsmaske unpraktisch ist. Bei ihr sind beide Hände des Anästhesisten gebunden, auch wenn aus der Situation der Narkose her dringende andere Verrichtungen erforderlich wären.

Der Erfinder der Kehlkopfmaske, A. Brain, führte im Jahre 1981 in London Untersuchungen an der Leiche durch, die mit Gipsabdrücken über die Form des menschlichen Pharynx Auskunft geben sollten [5, 12]. Der Pharynx ist bootartig geformt, wobei der Bug nach unten gerichtet ist. Der erste Prototyp wurde aus einer veränderten Goldmann-Dentalmaske und einem angeleimten 10-mm-Portex-Tubus konstruiert. Der erste Patient wurde im Sommer 1981 mit diesem Prototyp anästhesiologisch versorgt. Die weitere Entwicklung nach Verwendung vieler Prototypen mit unterschiedlichen Materialien führte zu einem schlauchbootartigen Silikoncuff mit senkrechten Verstrebungen in der Öffnung zur Vermeidung eines Luftwegsverschlusses durch den Kehldeckel. 1988 erschien die KM in England als kommerzielles Produkt. Bis 1992 wurden in England rund 6 Mio. Narkosen mit der KM durchgeführt.

## Instrument

Die KM wird inzwischen in 5 verschiedenen Größen angeboten: Größe 1 für Säuglinge bis 6,5 kg, 2 für Kinder zwischen 6,5 und 20 kg, 2,5 für Kinder zwischen 20 und 30 kg und 3 für Kinder mit 30 kg bis zu kleinen Erwachsenenproportionen. Die Größe 4 entspricht den normalen Erwachsenenproportionen. An den Cuff ist ein zuführender Luftschlauch mit Pilotballon und Ventil angeschlossen. Die Luftmengen für die einzelnen Cuffgrößen liegen in aufsteigender Reihenfolge bei 3, 10, 15, 20 und 30–35 ml. Entsprechend der Konzeption der KM hat der zuführende Plastikschlauch einen größeren Durchmesser als der entsprechende Trachealtubus. Auf der kranialwärts gerichteten Seite hat dieser Schlauch eine schwarze Strichmarkierung, die die kraniale Position anzeigen soll. In Kopfkliniken wird der starre Schlauch der KM für den Operateur gelegentlich als behindernd angesehen. Aus diesem Grunde wurden für die Größen 2 bis 4 Kehlkopfmasken mit einem flexiblen Spiralschlauch entwickelt. Die KM wird von der Fa. Intavent hergestellt (Fa. Intavent International Services, Cedar Court 9/11, Fairmile, Henley on Thames, Oxon RG92JR, U.K.) und in Deutschland von der Fa. Logomed (Götzenmühlweg 66, 6380 Bad Homburg) vertrieben.

Nach Gebrauch wird der Cuff der KM vollständig von Luft entleert, damit während der Sterilisation keine Schäden durch die Temperatur auftreten können. Die Vorbereitung für die Sterilisation, die maximal mit einer Temperatur von

134 °C durchgeführt werden soll, erfolgt durch Wasserspülung und mechanische Reinigung mit einer Bürste.

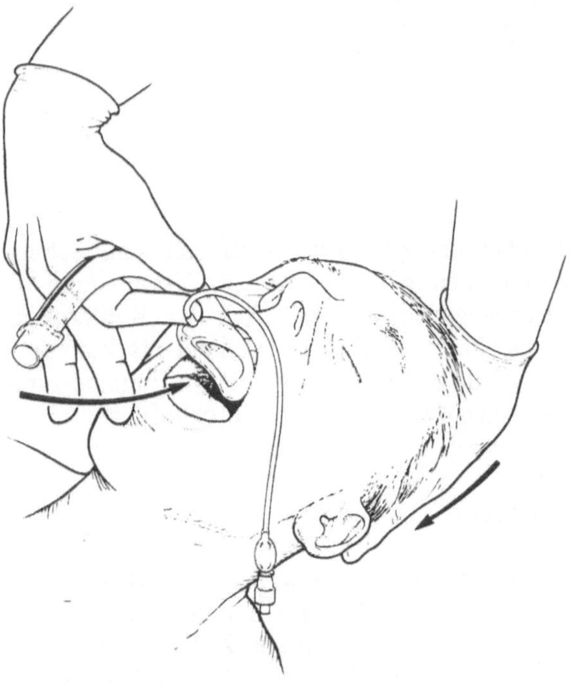

**Abb. 1.** Bleistiftartige Haltung der rechten Hand. Die KM liegt glatt am harten Gaumen an

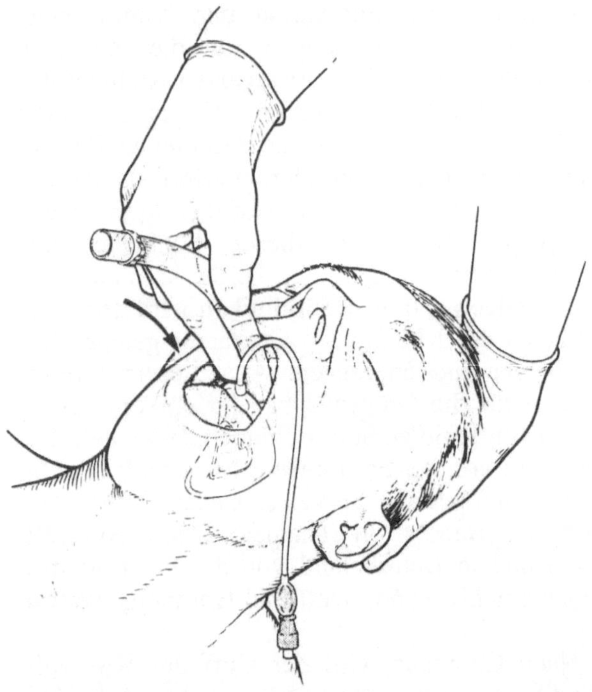

**Abb. 2.** Der Zeigefinger führt die KM in den Pharynx, wobei ein Druck auf den harten Gaumen ausgeübt wird

## Technik

Die Verpackung des steril vorbereiteten Instruments wird geöffnet. Ohne Herausnehmen der KM aus der Verpackung wird der Cuff kurz mit Luft gefüllt. Diese Luft wird wieder entfernt, während die Hand flächenhaft auf dem Cuff liegt. So wird eine glatte Oberfläche hergestellt. Die KM wird aus der Verpackung entfernt und an der äußeren Oberfläche des Cuffs mit künstlichem Speichel (Glandosane) besprüht oder mit Leitungswasser benetzt.

Die Kehlkopfmaske wird wie ein Bleistift in die Hand genommen, wobei der Zeigefinger auf dem Steg zwischen Cuff und Rohransatz liegt. Der Kopf des Patienten wird bei Rechtshändern in die linke Hand genommen. Der Mund öffnet sich selbst oder wird durch eine Hilfsperson leicht geöffnet. Das Instrument wird so durch die Zahnreihe des Patienten geführt, bis die Rückseite des Cuffs dem harten Gaumen flächenhaft anliegt (Abb. 1). Dann wird das Instrument in die Tiefe geführt, wobei mit dem Zeigefinger ein fester Druck auf den harten Gaumen ausgeübt wird. Jetzt wird ein Widerstand überwunden, mit dem der Cuff an der Zunge vorbei in den Rachen gleitet (Abb. 2). Der Zeigefinger führt die Kehlkopfmaske soweit wie möglich in Richtung auf die endgültige Position (Abb. 3). Nach Entfernen der Führhand kann es erforderlich sein, daß das Instrument von außen noch etwas weiter geschoben wird, bis ein leichter fühlbarer Widerstand auftritt. In diesem Moment ist die KM korrekt plaziert. Während der Luftapplikation in den Cuff wird der Tubus nicht angefaßt, das Instrument paßt sich dem anatomischen Raum an und verändert seine Position dadurch leicht im Sinne einer geringen Aufwärtsbewegung. Die Position wird durch vorsichtiges Beatmen mit dem Atembeutel überprüft und die Lunge auskultiert. Gelegentlich erfolgen die ersten Beutelbeatmungen gegen den Widerstand, der sich dann löst. Die Fixierung erfolgt unter Verwendung eines Beißschutzes in Form einer Mullbinde oder einer aufgerollten Kompresse. Die schwarze Markierungslinie am Schlauch sollte immer in Richtung auf die Oberlippe zeigen. Die von der Fa. Logomed erhältlichen Anweisungen für den Gebrauch sollten streng beachtet werden [21].

In der Regel liegt die Cuffspitze dem oberen Ösophagussphinkter an, und der Kehldeckel liegt in den Streben des Rohransatzes [16]. Fehllagen,

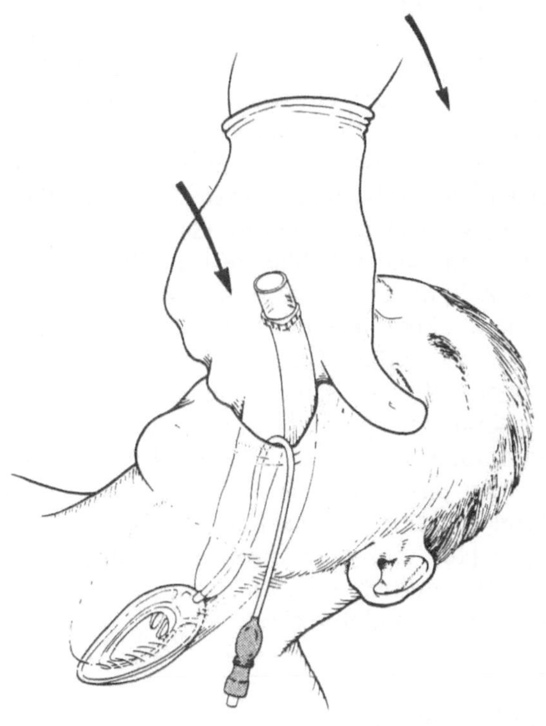

**Abb. 3.** Der Führungsfinger bleibt so lange wie möglich am Steg zwischen Cuff und Rohr

die meist klinisch nicht bemerkt werden, sind nicht selten [13, 16, 22].

## Narkose

Die Kehlkopfmaske läßt sich mit verschiedenen intravenösen und Inhalationsanästhetika kombinieren. Bei kürzeren Eingriffen empfiehlt sich die Anwendung der TIVA mit Propofol und Alfentanil. Propofol dämpft die pharyngealen und laryngealen Reflexe, und beide Pharmaka sind gut für kürzere Eingriffe geeignet. Erfolgt die Narkoseeinleitung mit Propofol allein, so ist mindestens eine Dosis von 2,5–3 mg/kg KG erforderlich. Die Propofoldosis reduziert sich etwas in Abhängigkeit von der zur Einleitung verabreichten Analgetikadosierung. Alfentanil wird in einer Dosis von 0,015 mg/kg KG verabreicht. Als Anticholinergikum empfiehlt sich gelegentlich 0,005 mg Glycopyrroniumbromid (Robinul)/kg KG. Die Aufrechterhaltung der Narkose mittels kontinuierlicher Zufuhr erfolgt bei Verzicht auf Lachgas mit 10 mg Propofol/kg KG abnehmend und 0,02–0,04 mg Alfentanil/kg KG. Wird ein Barbiturat oder Etomidat zur Einleitung verabreicht, sollte die Narkose mit Inhalationsanästhetika vertieft werden, bevor die KM plaziert wird. Bei Kindern unter 5–6 Jahren empfiehlt sich die Einleitung per Maskennarkose. Wird allein mit einem Inhalationsanästhetikum gearbeitet, so empfiehlt sich zur Plazierung der KM ein relativ tiefes Narkosestadium. Kleine Propofolboli können die Positionierung erleichtern. Muskelrelaxanzien sind verzichtbar. Wird Spontanatmung angestrebt, so empfiehlt sich die Inhalationsanästhesie oder die Kombination von Propofol mit Ketamin. Allerdings sollte auch hier eine kontinuierliche Zufuhr angestrebt werden, da die Dosierung aus der Hand sehr schwierig ist. Die Narkose sollte immer so tief sein, daß Husten, Pressen und Würgen vermieden wird und daß keine Tendenz zum Laryngospasmus besteht. Diese Gefahr ist besonders dann gegeben, wenn die Narkose nach der Einleitung sehr flach wird oder die Anästhetikazufuhr zu früh vor Ende der Operation unterbrochen wird. Eine während des chirurgischen Stimulus ausreichende Narkosetiefe ist immer auch ausreichend für die Toleranz der KM. Vor dem Eingriff und gegen Ende desselben besteht anders als beim Trachealtubus, der allein durch seine Position vor Ort den Kehlkopfverschluß verhindert, eine Anfälligkeit gegenüber einem reflektorischen Verschluß oder Spasmus, wenn die Narkosetiefe nicht ausreicht. Eine Magensonde kann vor Beginn der Narkose gelegt oder nach leichter Entlastung des Cuffs mit einer Magill-Zange appliziert werden. Die Abdichtung der Luftwege wird dadurch nicht wesentlich verhindert. Allerdings ist eine liegende Magensonde unter den Bedingungen der Narkose mit einer KM nicht als ideal anzusehen, da der obere Ösophagussphinkter, der normalerweise bei liegender KM verschlossen sein soll, geöffnet wird.

## Aspirationsgefahr

Die KM bietet keinen sicheren Schutz gegenüber einer pulmonalen Aspiration [10, 15]. Im optimalen Fall liegt die Spitze des Cuffs dem geschlossenen oberen Ösophagussphinkter an. In diesem Fall besteht ein gewisser Schutz der Luftwege. In anderen Fällen wurde durch endoskopische Untersuchungen eine Kommunikation zum Ösophagus hin beschrieben [15]. Aus diesem Grund ist es erforderlich, die Patienten bei Wahleingriffen für die KM zu selektionieren. Die sicherste Anwendungsweise ist diejenige unter Spontanatmung mit Inhalationsanästhetika oder Propofol und Ketamin.

Im Gegensatz zu England sind in Deutschland die anästhesiologischen Arbeitsplätze meist ausschließlich in Richtung apparative Beatmung konzipiert. Bei Beatmung ist darauf zu achten, daß nicht versehentlich Atemgas in den Magen entweicht. Dies ist möglich bei einer Verschiebung der KM bzw. bei einer Erniedrigung der Lungencompliance, so daß Beatmungsdrücke oberhalb von 25 cm/$H_2O$ erforderlich werden. Die Beatmung sollte immer so eingestellt sein, daß eine effektive Ventilation mit einem Beatmungsdruck möglichst unter 20 cm/$H_2O$ erfolgt. Die Dichtigkeit ist etwa bei 25 cm/$H_2O$ begrenzt. Bei apparativer Beatmung empfiehlt es sich, ein flaches Stethoskop ventral links in der Höhe der unteren Thoraxapertur zu plazieren. Auf diese Weise ist es möglich, sowohl leise Atemgeräusche als auch ein Entweichen der Gase in den Magen wahrzunehmen.

Treten unerwartet intraoperativ Husten, Spasmus oder feuchte Rasselgeräusche auf, so kann dies mit einer erfolgten Regurgitation und Aspiration zusammenhängen. In diesem Falle sollte der Kopf des Patienten in Seitenlage abgesenkt und aus dem Tubus der KM abgesaugt werden. Die Prüfung des Sekrets mit Lackmuspapier und evtl. eine Bronchoskopie schließen sich an. Eine Intubation in dieser Situation hat u.U. den Nachteil, daß eine Selbstreinigung des Bronchialbaumes durch Husten nicht erfolgen kann. Die $O_2$-Gabe darf nicht versäumt werden. Die weitere Behandlung hängt von den Umständen ab.

## Kontraindikationen

Die Kehlkopfmaske sollte für Narkosen bei elektiven Eingriffen eingesetzt werden, bei denen die geplante Operationsdauer nicht länger als 2 h beträgt. Die Sicherheit vor Regurgitation und pulmonaler Aspiration muß durch die Selektion der Patienten garantiert werden. Alle Patienten, bei denen eine Nüchternheit nicht sicher gegeben ist, sollten vom Einsatz der KM ausgeschlossen werden. Dies gilt für jede Form von Ileussymptomatik, ausgeprägte Adipositas, Hiatushernie und häufiges Sodbrennen. Erniedrigte Lungencompliance wie bei Lungenfibrose ist als relative Kontraindikation anzusehen, da leicht Atemwegsdrücke über 25 cm $H_2O$ möglich sind.

## Nebenwirkungen

Die Kreislaufreaktion bei der Einlage der KM ist in der Regel milder als während der trachealen Intubation [8, 15]. Besonders vorteilhaft verläuft die Ausleitungsphase, bei der Husten, Pressen und Würgen nicht beobachtet werden. Wird der Patient wach, so reagiert er aufgrund des Fremdkörperreizes mit einem Schluckreflex. Dies ist der richtige Zeitpunkt zur Entfernung der KM. Der Sauger sollte kurz nach der Entfernung eingesetzt werden, nicht vorher. Gelegentlich sammelt sich unter dem Cuff viel Schleim an. Die Häufigkeit von Heiserkeit entspricht etwa dem Auftreten dieses Symptoms nach dem Einsatz der Gesichtsmaske. Die postnarkotische Heiserkeit ist damit im Vergleich zum Trachealtubus auf etwa 30% erniedrigt [15]. Besonders profitieren können Patienten, die beruflich auf ihre Stimme angewiesen sind wie Sänger und Sprecher.

## Eigene Erfahrungen

Wir haben die Kehlkopfmaske seit September 1991 in rund 3000 Fällen zu Narkosezwecken eingesetzt. Das Altersspektrum reicht von einem Frühgeborenen mit 2 kg Körpergewicht bis zu einer 96jährigen Patientin. Die klinischen Indikationen ergaben sich meist bei operativen Eingriffen wie Metallentfernung, Leistenhernie, Phimose, arthroskopische Eingriffe, Mammachirurgie, vaginale Hysterektomie, Schiel-Op., operative Versorgung einer Netzhautablösung, Narkoseuntersuchung, Eingriffe an Nase und Ohr. 60% aller Narkosen wurden in Form der TIVA mit Propofol und Alfentanil durchgeführt, 40% als Inhalationsanästhesien mit Halothan $N_2O$, meist bei Kindern. In 50% der Fälle kam die Maskengröße 4 zum Einsatz, in 28% die Größe 2,5 und 3, in 21% die Größe 2 und in 1% die Größe 1. Die Kehlkopfmaske wurde bei 95% der Patienten, bei denen die Applikation versucht wurde, erfolgreich eingesetzt. Es handelt sich um eine sichere Methode zur Freihaltung der Luftwege, vorausgesetzt, die Patienten werden gut ausgewählt und die Richtlinien der Narkoseführung werden beachtet. In 95% der Fälle wurden Patienten beatmet. Die maximale Narkosedauer betrug 6 h.

Wir hatten 3 ernste Komplikationen. Eine war ein Fall einer Aspiration bei einem 9jährigen Mädchen, bei dem eine Schiel-Op. durchgeführt wurde. Die Maske war erfolgreich im ersten Ver-

**Tabelle 1.** Daten für den Einsatz der KM bei Frühgeborenen

| Nameninitialen | Körpergewicht (kg) | Narkosedauer (min) | Laryngo-bronchospasmus | Minimale $O_2$-Sättigung [%] | Spitzendruck bei Beatmung (mbar) |
|---|---|---|---|---|---|
| K.T. | 2,2 | 195 | + | 91 | 18 |
| K.T. | 2,6 | 160 | | 94 | 16 |
| H.M. | 2,4 | 185 | + | 96 | 13 |
| B.N. | 2,8 | 120 | | 81 | 20 |
| B.S. | 2,2 | 160 | + | 85 | 23 |
| N.S. | 2,0 | 120 | | 88 | 18 |

such plaziert worden. Das Kind wurde von der Vorbereitung in den OP transportiert. Nach Einführung einer nasalen Temperatursonde hustete und würgte die Patientin. Plötzlich erschien grüne Magenflüssigkeit im Tubus der Kehlkopfmaske. Diese war disloziert, konnte entfernt werden und der Rachen wurde abgesaugt. Der pH-Wert der Flüssigkeit war 6. Nach einer Intubation mußte das mäßig adipöse Mädchen für 5 h beatmet werden. Die kleine Patientin erholte sich ohne Folgen.

In einem anderen Fall kam es zu einem Ödem des Aryknorpels bei einer 40jährigen Frau, bei der die Narkose unauffällig verlief. Nachdem sie wach geworden war, bemerkte sie Heiserkeit und Fremdkörpergefühl im Hals. Bei der endoskopischen Inspektion wurde ein linksseitiges Schleimhautödem des Aryknorpels beobachtet. Die Patientin erholte sich nach einigen Tagen. Die Komplikation kann durch eine Fehlposition der Spitze des Cuffs im Kehlkopf erklärt werden.

Eine weitere schwere Komplikation war ein Laryngospasmus bei einem 12jährigen Jungen, bei dem die Narkosemittelzufuhr frühzeitig noch während der laufenden Operation abgestellt wurde. Es kam unter dem Operationsstimulus zu einem kurzen vollständigen Larynxverschluß. Die Komplikation konnte durch rasches Vertiefen der Narkose überwunden werden.

In 20 Fällen kam es zu einer versehentlichen Dislokation der Kehlkopfmaske durch Zug an der Kehlkopfmaske. Alle Komplikationen mit Ausnahme des Aryödems waren vermeidbar. Es kommt sehr darauf an, sich auf die Philosophie der Anwendung der Kehlkopfmaske einzustellen.

Unsere Erfahrungen bei Kindern, Kleinkindern und Säuglingen waren so gut, daß wir uns entschlossen, die Kehlkopfmaske auch bei Frühgeborenen einzusetzen. Es handelte sich um 6 Frühgeborene mit einem Körpergewicht zwischen 2,0 und 2,8 kg (Tabelle 1). Die Frühgeborenen mußten kryochirurgisch behandelt werden zur Vermeidung einer Netzhautablösung. Die Kehlkopfmaske konnte in allen Fällen im ersten Versuch plaziert werden. Nach der Narkoseeinleitung zeigten sich leichte Undichtigkeiten, die bei Vertiefung der Narkose verschwanden. Die Beatmungsdrücke lagen zwischen 13 und 23 mbar, was im Vergleich zu gesunden Säuglingen relativ hoch war. Die pulsoxymetrisch gemessene Sättigung schwankte zwischen 81 und 94%, wobei relativ starke kurzfristige Schwankungen beobachtet wurden. In 3 Fällen trat ein Laryngobronchospasmus auf. In einem Fall mußte die KM während des Eingriffes neu plaziert werden, da eine relativ starke Leckage aufgetreten war.

Nach diesen Erfahrungen läßt sich sagen, daß sich die Kehlkopfmaske bei Kindern bis zu gesunden Neugeborenen sehr gut anwenden läßt, daß jedoch bei Frühgeborenen sowohl bei der Beatmung als auch bei der Oxygenierung mit Schwierigkeiten zu rechnen ist. Ein Teil der Schwierigkeiten der Oxygenierung hängt allerdings auch damit zusammen, daß das Pulssignal in diesem Frühgeborenenalter noch relativ instabil ist.

Bei gesunden Säuglingen waren im Vergleich dazu die Narkosebedingungen einwandfrei. Beatmungsdrücke und Sättigungswerte der Pulsoxymetrie lagen in einem akzeptablen Bereich. Es handelt sich um Narkoseuntersuchungen in der Augenklinik sowie um die operative Korrektor von Leistenhernien (Tabelle 2). Anästhesisten, die bei Kindern und Säuglingen mit der KM arbeiten wollen, sollten über ausreichende Erfahrungen für diese Altersklassen verfügen.

**Tabelle 2.** Daten für den Einsatz der KM bei einigen Neugeborenen und Säuglingen

| Nameninitialen | Körpergewicht (kg) | Narkosedauer (min) | Minimale $O_2$-Sättigung [%] | Spitzendruck bei Beatmung (mbar) |
|---|---|---|---|---|
| G.S. | 10 | 60 | 97 | 15 |
| L.D. | 9 | 70 | 97 | 10 |
| R.D. | 11 | 75 | 98 | 18 |
| T.S. | 10 | 60 | 98 | 15 |
| B.N. | 3,4 | 80 | 97 | 12 |
| D.H. | 3,4 | 90 | 97 | 10 |

## Optionen

Die Kehlkopfmaske kann als Werkzeug zur erwartet und unerwartet schwierigen Intubation genutzt werden [6, 14, 15, 18]. Sie wurde inzwischen mehrfach eingesetzt, um eine sehr schwierige konventionelle Intubation nicht erzwingen zu müssen. Exemplarisch sei nur ein Kind mit Goldenhar-Syndrom genannt, das sich durch okuloaurikuläre Mißbildungen auszeichnete. Bei dem 14monatigen Mädchen fanden sich u.a. eine Fehlanlage des rechten Ohrs und eine Mißbildung des rechten Kiefergelenks. Zur Korrektur einer Spaltbildung des weichen Gaumens wurde die Narkose per Maske eingeleitet. Eine Intubation durch direkte Laryngoskopie war nicht möglich. Daraufhin wurde eine KM Größe 2 eingelegt und die Intubation mittels Fiberoptik durchgeführt. Das Manöver gelang in gleicher Weise bei einem 2. Revisionseingriff. Eine Trachealstenose, die während einer Narkose möglichst wenig, etwa durch Intubationsbemühungen, irritiert werden soll, kann auch eine Indikation für eine Narkose mit der KM darstellen [11]. Die Optionen der KM bereichern die Möglichkeiten des Anästhesisten [7, 9, 20]. Diagnostische und therapeutische bronchologische Eingriffe sind ebenfalls durch die KM in Narkose möglich. Eine weitere Indikation ist die respiratorische Notfallsituation, in der die KM als Überbrückung bis zur endgültigen Versorgung genutzt werden kann, da sie technisch einfach durchführbar ist und auch rasch verfügbar sein kann [4, 23].

## Schlußfolgerungen

Es handelt sich bei der Kehlkopfmaske um ein neues nichtinvasives Instrument zur Freihaltung der Atemwege während der Narkose. Um die Sicherheit für den Patienten zu gewährleisten, sollten das Konzept ihrer Entwicklung und die Details ihrer Anwendung gut verstanden werden. Die sicherste Anwendungsweise ist diejenige unter Spontanatmung. Apparative Beatmung während der Narkose ist möglich und durchaus indiziert; der Anästhesist sollte sich allerdings immer darüber Klarheit verschaffen, ob durch die Beatmung Luft in den Magen entweicht. Außerdem sollte die Narkose immer so tief sein, daß der Patient nicht hustet, würgt oder preßt und kein Laryngospasmus auftritt. Die eigenen Erfahrungen zeigen, daß die Kehlkopfmaske bei entsprechend sorgfältiger Anwendung ein sicheres Instrument ist. Gute Erfahrungen lassen sich auch insbesondere im Kindesalter erzielen. Als Werkzeug kann die Kehlkopfmaske zur schwierigen Intubation genutzt werden. Bronchologische Eingriffe sind ebenfalls durch die Kehlkopfmaske in Narkose möglich. Außerdem kann die Kehlkopfmaske in der respiratorischen Notfallsituation als Überbrückung bis zur endgültigen Versorgung eingesetzt werden.

## Literatur


1. Chilla R, Gabriel P, Ilse H (1976) Die Kurzzeitintubation als Ursache organischer und funktioneller Kehlkopfschäden. Laryngol Rhinol 55:118–123
2. Kambic V, Radsel Z (1978) Intubation lesions of the larynx. Br J Anaesth 50:587–590
3. Brain AIJ (1983) The laryngeal mask – a new concept in airway management. Br J Anaesth 55:801–805
4. Brain AIJ (1984) The laryngeal mask airway – a possible new solution to airway problems in the emergency situation. Arch Emerg Med 1:229–232
5. Brain AIJ (1985) The laryngeal mask airway-development and preliminary trials of a new type of airway. Anaesthesia 40:356–361

6. Brain AIJ (1985) Three cases of difficult Intubation overcome by use of the laryngeal mask. Anaesthesia 40:353–355
7. Beveridge ME (1989) Laryngeal mask anaesthesia for repair of cleft palate. Anaesthesia 44 (6):656–657
8. Braude N (1989) The pressor response and laryngeal mask insertion – a comparison with tracheal intubation. Anaesthesia 44:551–554
9. Grebenik CR, Ferguson C, White A (1990) The laryngeal mask airway in pediatric radiotherapie. Anaesthesiology 72(3):76–79
10. Griffin RM, Hatcher IS (1990) Aspiration pneumonia and the laryngeal mask airway. Anaesthesia 45:1039–1040
11. Asai T, Fujise K, Uchida M (1991) Use of the laryngeal mask in a child with tracheal stenosis. Anesthesiology 75:903–904
12. Brain AIJ (1991) The development of the laryngeal mask – a brief history of the invention, early clinical studies and experimental work from which the laryngeal mask evolved. Eur J Anaesth [Supp] 4:5–17
13. Denman W, Anaes FC, Goudsouzian NG, Cleveland R, Shorten G (1991) The position of the laryngeal mask airway as determined by magnetic resonance Imaging. Anesthesiology ASA Abstract A 1045, V 75, No. 3A
14. Heath ML (1991) Endotracheal intubation trough the laryngeal mask – helpful when laryngoscopy is difficult or dangerous. Eur. J Anaesth [Supp] 4:41–45
15. Leach AB, Alexander CA (1991) The laryngeal mask – an overview. Eur J Anaesth [Supp] 4:19–31
16. Nandi PR, Nunn JF, Charlesworth CH, Taylor SJ (1991) Radiological study of the laryngeal mask. Eur J Anaesth [Supp] 4:33–39
17. Nandi PR, Charlesworth CH, Taylor SJ, Nunn JF, Dor'e CJ (1991) Effect of general anaesthesia on the pharynx. Br J Anaesth 66:157–162
18. Silk JM, Hill HM, Calder I (1991) Difficult intubation and the laryngeal mask. Eur J Anaesth [Supp] 4:47–51
19. White DC (1991) The laryngeal mask – a non-invasive airway. Eur J Anaesth [Supp] 4:1–4
20. Young TM (1991) The laryngeal mask in dental anaesthesia. Eur J Anaesth [Supp] 4:53–59
21. Brain A (1992) Die Intavent Kehlkopfmaske, Anweisungen für den Gebrauch. Lucas Graphics Limited, Brackwell/Berkshire
22. Pothmann W, Füllekrug B, Schulte am Esch J (1992) Fiberoptische Befunde zum Sitz der Kehlkopfmaske. Anaesthesist 41:779–784
23. Alexander P, Hodgson P, Lomax D, Bullen C (1993) A comparison of the laryngeal mask airway and Guedel airway, bag and facemask for manual ventilation following formal training. Anaesthesia 48:231–234

# Therapie des akuten Herzversagens

J. BOLDT, H. HAMMERMANN und G. HEMPELMANN

Eine Verbesserung der chirurgischen Technik sowie eine Weiterentwicklung des anästhesiologischen Managements haben zu einer Erweiterung der Operationsindikation auch für früher „inoperable" Patienten geführt. Die Überalterung der Bevölkerung hat zudem die Zahl der Patienten mit Herzinsuffizienz nicht nur erheblich ansteigen lassen, sie hat auch in 10 Jahren zu einer Verdopplung der hospitalisierten Patienten in diesem Krankengut geführt. Angaben über die Inzidenz der postoperativen Herzinsuffizienz bei nichtherzchirurgischen Eingriffen variieren zwischen 0,2 bis zu 7,0%. Die Letalität dieses Ereignisses liegt dabei erschreckend hoch (zwischen 20 und 40%). Die Therapie der (akuten oder chronischen) kardiozirkulatorischen Insuffizienz stellt somit auch heute noch eine Herausforderung dar.

## Pathophysiologie des akuten Herzversagens

Hämodynamisch ist das Bild des Low-output-Syndroms (LOS) durch eine eingeschränkte Ventrikelfunktion mit reduziertem Herzzeitvolumen sowie gesteigerter (rechts- und/oder linksventrikulärer) Vor- und Nachlast charakterisiert.

*Definition des Low-output-Syndroms*:

- systolischer Blutdruck < 80 mm Hg;
- Herzindex < 2,0 l/min $m^2$;
- PCWP > 20 mm Hg;
- LVEDP > 20 mm Hg;
- eingeschränkte Organfunktion:
  - Urinmenge < 20 ml/h,
  - periphere Vasokonstriktion.

Der pathophysiologische Ablauf einer akuten Herzinsuffizienz wird durch ein myokardiales Pumpversagen eingeleitet – zumeist Folge einer vorbestehenden ischämischen oder myokardialen Herzerkrankung. Die Abnahme des Herzzeitvolumens und die daraus resultierende verminderte Versorgung des Gewebes mit Sauerstoff bzw. Substraten führen zu Veränderungen des neurohumoralen Systems mit Stimulation vasopressorischer Systeme. Während eine Aktivierung dieser vasopressorischen Systeme [Sympathikussystem, Renin-Aldosteron-Angiotensin (RAA-) System] mit konsekutiver Zunahme des peripheren Gefäßwiderstands in der Frühphase der Erkrankung einen positiven Kompensationsmechanismus zur Sicherung eines adäquaten Herzzeitvolumens darstellt, führt eine zunehmende Aktivierung im weiteren Verlauf des Krankheitsbildes zu einer Verschlechterung der hämodynamischen Situation [27]. Die Summe der Kompensationsmechanismen kann dabei das Bild der akuten Herzinsuffizienz wesentlich bestimmen bzw. perpetuieren.

Das Sistieren einer regelrechten Perfusion führt in Verbindung mit der einsetzenden Hypoxie zu einer typischen Streßreaktion des Organismus, die sich in einer Erhöhung der sympathoadrenergen Aktivität mit Änderung der Makro- und Mikrohämodynamik, des Stoffwechsels und des $O_2$-Verbrauchs einschließlich der Morphologie des Gewebes ausdrückt. Aus dem daraus resultierenden erhöhten Widerstand gegen die linksventrikuläre Ejektion im Sinne einer Nachlastzunahme ergibt sich eine zusätzliche Belastung für das insuffiziente Herz. Die im Rahmen des Schocks vermehrt freiwerdenden Katecholamine führen außerdem zu einer Zunahme des postkapillären pulmonalen Gefäßtonus und zu einer Umverteilung des Blutvolumens in den Lungenkreislauf. Durch die Hypoperfusion zusätzlich aktivierte Mediatorsysteme (Kallikreine, Prostaglandine, Bradykinine, Histamin etc.) führen zudem zu einer erhöhten Kapillarpermeabilität („capillary leakage"), mit der Gefahr eines vermehrten Einstroms von Flüssigkeit in das Interstitium bis hin zum (interstitiellen) Lungenödem. Diesen Circulus vitiosus rasch zu durchbrechen, muß Ziel aller therapeutischen Bemühungen sein [26]. Dabei gilt es, eine suffiziente Steigerung der linksventrikulären Leistung zu erzielen, die Lungenstauung zu beseitigen sowie eine adäquate systemische Gewebeperfusion wiederherzustellen.

Vom zeitlichen Aspekt lassen sich 3 unterschiedliche Gruppen differenzieren:

- präoperatives akutes Herzversagen ohne Vorerkrankung,
- akute Dekompensation einer länger bestehenden Herzinsuffizienz,
- postoperatives LOS aufgrund der unterschiedlichsten Ursachen.

Vor einer effektiven Therapie des LOS muß aus pathophysiologischer Sicht darüber hinaus zwischen

- kongenitalem bzw. erworbenem Myokardversagen,
- überwiegend systolischer und/oder diastolischer Ventrikeldysfunktion sowie
- rechts- und/oder linksventrikulärer Ursache der kardiozikulatorischen Insuffizienz

differenziert werden. Eine diastolische (lusitrope) Dysfunktion ist in ca. 20–40% der Fälle für ein kongestives Herzversagen verantwortlich – mit zunehmender Prävalenz im Alter [21]. Eine Differenzierung zwischen vorwiegend diastolischer und/oder systolischer Ventrikelfehlfunktion ist von großer Bedeutung: die Therapie muß entweder auf lastsenkenden Maßnahmen oder aber auf einer positiv-inotropen Stimulation basieren.

## Therapiemöglichkeiten

### *Allgemeines*

Unter therapeutischem Aspekt sind Maßnahmen vordringlich, die neben einer Restaurierung der Pumpfunktion den Energiebedarf des Herzens senken sowie die arterielle Hypoxämie beseitigen und die Utilisation vorhandener Metaboliten fördern. Vor Beginn jeder (pharmakologischen) Therapie müssen die zugrunde liegenden Mechanismen der kardiozirkulatorischen Dekompensation analysiert und begleitende nichtkardiale Störungen (wie Hypovolämie, Anämie, Azidose und andere) ausgeglichen werden.

*Behandlungsmöglichkeiten des Low-output-Syndroms*:

- Volumengabe:
  - Verbesserung der Frank-Starling-Beziehung;
- Vasopressorengabe:
  - Steigerung des myokardialen Perfusionsdrucks;
- positive Inotropika:
  - Steigerung der Pumpfunktion;
- Vasodilatanzien:
  - Lastverbesserung, Verbesserung der Herzökonomie;
- mechanische Unterstützungssysteme.

### *Steigerung der Kontraktilität*

Voraussetzungen für eine positiv-inotrope Therapie der akuten Herzinsuffizienz sind:

- funktionelle Reserve des versagenden Myokards,
- Stimulierbarkeit der funktionellen Reserve,
- Aufrechterhaltung der verbesserten Myokardfunktion.

Digitalis hat für die Therapie der akuten Herzinsuffizienz sicherlich keinen Stellenwert mehr und sollte ausschließlich als Antiarrhythmikum eingesetzt werden. Katecholamine bilden seit vielen Jahren die Basis für die Therapie des akuten LOS in der perioperativen Phase bzw. im Rahmen der Intensivmedizin. Die Anwendung dieser sympathomimetischen Amine (Orciprenalin, Adrenalin, Dopamin, Dobutamin, Dopexamin, Noradrenalin) wird jedoch durch deren positiv-chronotrope, periphervaskuläre und arrhythmogene Wirkung limitiert. Ihr hämodynamisches Wirkungsprofil wird dabei wesentlich dadurch bestimmt, welche Rezeptoren die Substanzen am Myokard sowie an den peripheren Gefäßen aktivieren [22] (Abb. 1).

*Spezifizierung der Rezeptorwirkungen*:

$\alpha_1$: Vasokonstriktion (mäßig positiv-inotrop);
$\alpha_2$: präsynaptisch: Hemmung der NA-Freisetzung (Vasodilatation); postsynaptisch: Vasokonstriktion;
$\beta_1$: positiv-inotrop und chronotrop, Verkürzung der AV-Überleitung;
$\beta_2$: Vasodilatation, Bronchodilatation, positiv-inotrop;

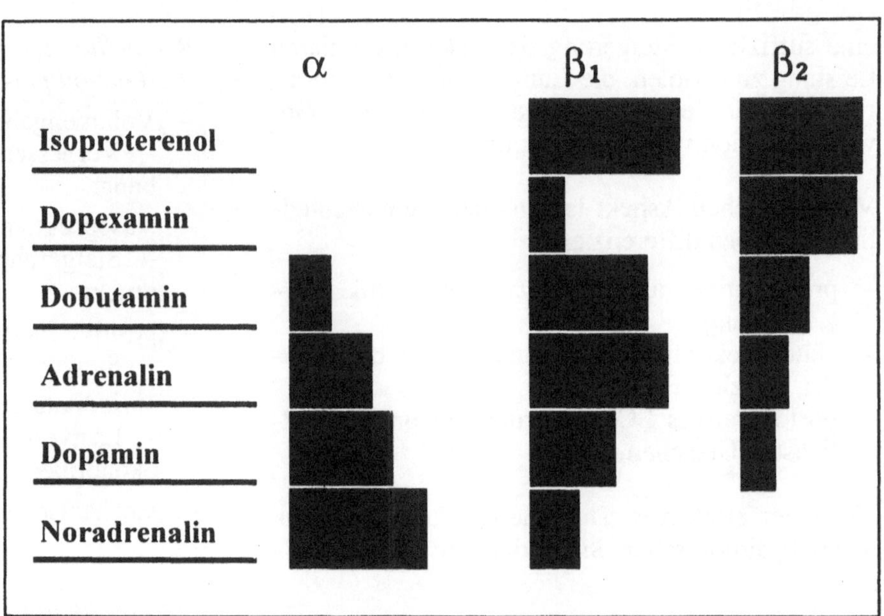


**Abb. 1**. Wirkung unterschiedlicher Katecholamine auf die verschiedenen Rezeptorsysteme

$DA_1$ Vasodilatation (Niere, mesenterial, zerebral);

$DA_2$: Hemmung der NA-Freisetzung, Hemmung der Prolaktinfreisetzung, Emesis.

Von besonderer Bedeutung ist dabei, daß die (chronische) neurohumorale Gegenregulation bei (latenter) Herzinsuffizienz über eine ständige Erhöhung der Plasmakatecholaminkonzentration zu einer Downregulation der $\beta_1$-Rezeptoren führt [8, 31]. Somit besteht bei chronisch eingeschränkter Myokardfunktion eine verminderte Katecholaminempfindlichkeit, die mit einer Desensibilisierung und Reduktion der β-Adrenozeptoren erklärt wird (Abb. 2) [9]. Eine derartige Desensibilisierung der β-Rezeptoren gegenüber einer sympathomimetischen Stimulation findet sich darüber hinaus bereits nach relativ kurzfristiger Therapie mit Katecholaminen (innerhalb von 48 h), d.h. die Gabe exogener Katecholamine kann zu einer Intensivierung bzw. Akzelerierung des Prozesses der Downregulation führen und in ein katecholaminrefraktäres Herzversagen münden.

*Adrenalin* wirkt in niedriger Dosierung (0,04–0,1 µg/kg KG min) im wesentlichen auf $\beta_1$- und $\beta_2$-Rezeptoren. Höhere Dosierungen führen zu einer α-Stimulation mit Zunahme der linksventrikulären Füllung und verminderter Organdurchblutung.

*Dobutamin* gilt vielerorts als das Katecholamin der Wahl bei der Behandlung des LOS. Von besonderem Vorteil soll dabei die fehlende Steigerung der Herzfrequenz sein – insbesondere im Vergleich mit Adrenalin. Aus pharmakologischer Sicht erscheint dies wenig einsichtig: die positiv-inotrope Wirksamkeit beider Substanzen beruht im wesentlichen auf einer Stimulation kardialer $\beta_1$-Rezeptoren – verbunden mit der Gefahr einer deutlichen Frequenzzunahme. Die häufig hervorgehobenen Unterschiede von Dobutamin und Adrenalin beruhen dabei hauptsächlich auf unterschiedlichen Dosierungen: bei Zufuhr einer äquipotenten (positiv-inotropen) Dosis ist sicherlich mit vergleichbaren Veränderungen der Herzfrequenz zu rechnen. Bei Vorbehandlung mit β-Rezeptorenblockern wird auch beim Dobutamin die α-mimetische Komponente demaskiert, und es kann zu einer (unliebsamen) peripheren Vasokonstriktion kommen.

Der Einsatz von *Dopamin* sollte auf die Verbesserung des renalen Blutflusses begrenzt sein („Nierendosis“: 2–3 µg/kg KG/min). Eine Steigerung der Dosis darüber hinaus führt im wesentlichen zu einer peripheren Vasokonstriktion und Nachlaststeigerung (α-Stimulation).

*Dopexamin* ist ein neueres synthetisches Katecholaminderivat, daß neben $\beta_2$- auch $DA_1$- und $DA_2$-Rezeptoren stimuliert [18]. Neben einer (geringen) positiv-inotropen Wirkung kommt es unter Dopexamin zu einem deutlichen Frequenzanstieg und einer peripheren Vasodilatation mit Abnahme des Blutdrucks und des linksventrikulären Füllungsdrucks. Darüber hinaus werden die mesenteriale und renale Perfusion gesteigert. Durch die (deutliche) Abnahme des Blutdrucks

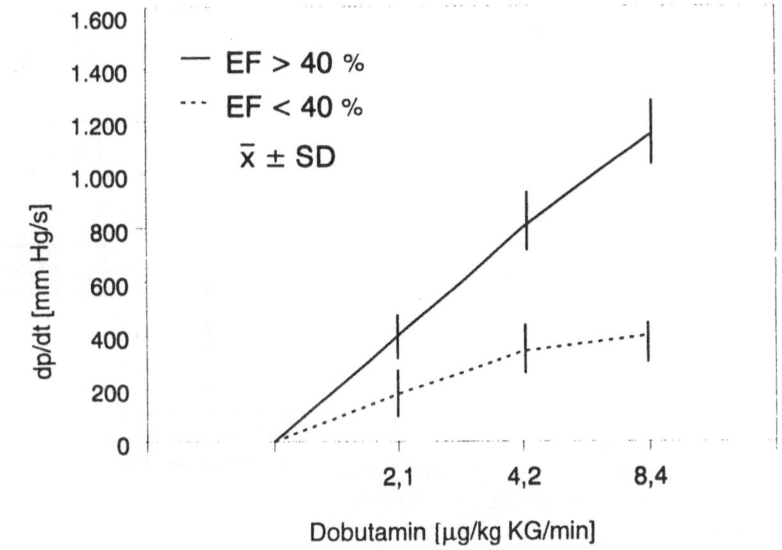

1.600
1.400
1.200
1.000
800
600
400
200
0

dp/dt [mm Hg/s]

— EF > 40 %
··· EF < 40 %
$\bar{x} \pm SD$

2,1 4,2 8,4

Dobutamin [μg/kg KG/min]

**Abb. 2.** Verminderte Wirksamkeit von Dobutamin bei Patienten mit eingeschränkter Ventrikelfunktion. Bei Steigerung der Dobutamindosis ist die Zunahme der Kontraktilität ($dp/dt_{max}$) bei Vorliegen einer chronischen Herzinsuffizienz [linksventrikuläre Ejektionfraktion (LVEF) < 40%] deutlich geringer als bei einem normalen Vergleichskollektiv. (Nach [9])

kann es zu einer reaktiven Noradrenalinfreisetzung kommen. Bereits 48 h nach Beginn einer Dopexaminzufuhr muß mit einer Wirkungsabnahme und einer verminderten hämodynamischen Effektivität gerechnet werden [11]. Der Wert dieser Substanz bei der Behandlung des akuten LOS wird durch dessen blutdrucksenkende Wirkung limitiert und kann momentan noch nicht endgültig beurteilt werden.

### *Vasodilatanzien*

Ein wesentliches Prinzip der Therapie der Herzinsuffizienz besteht in der Optimierung der Lastbedingungen (pre- bzw. afterload) (Abb. 3). Eine ausschließliche Anwendung kontraktilitätssteigernder Maßnahmen würde diese Komponente der Insuffizienzbehandlung vernachlässigen. Daher ist besonders bei akut dekompensierten, chronisch herzinsuffizienten Patienten die Gabe von Nitrokörpern (zur Vorlastsenkung) oder Kalziumantagonisten (zur Nachlastsenkung) ein wichtiges Prinzip, um den Circulus vitiosus einer zunehmenden Progredienz infolge vermehrter Vasokonstriktion zu durchbrechen.

*Einsatz von Vasodilatatoren*:

*arterielle Seite*:

- Senkung der rechts- und linksventrikulären Nachlast:
  - myokardiale Wandspannung ↓,
  - myokardialer $O_2$-Verbrauch ($M\dot{V}O_2$) ↓;

*venöse Seite*:

- Senkung der Vorlast:
  - myokardiale Wandspannung ↓,
  - myokardialer $O_2$-Verbrauch ↓,
  - rechts- und linksventrikulärer Füllungsdruck ↓.

Nitrokörper führen bereits relativ schnell zu einer Tachyphylaxie, so daß die Dosis entsprechend angepaßt oder aber ein anderes (lastsenkendes) Therapiekonzept eingesetzt werden muß. Angiotensin-Converting-Enzym- (ACE-) Inhibitoren (z.B. Captopril oder Enalapril) bieten sich hierbei als Alternative an. Bisher sind sie jedoch in Deutschland nur in oraler Form verfügbar und somit für den akuten Einsatz in der intra- bzw. postoperativen Phase nicht einsetzbar. Zudem wird eine mögliche negativ-inotrope Wirkung dieser Substanzgruppe diskutiert.

### *Optimierte Therapie der akuten Herzinsuffizienz*

Eine suffiziente Therapie der akuten Herzinsuffizienz im Sinne eines Low-output-Syndroms muß eben einer effektiven Steigerung der Inotropie und Senkung der Nachlast 2 weitere Kriterien mitberücksichtigen:

- Wirksamkeit auch bei verminderter Empfindlichkeit und Anzahl der β-Rezeptoren (Downregulation, β-Blockertherapie),
- Wirksamkeit auch bei längerer Therapiedauer (d.h. fehlende Toleranzentwicklung).

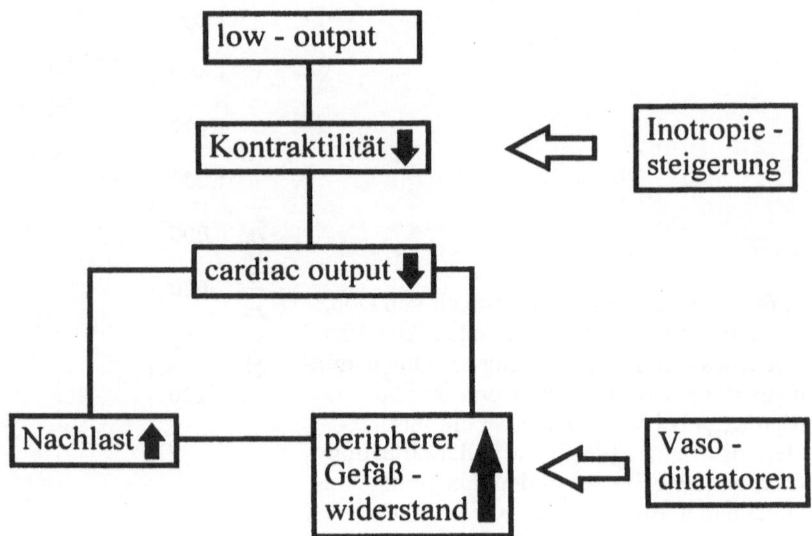


**Abb. 3**. Therapie der akuten Herzinsuffizienz unter Berücksichtigung von positiven Inotropika und Vasodilatanzien

Die Katecholamine erfüllen diese Forderungen nur unzureichend. Ihr Einsatz ist mit folgenden Risiken verbunden:

- Zunahme der Herzfrequenz ($M\dot{V}O_2\uparrow$),
- Nachlaststeigerung ($M\dot{V}O_2\uparrow$),
- arrhythmoge Potenz,
- Auftreten einer subendokardialen Ischämie,
- Verschlechterung der diastolischen Funktion,
- Downregulation der β-Rezeptoren.

Daher ergeben sich für eine optimale Therapie des LOS folgender Forderungen:

- unabhängig von Katecholamin- bzw. Glykosideffekt,
- nicht frequenzsteigernd,
- nicht arrhythmogen,
- nicht $O_2$-bedarfsteigernd,
- hohe Bioverfügbarkeit,
- keine Toleranzentwicklung,
- geringe Nebenwirkungen.

*Neuere Therapieansätze*

Das erweiterte Verständnis der pathophysiologischen Zusammenhänge beim Auftreten eines Low-output-Syndroms (LOS) hat zu der Suche nach Substanzen geführt, die unabhängig vom β-Rezeptor-Adenylatcyclase-System wirksam sind. Mit der Entwicklung der Phosphodiesterase (PDE)-III-Hemmer stehen nichtglykosidartige, nichtkatecholaminerge, positiv-inotrop wirksame Substanzen als neues Therapieregime zur Behandlung des Low-output-Syndroms zur Verfügung.

Klassische PDE-Hemmer wie Theophyllin hemmen alle 3 Subenzyme der Phosphodiesterase und besitzen nur unzureichende inotropiesteigernde Effekte. Weiterentwickelte Substanzen hemmen dagegen selektiv die PDE Typ III [28]. Diese Substanzen besitzen eine hohe Affinität zur zyklischen Adenosinmonophosphatphosphodiesterase, die die Umwandlung von aktiven cAMP zu inaktivem AMP katalysiert. Durch die Hemmung der Phosphodiesterase kommt es zu einem verminderten cAMP-Abbau, und die intrazelluläre Konzentration von cAMP nimmt zu. cAMP fungiert dabei als „second messenger". Es kommt zu einem verstärkten intrazellulären $Ca^{2+}$-Einstrom über die langsamen Kalziumkanäle und zur Anreicherung des sarkoplasmatischen Retikulums mit freisetzbarem $Ca^{2+}$-Konzentrationsanstieg und die erhöhte $Ca^{2+}$-Freisetzung sind für die Steigerung der myokardialen Kontraktilität durch die Substanz verantwortlich (Abb. 4) [30]. Darüber hinaus findet sich eine Verbesserung der Relaxationsvorgängen im Sinne einer „positiven Lusitropie" [14].

In der glatten Muskulatur des Gefäßsystems führt die erhöhte cAMP-Konzentration zu einem vermehrten Ausstrom von intrazellulärem $Ca^{2+}$ bzw. zu einer verminderten Empfindlichkeit von Aktin und Myosin gegenüber $Ca^{2+}$ – beides resultiert in einer Relaxation der glatten Gefäßmuskulatur (Abb. 5). Diese Kombination von Kontraktilitätssteigerung und Vasodilatation hat auch zu dem Begriff *„Inodilatoren"* für diese Substanzklasse geführt.

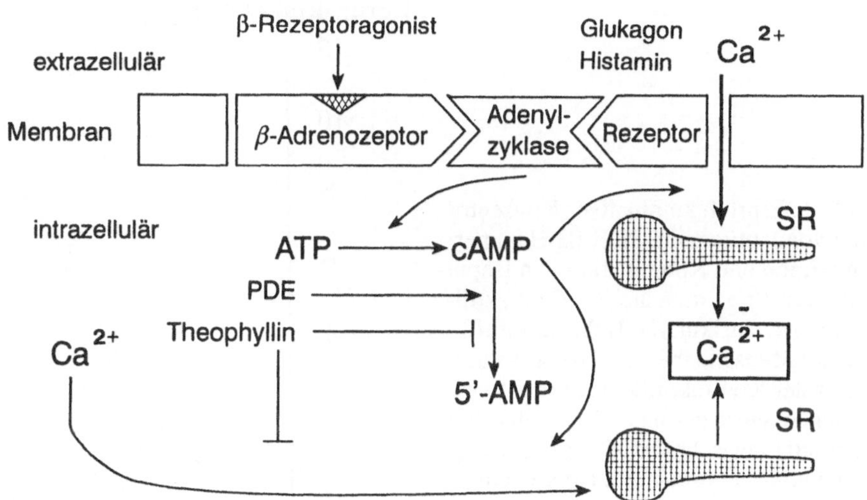


**Abb. 4**. Mechanismen zur Steigerung der myokardialen Kontraktilität

Das Imidazolderivat Enoximon und das Bipyridinderivat Amrinon sind in Deutschland für die intravenöse Therapie der akuten Herzinsuffizienz zugelassen.

*Phosphodiesterase-III-Inhibitoren zur Therapie des LOS*:

*Amrinon:*

- loading dose: (0,5) 0,75–1,0 mg/kg KG) (i.v.-Bolus über 5 min),
- Erhaltung: 5–10 μg/kg KG/min;

*Enoximon:*

- loading dose: 0,5–0,75 mg/kg KG (i.v.-Bolus über 5 min),
- Erhaltung: (2,5) 5–10 μg/kg KG/min.

Das hämodynamische Wirkprofil der PDE-III-Hemmer ist folgendermaßen charakterisiert [5, 17, 32]:

- Steigerung der Herzauswurfleistung (Herzindex),
- Reduktion der links- und rechtsventrikulären Füllungsdrücke (pulmonal-kapillärer Verschlußdruck und rechtsatrialer Druck),
- Abnahme des peripheren und pulmonalen Gefäßwiderstandes (SVR, PVR),
- geringe Zunahme der Herzfrequenz (HR) ohne signifikante arrhythmogene Potenz.

Insbesondere Patienten mit koronarer Herzerkrankung ist es ein wesentliches Ziel, daß die Steigerung der Kontraktilität nicht mit einer (relevanten) Zunahme des myokardialen $O_2$-Verbrauchs ($MVO_2$) einhergeht. Bei den PDE-III-Hemmern wird der inotropiebedingte myokardiale $O_2$-Mehrverbrauch aufgrund der Wandspannungsreduktion (durch Nach- und Vorlastabnahme) vermindert, so daß sich die $MVO_2$ nur geringfügig ändert bzw. sogar vermindert wird (Amrinon: – 20% bis – 30% [3, 19], Enoximon: – 18% [8]). Die hämo-

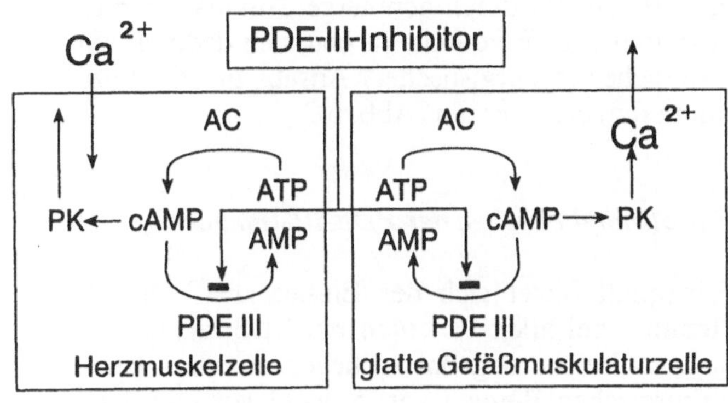


**Abb. 5**. Wirkung der PDE-III-Hemmer an Myokard- bzw. (peripheren) Gefäßmuskelzelle. Kommt es im Myokard zu einem vermehrten Einstrom von $Ca^{2+}$ mit Steigerung der Kontraktilität, so führt die Zunahme von cAMP in der Gefäßmuskelzelle zu einer Abnahme von intrazellulärem $Ca^{2+}$ mit der Folge einer peripheren Vasodilatation

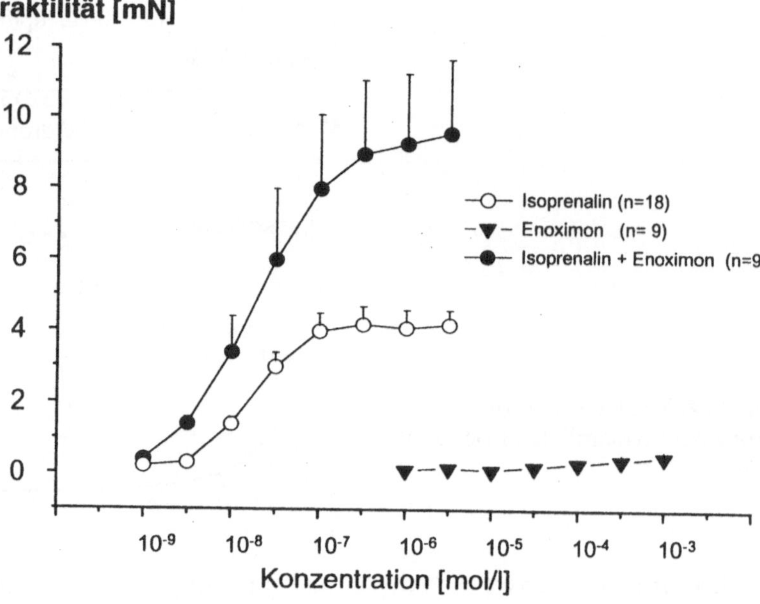


**Abb. 6.** Einfluß kumulativer Konzentration von Isoprenalin, PDE-III-Hemmer Enoximon und Kombination von Isoprenalin mit Enoximon auf die Kontraktilität rechtsventrikulärer Trabekel insuffizienter Menschenherzen. Die Absolutwerte der Kontraktilität waren im Vergleich zu einer gesunden Kontrollgruppe deutlich eingeschränkt. Die gleichzeitige Gabe von Enoximon und Isoprenalin führte zu einer deutlichen Steigerung der Kontraktilität, und es fand sich kein Unterschied mehr zur gesunden Kontrolle. (Nach [4])

dynamische Verbesserung durch Dobutamin ist dagegen häufig mit einer Erhöhung des myo-kardialen $O_2$-Bedarfs (ca. 30–40%) verbunden [2, 24]. Als Folge einer Verschlechterung der myokardialen $O_2$-Bilanz und der Katecholamintherapie können sich aufgrund eines sich einstellenden Energiedefizits zunehmende metabolische und strukturelle Schäden ergeben. Es kommt anfang noch zu reversiblen Funktionsausfällen, bis schließlich der $O_2$-Mangel zu irreversiblen Schädigung führen kann. Bei Einsatz von Dobutamin muß darüber hinaus berücksichtigt werden, daß bei Patienten, die mit β-Blockern vorbehandelt sind, die α-mimetische Wirkung der Substanz demaskiert und die Herzökonomie weiter verschlechtert wird. Die Wirksamkeit von PDE-III-Hemmern wird dagegen durch eine Vorbehandlung mit β-Blockern nicht limitiert [6].

Eine Kombinationstherapie von PDE-III-Hemmern und Katecholaminen bietet sich aus pharmakologischer Sicht an, da PDE-III-Hemmer den Abbau des durch adrenerge Stimulation produzierten cAMP verhindern und sich dadurch ein zweifacher (synergistischer) Ansatz zur Kontraktilitätssteigerung ergibt (Abb. 6).

### *Einsatzmöglichkeiten der PDE-III-Hemmer*

Prinzipiell bietet sich der Einsatz der PDE-III-Hemmer bei allen Patienten mit LOS an. Besonders zahlreiche Ergebnisse liegen aus dem herzchirurgischen Bereich vor: Sowohl vor und nach der extrakorporalen Zirkulation (EKZ) als auch in der postoperativen Intensivphase kam es unter PDE-III-Hemmern (Amrinon, Enoximon) zu einer signifikanten Verbesserung der hämodynamischen Situation [10, 12]. Eine myokardiale Hypoperfusion, deutlich erhöhte Katecholaminspiegel sowie die begleitende Hypothermie während der EKZ können eine Ursache für eine Veränderung der Adrenozeptor-Funktion bei herzchirurgischen Patienten darstellen [23, 29] und die Überlegenheit der PDE-III-Hemmer gegenüber den Katecholaminen erklären.

Erste positive Berichte finden sich beim Herzinfarkt [25]: Die i.v.-Gabe von Enoximon führte zu einer signifikanten Verbesserung der Hämodynamik mit einem Anstieg des Herzindex um maximal 23% und einer Abnahme des PCWP um maximal 31%. Diese hämodynamischen Veränderungen konnten über 24 h stabilisiert werden. Behandlungsbedingte Rhythmusstörungen, die zu einem Abbruch der Therapie zwangen, zeigten sich bei keinem Patienten.

Besonders günstig scheint der Einsatz von PDE-III-Hemmern bei Patienten mit Rechtsherzinsuffizienz zu sein, da es neben einer Herzzeitvolumensteigerung zu einer signifikanten Senkung des (erhöhten) pulmonal-vaskulären Gefäßwiderstands (PVR) kommt [15].

Vielversprechende Erfahren liegen auch bei Patienten mit Sepsis vor. Im Rahmen des septischen Schocks bietet sich häufig das Bild einer akuten Kreislaufdekompensation. Ursächlich steht dabei eine überschießende periphere Vasodilatation im Vordergrund – daneben findet sich eine eingeschränkte rechts- und/oder linksventrikuläre Funktion [13]. Darüber hinaus muß auch hierbei mit einer krankheitsbedingten β-Rezeptor-Downregulation gerechnet werden bzw. es kann durch hochdosierte Katecholamintherapie die Empfindlichkeit der β-Rezeptoren iatrogen herabgesetzt sein. Enoximon führte bei kritisch Kranken zu einer deutlichen Steigerung von $DO_2$ und $\dot{V}O_2$ [20]. Auch mit Amrinon liegen überzeugende Ergebnisse der Patienten im hypodynamen Stadium der Sepsis vor, wo Dobutamin ohne positive Hämodynamische Effekte blieb und somit ein katecholaminrefraktäres Herzversagen vorlag [1].

### *Risiken und Limitation einer Therapie mit PDE-III-Hemmern*

Die Limitation der konventionellen (katecholaminorientierten) Therapie ist zumeist auf Änderungen des β-Rezeptors zurückzuführen. Von besonderer Bedeutung ist darüber hinaus, inwieweit die dem β-Adrenozeptor nachgeschalteten Vorgänge erhalten sind. Ein Adenylatcyclasesystem, das wie bei chronischer Herzinsuffizienz nur unzureichend aktivierbar ist, scheint nicht allein auf einer Downregulation der β-Rezeptoren zu beruhen, sondern möglicherweise spielen auch Veränderungen der sog. G-Proteine (guaninnucleotidbindenden Proteine) eine große Rolle [7]. Man unterscheidet stimulatorische $G_s$-Proteine, die eine Stimulation der Adenylcyclase bewirken von inhibitorischen $G_i$-Proteinen [16]. Bei chronischer, schwerer Herzinsuffizienz scheint es zu einem Überwiegen der $G_i$-Proteine zu kommen [7] mit der Folge einer verminderten Bereitstellung von cAMP (dem Produkt der Adenylcyclase), wodurch das Substrat für die PDE-III-Hemmer vermindert wird und mit einer verminderten Wirksamkeit gerechnet werden muß.

Eines der größten Probleme beim Einsatz mit PDE-III-Hemmern ergibt sich aus der peripheren Vasodilatation und dem damit verbundenen Blutdruckabfall. Auf eine langsame Injektion (über 5 min) ist daher unbedingt zu achten, die langsame perfusorgesteuerte Applikation ist wesentlich risikoärmer. Zudem ist auf eine ausreichende Volumenzufuhr zu achten, um ein kritisches Absenken der (linksventrikulären) Füllung zu vermeiden.

Als Nachteil der PDE-III-Hemmer wird deren längere Halbwertszeit gesehen, wodurch auf eine Veränderung der hämodynamischen Situation nicht so rasch reagiert werden kann wie bei den β-sympathikomimetisch wirksamen Substanzen. Die gute Steuerbarkeit der Katecholamine wird daher oft als Vorteil gegenüber den PDE-III-Hemmern betont. Andererseits erscheint es vorteilhaft, durch intravenöse Bolusapplikation eine PDE-Hemmers eine langfristigere hämodynamische Stabilisierung zu erzielen und nicht auf eine perfusorgesteuerte Applikationsform angewiesen zu sein, deren Unterbrechung (Diskonnektion, Perfusorstop etc.) zur hämodynamischen Katastrophe führen kann.

## Schlußfolgerungen

Unter Berücksichtigung der pathophysiologischen Mechanismen beim myokardialen Pumpversagen muß das therapeutische Vorgehen neu überdacht werden. Katecholamine sowie Vasodilatanzien haben weiterhin einen großen Stellenwert bei der Behandlung des akuten LOS. Aufgrund der neuen Erkenntnisse über die Veränderungen des β-adrenergen Systems kann eine schematische Anwendung von Katecholaminen jedoch mehr Schaden als Nutzen bringen. Die Einführung der Phosphodiesterasehemmer wie Amrinon oder Enoximon hat unser Therapiespektrum erheblich erweitert. Die Gabe des PDE-III-Hemmers im (langanhaltenden) katecholaminrefraktären LOS ist sicherlich ohne Wert. Daher sollte die Entscheidung für einen PDE-III-Hemmer bereits in der Frühphase der hämodynamischen Insuffizienz diskutiert werden. Die Kombinationstherapie eines PDE-III-Hemmers mit Katecholaminen erscheint beim schweren Low-output-Syndroms aus pharmakologischer Sicht besonders vielversprechend: Da PDE-III-Hemmer den Abbau des durch adrenerge Stimulation produzierten cAMP verhindern, ergibt sich ein zweifacher Ansatz zur Kontraktilitätssteigerung in dieser Situation. Die begleitende Senkung des peripheren und pulmonalen Gefäßwiderstands führt zu einer Ökonomisierung der Herzarbeit und – im Gegensatz zu den Katecholaminen – zu keiner Zunahme des myokardialen $O_2$-Verbrauchs. Eine Patentlösung für alle Patienten mit Low-output-Syndrom ist sicherlich nicht möglich, vielmehr sollten alle Therapiemaßnahmen mit Hilfe einer erweiterten hämodynamischen Überwachung individualisiert und entsprechend angepaßt werden.

## Zusammenfassung

Unter dem Begriff des Low-output-Syndroms (LOS) verbirgt sich ein buntes Bild kardiozirkulatorischer Abnormalitäten. Katecholamine und Vasodilatatoren sind etablierte Therapeutika in dieser Situation. Das Spektrum der Therapie der verschiedenen Störungen der Herz-Kreislauf-Funktion ist jedoch in den letzten Jahren erheblich erweitert worden. Unter Berücksichtigung der pathophysiologischen Mechanismen beim myokardialen Pumpversagen muß ein differentialtherapeutisches Konzept bezüglich der Indikation der einzelnen Substanzen erstellt werden. Die Fortschritte der pharmakologischen Intervention müssen sich dabei an den neuen pathophysiologischen Erkenntnissen orientieren. Aufgrund der Veränderungen des normalen Adrenozeptorsystems unter den verschiedensten Bedingungen muß die klassische katecholaminorientierte Therapie des Low-output-Syndroms neu überdacht werden. Phosphodiesterase (PDE)-III-Hemmer stellen ein neues Behandlungskonzept in dieser Situation dar. Sie führen zu einer Verbesserung der zentralen Hämodynamik mit Steigerung der linksventrikulären Funktion und Senkung erhöhter Gefäßwiderstände. Die Kombination von PDE-III-Hemmern mit β-Sympathomimetika bietet sich aus pharmakologischer Sicht als aussichtsreiche Therapieform bei schwerem LOS an.

## Literatur

1. Baumann G, Felix S (1991) Inodilatoren in der Therapie der kongestiven Myokardinsuffizienz. Bayr Int 12:32–42
2. Bendersky R, Chatterje K, Parmley WW, Brundage BH, Ports TA (1981) Dobutamine in chronic ischemic heart failure: alterations in left ventricular function and coronary hemodynamics. Am J Cardiol 48:554–556
3. Benotti JR, Grossman W, Braunwald E, Carabello BA (1980) Effects of amrinone on myocardial energy metabolism and hemodynamics in patients with severe congestive heart failure due to coronary artery disease. Circulation 62:28–34
4. Bethke T, Eschenhagen T, Klimkiewicz A et al. (1992) Phosphodiesterase inhibition by enoximone in preparations from nonfailing and failing human hearts. Arznmittel-Forsch/Drug Res 41 (I):437–445
5. Boldt J, Kling D, Schuhmann E, Dapper F, Hempelmann G (1989) Hämodynamische Effekte des neuen Phosphodiesterasehemmers Enoximone bei kardiochirurgischen Patienten. Anaesthesist 38:238–244
6. Boldt J, Kling D, Zickmann B, Dapper F, Hempelmann G (1990) Haemodynamic effects of the PDE-inhibitor enoximone in comparison to dobutamine in esmololtreated cardiac surgery patients. Br J Anaesth 64:611–616
7. Böhm M, Gierschik P, Jakobs KH, Schnabel P, Kemkes B, Erdmann E (1989) Localisation of a 'postreceptor' defect in human dilated cardiomyopathy. Am J Cardiol 64:812–814
8 Bristow MR (1984) Myocardial beta-adrenergic receptor down-regulation in heart failure. Int J Cardiol 5:648–652
9. Fowler MB, Laser JA, Hopkins GL, Minobe W, Bristow MR (1986) Assessment of the β-adrenergic receptor pathway in the intact failing human heart: progressive β-receptor down-regulation and specific pharmacologic subsensitivity to agonist response. Circulation 74:1290–1392
10. Goenen M, Pedemonte O, Baele P, Col J (1985) Amrinone in the management of low cardiac output after open heart surgery. Am J Cardiol 56:33B–38B
11. Gollub SB, Emmott WW, Johnson DE, Sights KA, Wilson DB, Vacek JL, Hassanein K (19888) Hemodynamic effect of dopexamine hydrochloride infusions of 48 to 72 hours duration for severe congestive heart failure. Am J Cardiol 62:83C–88C
12. Gonzalez M, Desager JP, Jacquemart JL et al. (1988) Efficacy of enoximone in the management of refractory low-output following cardiac surgery. J Cardiothorac Anesth 2:409–418
13. Groeneveld ABJ, Schneider AJ, Thijs GJ (1991) Cardiac alterations in septic shock: pathophysiology, diagnosis, prognostic, and therapeutic implications. In: Vincent JL (ed) Update in intensive care and emergency medicine vol 14. Springer, Berlin Heidelberg New York Tokyo, pp 126–136
14. Herrmann HC, Ruddy TD, Dec GW, Strauss HW, Boucher CA, Fifer MA (1987) Diastolic function in patients with severe heart failure: comparison of the effects of enoximone and nitroprusside. Circulation 75:1214–122
15. Hines R (1991) The choice of inotropes following cardiopulmonary bypass. Amrinone is the first-choice inotrope following cardiopulmonary bypass. J Cardiothorac Anesth 5:181–183
16. Insel PA, Ransnäs LA (1988) G-proteins and cardiovascular disease. Circulation 78:1511–1513
17. Janicki JS, Shroff SG, Weber KR (1987) Physiologic response to the inotropic and vasodilator properties of enoximone. Am J Cardiol 60:15C–118C
18. Jaski BE, Peters C (1988) Inotropic, vascular and neuroendocrine effects of dopexamine hydrochloride and comparison with dobutamine. Am J Cardiol 62:63C–67C
19. Jentzer JH, LeJementel TH, Sonnenblick EH, Kirk ES (1981) Beneficial effects of amrinone on myo-

cardial oxygen consumption during acute left ventricular failure in dogs. Am J Cardiol 48:75–83

20. Kox WJ, Brydon C (1991) Improvement of tissue oxygenation with enoximone in septic shock. In: Vincent JL (ed) Update in intensive care and emergency medicine vol 14. Springer, Berlin Heidelberg New York Tokyo, pp 137–143
21. Kramer W, Waas W, Tillmanns H (1991) Therapie der chronischen Herzinsuffizienz. Arzneimitteltherapie 9:102–110
22. Löllgen H (1991) Katecholamine in der Therapie der akuten Herzinsuffizienz – Effektivität und Grenzen. Intensivmedizin 21 [Suppl 1]:21–32
23. Manz J, Marty J, Pansard Y, Henzel D, Loiseau A, Pocidalo M, Langlois J, Desmonts JM (1990) Beta-adrenergic receptor changes during coronary artery bypass grafting. J Thorac Cardiovasc Surg 99:75–81
24. Monrad ES, Baim DS, Smith HS (1986) Milrinone, dobutamine and nitroprusside: comparative effects on hemodynamics and myocardial energetics in patients with severe congestive heart failure. Circulation 73 [Suppl III]:168
25. Renard M, Dereppe H, Henuzeit C, Stevens E, Bernard B (1988) Effects of enoximone in patients with cardiac failure after myocardial infarction. BJCP 12 [Suppl 65]:37–40
26. Rettig GF, Bette L (1988) Current therapy of acute heart failure. Cardiovasc Drugs Therapy 2:401–406
27. Rutman HI, LeJemtel TH, Sonnenblick EH (1987) Newer cardiotonic agents: implications for patients with heart failure and ischemic heart disease. J Cardiovasc Anesth 1:59–70
28. Scholz H (1984) Inotropic drugs and their mechanism of action. JACC 4:389–397
29. Schwinn DA, Leone BJ, Spahn DR, Chesnut LC, Page SO. McRae L, Liggett SB (1991) Desensitization of myocardial beta-adrenergic receptors during cardiopulmonary bypass. Circulation 4:2559–2567
30. Skoyles JR, Sherry KM (1992) Pharmacology, mechanisms of action and uses of selective phosphodiesterase inhibitors. Br J Anaesth 68:293–302
31. Unverfert DV, Blaunford M, Kates RE, Leier CV (1980) Tolerance to dobutamine after a 72-hour continuous infusion. Am J Med 69:262–266
32. Vincent JL, Carlier E, Berre J, Armistead CW, Kahn R, Coussaert E, Cantraine F (1988) Administration of enoximone in cardiogenic shock. Am J Cardiol 62:419–423

# Stufenkonzept bei blutsparenden Maßnahmen – Hämodilution, Autotransfusion, Eigenblutspende

B. VON BORMANN

Die Gabe von Fremdblutderivaten ist nach wie vor mit Risiken behaftet, die auch Laien zunehmend geläufig sind, wenngleich erfolgreiche Anstrengungen unternommen worden sind, die Qualität der hergestellten Produkte fortlaufend zu optimieren. So wird die obligate Spendertestung auf Hepatitis-C-Antikörper das wichtigste transfusionsbedingte Infektionsrisiko erheblich zurückdrängen. Die Gefahr der HIV-Übertragung ist zwar gering, sollte uns jedoch solange beunruhigen, wie immer wieder über Erkrankungen nach der Übertragung von Blut negativ getesteter Spender berichtet wird. Großes Augenmerk muß der Möglichkeit einer transfusionsinduzierten Immunsuppression gewidmet werden. Ein umfangreiches Schrifttum erhärtet zunehmend den Verdacht, daß die Gabe von Fremdblut zu einer generellen Schwächung der körpereigenen Abwehr führt. Vor allem Patienten mit malignen Neoplasmen sind von diesem Phänomen betroffen, wie vielfältige retrospektive und eine prospektive klinische Untersuchung belegen [16]. Bott et al. [8], Heiss et al. [16] sowie Jeekel [18] halten die Eigenblutspende bei diesen Patienten für indiziert (Abb. 1), falls keine akute Operationsindikation gegeben ist, da weder Phlebotomie nach Retransfusion einen immunologisch kompromittierenden Effekt haben. Aber auch andere schwerkranke Patienten ohne Tumorleiden scheinen transfusionsbedingt eine höhere Komplikationsrate und eine höhere Letalität zu erleiden, wie die Beobachtungen von Maetani et al. [21] ausweisen. Meßbare Daten einer transfusionsgetriggerten Immunsuppression stammen aus Studien an chronisch-transfundierten Patienten. Die Gabe homologen Blutes hat Einfluß auf das Verhalten immunologisch kompetenter Lymphozytensubpopulationen und bewirkt u.a. eine Umkehr des Helfer-/Suppressorzellquotienten sowie eine deutliche Verminderung der Killerzellaktivität. Immunologische Aspekte sollten für ein polymorbides Patientengut, wie es innerhalb aller operativer Fachgebiete zu einem hohen Anteil repräsentiert ist, eine bedeutsame Rolle bei der Festlegung der transfusionstherapeutischen Strategie spielen.

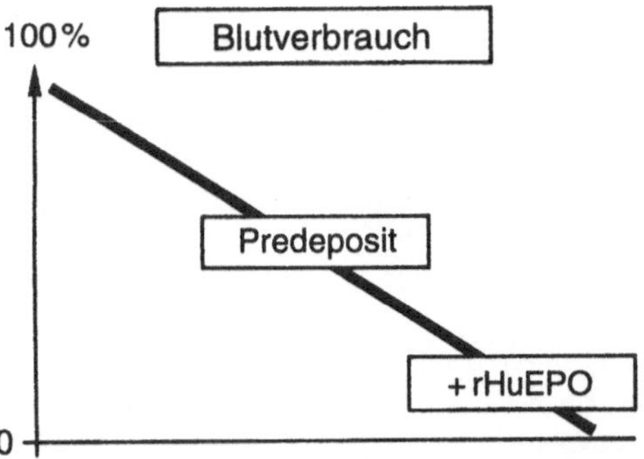


**Abb. 1** Reduktion homologer Transfusionen (Vergleich mit Patienten ohne EBS) durch Eigenblutspende (Predeposit) bei Patienten mit kolorektalem Tumor um etwa 50%. Durch zusätzliche Gabe humanen rekombinierten Erythropoetins (*rHuEPO*) konnte dieser Effekt gesteigert werden. (Nach [18])

## Vermeidung von Fremdbluttransfusionen

Narkosen sind inzwischen sicher geworden und die Durchführung ausgedehnter Operationen bei alten und polymorbiden Patienten ist keine Seltenheit. Um so mehr fallen die Risiken homologer Blutbestandteile ins Gewicht. Als Konsequenz hat sich innerhalb der letzten Jahre ein neues Transfusionsbewußtsein entwickelt.

Vor allem Gefäß-, Herz-, Unfall- und Allgemeinchirurgie sowie Orthopädie und mit Abstrichen Gynäkologie, HNO- und plastische Chirurgie sind Disziplinen mit einem hohen Bedarf an Bluttransfusionen sowohl im elektiv- als auch im notfallchirurgischen Bereich und können in erheblichem Umfang von einem kombinierten Autotransfusionskonzept profitieren [8]. Am St. Johannes-Hospital werden sämtliche möglichen Techniken eingesetzt (Abb. 2), wodurch der Verbrauch an

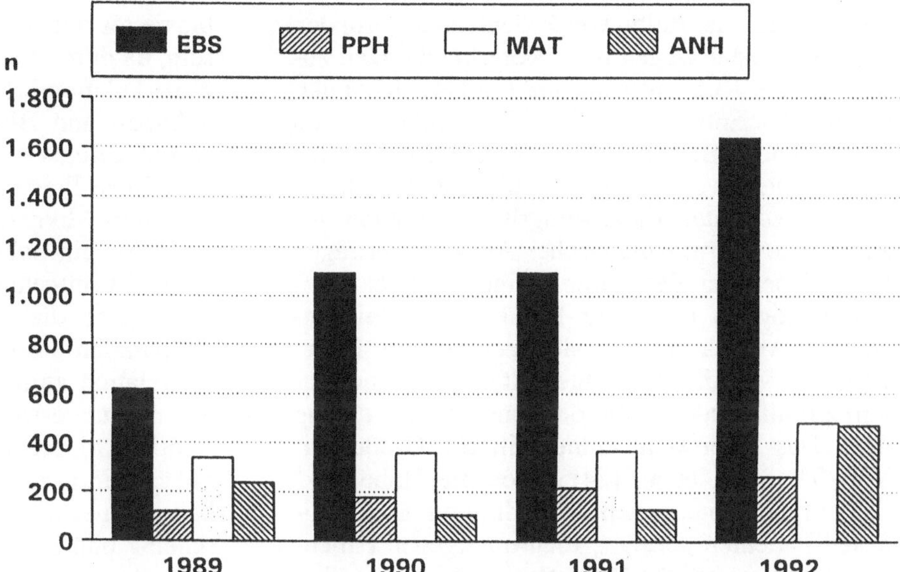


**Abb. 2.** Anzahl der am St. Johannes-Hospital durchgeführten Autotransfusionsverfahren zwischen 1989 und 1992. *EBS* Eigenblutspende, *PPH* Plasmapherese, *MAT* maschinelle Autotransfusion, *ANH* akute normovolämische Hämodilution

homologen Erythrozyten- und Plasmakonserven innerhalb von 3 Jahren um mehr als 40% gesenkt werden konnte. Die alles entscheidende Voraussetzung solcher Effizienz ist eine intakte interdisziplinäre Kooperation [8]. Die Kliniken sind gefordert, für die Realisierung kombinierter Autotransfusionskonzepte selbst Sorge zu tragen, was die präoperative Eigenblut-/Plasmaspende ausdrücklich mit einschließt. Autologe Blutbereitstellung im Lohn-/Auftragsverfahren kann den vorhandenen Bedarf derzeit nicht decken, da nur wenige Blutspendedienste eine angemessene Überwachung (ggf. Therapie!) polymorbider Patienten vornehmen können.

Die Säulen blutsparender Strategien sind: operative Technik, kritischer Einsatz von Fremdblutderivaten und autologe Transfusion.

### *Akute normovolämische Hämodilution, Transfusionsindikation*

Eine zurückhaltende Transfusionstherapie setzt das Tolerieren subnormaler Hämoglobinwerte voraus. Die Erfahrungen mit der von Messmer [22] propagierten akuten normovolämischen Hämodilution (ANH) haben uns gelehrt, mit einer Anämie umzugehen.

Die ANH ist die einfachste autologe Technik: Unmittelbar präoperativ, also bereits im OP-Trakt, werden dem Patienten 10–20 ml Vollblut/kg KG entnommen und volumenadäquat durch eine kolloidale Lösung ersetzt. Es resultiert also eine Blutverdünnung mit Reduktion an $O_2$-Trägern, jedoch ohne eine Beeinträchtigung des $O_2$-Transportes, da die Viskositätsverminderung zu einem Anstieg des Herzzeitvolumens führt. Der intraoperative Blutverlust wird solange unblutig kolloidal ersetzt, bis bei einem individuellen „kritischen" Hb-Wert (zwischen 6,0 und 8,5 g/dl) das gewonnene autologe Warmblut zur Retransfusion kommt. Je länger zugewartet wird, desto effizienter ist das Verfahren. Mehr als 2 Fremdblutkonserven können mit dieser Methode allerdings nicht kompensiert werden; dennoch ist sie ein Baustein in einem autologen Gesamtkonzept [6]. Wir warnen vor einer induzierten Hypotension, da das Absenken des arteriellen Mitteldrucks bei Patienten mit geschädigtem Gefäßsystem gefährlicher ist als eine flowkompensierte Anämie; darüber hinaus resultiert kein blutsparender Effekt über die Gesamtdauer des Klinikaufenthaltes [3].

Der kritische Einsatz von Fremdbluttransfusionen ist von ähnlichen Problemen und Kontroversen wie die Anwendung der akuten normovolämischen Hämodilution begleitet. Diese betreffen in erster Linie:

1) Patienten,
2) „kritischen" Hämatokrit,
3) Volumenersatz.

#### *Patienten*

Da bei der Hämodilution/Anämie die $O_2$-Träger vermindert sind, gab es immer wieder Befürchtungen, daß eine Reihe von Patienten aus Gründen des Alters oder wegen ihrer Vorerkrankungen außerhalb des Konzeptes stehen, ein Gesichtspunkt, der bei der Entwicklung der Altersstrukturen von zunehmender Bedeutung ist. Inzwischen hat sich die Erkenntnis durchgesetzt, daß Patienten, denen ein ausgedehnter Elektiveingriff zuzumuten ist, auch eine normovolämische Anämie vertragen [17]. Neben der Beachtung einiger weniger Kontraindikationen (koronare Herzkrankheit mit instabiler Angina und Ischämiezeichen im Ruhe-EKG) ist v.a. die Aufrechterhaltung eines normalen zirkulierenden Blutvolumens Voraussetzung [22]. Das Alter stellt keine kritische Größe dar. Vara-Thorbeck et al. [24] haben die Unbedenklichkeit einer moderaten Hämodilution an z.T. ältesten Patienten gezeigt. Auch im eigenen Patientengut gibt es etliche Patienten im Alter von über 80 Jahren, welche die ANH problemlos toleriert haben bzw. intra- und/oder postoperativ bei Hämoglobinwerten < 8,5 g/dl nicht transfundiert wurden.

Die Diskussion um die Eignung der Patienten zur ANH bezieht sich nach wie vor auf das Problem der koronaren Herzkrankheit. Dabei halten manche Therapeuten ein Absenken des Hämoglobinwertes unter 12 g/dl für Patienten mit nachgewiesener koronarer Herzkrankheit bereits für bedenklich, andererseits zeigen klinische Studien, wie die von Laxenaire et al. [19] die Verträglichkeit einer moderaten ANH (Hämoglobinabsenkung bis 10 g/dl) bei Patienten mit radiologisch nachgewiesener (Katheterbefund) koronarer Herzkrankheit.

*Kritischer Hämoglobinwert*

Spricht man bei klinischer Anwendung von einem kritischen Wert, so ist damit eine Hämoglobinkonzentration gemeint, welche die $O_2$-Versorgung der Gewebe sicherstellt und einen abschätzbaren Sicherheitsbereich bereithält. Außerdem gilt es, zwischen „kritischem" und „optimalem" Hämoglobinwert zu unterscheiden. Der optimale Hämoglobinwert ist Gegenstand der Betrachtung bei schwerstkranken Patienten, für die physiologischer und optimaler Bereich nicht identisch sein müssen. Weisel et al. [26] konnten zeigen, daß Patienten mit elektiver oder notfallmäßiger Aortenchirurgie häufig übertransfundiert sind, da Blut in der Hektik des Geschehens wie ein Volumenersatz gehandhabt wird. Oberhalb eines Hämoglobinwertes von 10 g/dl aber kann dies von Nachteil sein, da durch Schock und Trauma erhebliche Mikrozirkulationsstörungen bestehen und Herzzeitvolumen und Blutfluß wegen des „antirheologischen" Effekts von Bluttransfusionen nicht ansteigen. Ohne Frage ist, v.a. unter dem Zustand einer gestörten Mikrozirkulation, ein hoher Flow günstiger als ein hoher Hämatokrit. So haben Bailey et al. [2] mitgeteilt, daß die erfolgreiche Behandlung einer diabetischen Gangrän durch distale Amputation der unteren Extremität eine deutliche Korrelation zum Hämoglobinwert zeigte: Patienten mit ungestörter Wundheilung wiesen insgesamt niedrigere Hämoglobinwerte auf als solche mit chirurgischem Mißerfolg. Allen u. Allen [1] halten einen präoperativen Hämoglobinwert zwischen 7 und 8 g/dl bei einem Großteil der zu operierenden Patienten für keine Kontraindikation gegen Anästhesie und Chirurgie. Wir vertreten eine ähnliche Auffassung [5]: Am St. Johannes-Hospital sind im operativen Bereich (prä-, intra-, postoperativ) Transfusionen bei einem Hb-Wert > 9,5 g/dl die Ausnahme; im Intensivbereich ist ein Hämoglobinwert zwischen 8,5 und 10,0 g/dl ein essentieller Teil des Therapiekonzepts (Optimierung der $O_2$-Utilisation!). Die Empfehlungen einer Konsensuskonferenz der US-Gesundheitsbehörden [23] sehen für koronargesunde Patienten einen Hämoglobinwert als Transfusionstrigger von 7,5 g/dl vor; Levine et al. fordern sogar einen niedrigeren Wert [20]. Diese Diktion ist eine der Säulen einer fremdblutsparenden Philosophie. Die bei der Behandlung Schwerstkranker erhobene Forderung, nicht nur die Steigerung des $O_2$-Angebotes ($\dot{D}O_2$), sondern v.a. die der Utilisation (Verbrauch, $\dot{V}O_2$) zum Ziel einer adäquaten Hämotherapie zu machen, ist in einer Reihe von Untersuchungen überprüft worden. Dabei haben Dietrich et al. [11] an erwachsenen Intensivpatienten dargestellt, daß oberhalb eines Hämoglobinwertes von 8 bis 10 g/dl die $O_2$-Ausnutzung durch zusätzliche Gabe von Erythrozyten nicht zu verbessern ist. Carson et al. [9] sahen bei polytraumatisierten Patienten ohne Transfusion (Zeugen Jehovas) die höchste Überlebensrate, wenn der präoperative Hb-Wert zwischen 8,5 und 10,5 g/dl lag. Vor allem die Ergebnisse von großen und größten Eingriffen an Zeugen Jehovas werfen ein kritisches Licht auf vielfach geübte Transfusionsgewohnheiten [14].

*Volumenersatz*

*Die Toleranz, auch des vorgeschädigten Organismus, gegenüber einer Anämie ist groß, nicht jedoch gegenüber einer Hypovolämie!*

Will man Fremdbluttransfusionen innerhalb der vorstehend aufgezeigten Grenzen vermeiden, so besteht die Notwendigkeit einer adäquaten Volumentherapie. Das Ziel dieser Therapie muß es sein, der idealen Vorstellung einer Normovolämie möglichst nahe zu kommen, d.h. ein normales zirkulierendes Blutvolumen aufrechtzuerhalten. Ein solcher Effekt ist nur mittels sog. kolloidaler Volumenersatzmittel zu erzielen, wobei die verschiedenen Alternativen teilweise beträchtliche Unterschiede aufweisen. Plasmaprotein- und Albuminlösungen scheiden u.E. als Volumentherapeutika aus, da bei begrenzter Verfügbarkeit und hohem Preis [7] keinerlei spezifische Vorteile im Vergleich zu künstlichen kolloidalen Volumenersatzmitteln nachzuweisen sind. An künstlichen Kolloiden stehen Gelatine, Dextrane und Hydroxyäthylstärke zur Verfügung. Dextrane mit einer pharmakologisch klar begründeten Dosislimitierung (pharmakospezifischer Einfluß auf plasmatische und thrombozytäre Gerinnung) sind wegen schwerster anaphylaktoider Nebenwirkungen weitgehend aus dem klinischen Gebrauch eliminiert worden: Ihr Marktanteil ist innerhalb der letzten 8 Jahre von ca. 85 auf 5% zurückgegangen.

Gelatinelösungen sind preiswert und unterliegen keiner Dosisbeschränkung. Die Vorteile relativieren sich jedoch bei genauerer Betrachtung des Volumeneffektes (ca. 60–80%) und der intravasalen Verweildauer (maximal 2 h). Die Folge ist, daß bei isovolämischem Volumenaustausch (ANH) ebenso wie bei der Kompensation von Blutverlusten immer eine größere Infusionsmenge gegeben werden muß als beim Einsatz von isoonkotischen Volumenersatzmitteln [7].

Im Vergleich der Kolloiden stellt Hydroxyäthylstärke (HES) derzeit die einzige „Software" dar. Das außerordentlich variable HES-Molekül weist 4 pharmakologisch relevante Merkmale auf (Konzentration, mittleres Molekulargewicht, molare Substitution, molekulare Substitutionslokalisation), wodurch bedarfsadaptiert diverse HES-Variationen zur Volumentherapie einzusetzen sind. Die vermutete Beeinflussung der Faktor-VIII-Aktivität durch HES konnte in einer neuen Studie von Claes et al. [10] nicht bestätigt werden. Die Dosisempfehlung erscheint fragwürdig und wird von uns bei einer indizierten Volumentherapie nicht ins Kalkül gezogen. Inwieweit eine mittelmolekulare 6%ige Lösung (MMW 200000, Substitution 0,5) besondere Vorteile bei Patienten mit Schrankenstörung (kapilläres Leck) bietet, wie von Vincent [25] vermutet, bleibt abzuwarten.

***Autologe Techniken: präoperative Phase***

Vor planbaren Eingriffen mit hohem Blutverlust (Herz-, Gefäßchirurgie, Orthopädie) wird die Zeit bis zur Operation benutzt, um Eigenblut bereitzustellen. Durch Eigenblutspende wird den Patienten Vollblut entnommen und gelagert oder fraktioniert (s. unten); die Plasmapherese dient zur selektiven Gewinnung von Eigenplasma.

*Eigenblutspende*

Die Entnahme von patienteneigenem Blut Tage oder Wochen vor einem geplanten operativen Eingriff wird als Eigenblutspende (EBS) definiert. In der einfachsten Form erfolgt sie als Vollblutentnahme/-lagerung. Vollblut ist jedoch das qualitativ schlechteste Blutprodukt überhaupt, ob autolog oder homolog, und sollte nur dann hergestellt werden, wenn keine andere Möglichkeit (Auftrennung in Komponenten) besteht.

Ein wichtiger Schritt zur Verbesserung der Qualität ist das Auftrennen des gewonnenen Vollblutes in Komponenten: Frischplasma und Erythrozytenkonzentrat. Die so gewonnene Erythrozytenkonserve (als Konzentrat plus Zusatzstabilisator) ist von sehr viel höherer Qualität als Vollblut; schockgefrorenes Plasma kann wenigstens ein Jahr ohne Qualitätsverlust bei –40 °C gelagert werden [6].

Während der Eigenblutspende ist auf strengste Sterilität zu achten. Ein Einschleppen kryophiler (kälteunempfindlicher) Keime in höherer Konzentration kann dazu führen, daß während der Lagerung ein ungehemmtes Bakterienwachstum stattfindet und die Blutkonserve zur „septischen Bombe" wird.

Die Eigenblutspende erfordert eine gut durchdachte Organisation, da die Haltbarkeit der Erythrozyten (maximal 5 Wochen bei Vollblut, bis zu 7 Wochen bei Erythrozytenkonzentrat) limitiert ist, d.h. die Eigenblutspende kann erst dann geplant werden, wenn der Operationstermin sicher feststeht. Aus diesen Konditionen resultiert die Notwendigkeit einer guten Kooperation zwischen den Fachdisziplinen sowohl auf ärztlicher als auch auf pflegerischer Ebene, nicht zuletzt, um die präoperative Phase in angepaßten Intervallen zu nutzen und eine adäquate Erythropoese zuzulassen. Optimal ist es, wenn zur Planung und Durchführung eines Eigenblutprogrammes Wochen bis Monate zur Verfügung stehen. Dies ist bei einer Reihe von Patienten nicht immer zu realisieren, da eine Reihe von Eingriffen erst nach einer konservativen Therapie (AVK), während der die Operationsindikation fraglich ist, durchgeführt wird. Der Anteil dieser Patienten ist hoch – ihre Einbindung in ein präoperatives Eigenblutprogramm daher mit einer hohen Verfallrate der hergestellten Blutprodukte verbunden, um so mehr, wenn die Indikation zur EBS (Transfusionswahrscheinlichkeit) großzügig gestellt wird. In unserer Klinik müssen derzeit 40% der hergestellten Erythrozytenkonserven verworfen werden. Andererseits ist aber auch bei bester autologer Planung inklusive Anwendung der intraoperativen Methoden (s. dort) eine zusätzliche Gabe von homologen Konserven nicht mit letzter Sicherheit auszuschließen, worüber die Patienten im Rahmen der präoperativen Aufklärung zu informieren sind. Auf dieses Dilemma haben u.a. Goodnough et al. [15] hingewiesen.

Die Eigenblutspende muß vom ersten Tag an durch eine Eisensubstitution unterstützt werden. Die Dosis beim Erwachsenen beträgt 300 mg/Tag (entsprechend etwa 900 mg Eisensulfat). Es ist ein relevantes Problem, daß die orale Einnahme häufig nicht vertragen wird. Wir geben daher seit 2 Jahren zusätzlich nach jeder Phlebotomie 200–400 mg Eisensaccharat intravenös. Dies ist bei sachgerechter Durchführung (Kurzinfusion) völlig nebenwirkungsfrei.

Die Eigenblutspende wird in der Regel ambulant am nichtnüchternen Patienten durchgeführt. Weitreichende Voruntersuchungen entfallen. Obligat sind ärztlicherseits eine gründliche Anamnese und körperliche Untersuchung; laborchemisch wird ein kleines Blutbild erstellt.

Wir führen im Rahmen der Eigenblutspende und ebenso der Plasmapherese eine zeitversetzte isovolämische (gleichvolumige) Volumensubstitution mit einer mittelmolekularen Hydroxyäthylstärke (HÄS-Steril 6%, 200; 0,5) durch. Dadurch kann nach unserer Erfahrung das Auftreten von kollaptischen Zuständen weitgehend vermieden werden. Patienten mit einer Anämie (Hämoglobinwert < 11 g/dl) können zur Eigenblutspende nicht herangezogen werden (wohl aber zur Plasmapherese). Weitere Kontraindikationen lassen sich auf ein einfaches Prinzip reduzieren: Ist der Patient für einen ausgedehnten elektivchirurgischen Eingriff geeignet, so trifft dies auch für die Eigenblutspende zu [17].

*Plasmapherese*

Anämischen Patienten, aber auch solchen mit Operationen, welche große Wundflächen mit gestörter lokaler Hämostase hinterlassen (Re-Eingriffe!), wird präoperativ, neben der Eigenblutspende, selektiv autologes Plasma entnommen. Dies geschieht durch Plasmapherese (PPH) mittels spezieller Maschinen. Vorteil der Plasmapherese ist, daß man zeitlich unabhängig viele Monate vor einem geplanten Eingriff Plasma in ausreichender Menge herstellen kann. Bei Bedarf steht dann für den Patienten ein autologes Produkt von hoher Qualität zur Verfügung. Wir entnehmen je nach Körpergewicht 600 bis 900 ml Plasma pro Sitzung. Auch bei der Plasmapherese führen wir eine zeitversetzte Volumensubstitution durch. Die Erfahrung zeigt, daß auch sehr alte Patienten die Plasmapherese ohne Probleme vertragen. Schwerwiegende Zwischenfälle sind bis heute nicht berichtet worden. Neben dem hohen biologischen Wert autologen Plasmas im Sinne eines Arzneimittels stellt Plasma ein ideales Volumenersatzmittel dar. Dies ist nach ausgedehnten Operationen von großem Wert, da das sequestrationsbedingte Volumendefizit häufig unterschätzt wird.

## Organisation und Qualität

Einmal mehr weisen wir ausdrücklich auf die überragende Bedeutung der Qualitätssicherung im Eigenblutbereich hin. Es betrifft dies zum einen die hergestellten Produkte, die in Stichproben auf die physiologischen Bestandteile (Hb, Hkt, Eiweißfraktionen, Gerinnungsfaktoren) zu überprüfen sind und deren Sterilität zu sichern ist. Wir führten bei 10% der autologen Erythrozytenkonserven bakteriologische Untersuchungen durch und dürften uns damit weit von den Gepflogenheiten der meisten kommerziellen Blutspendedienste und der Blutbanken abheben. Zum anderen ist die adäquate apparative und personelle (!) Überwachung der Patienten während der Phlebotomie zu gewährleisten. Unsere Patienten werden kontinuierlich durch eine erfahrene Pflegekraft und einen erfahrenen Arzt im Sinne eines anästhesiologischen „stand by" betreut.

## Intra-/postoperative Phase: maschinelle Autotransfusion

Die maschinelle Autotransfusion (MAT) verwertet intra- und postoperativ verlorenes Patientenblut zur Retransfusion. Das Blut wird durch den Operateur mittels Doppellumensauger in antikoagulierter Form (heparinisiertes Kochsalz läuft über ein dünnes Lumen zur Saugerpipette und wird dort mit dem Blutstrom aufgesogen) einem Filterreservoir mit einer Porengröße von 40 µm zugeführt. Durch diese Filtrierung werden bereits sämtliche groben Partikel zurückgehalten. Über eine Pumpe erreicht das so filtrierte Blut eine Waschzentrifuge mit 5200 Umdrehungen pro Minute und wird dort von Plasma und Plasmawasser befreit. Zur Retransfusion verbleiben dann in der Glocke lediglich hochkonzentrierte Erythrozyten (Hämatokrit 60–75%). Die maschinelle Autotransfusion findet ihren Einsatz sowohl in der Akut- als auch in der Elektivchirurgie, woraus eine weitreichende Anwendung resultiert. Als Kontraindikation hat zur Zeit noch der Einsatz bei Eingriffen in infektiösem oder kontaminiertem Gebiet zu gelten und ebenso in der Tumorchirurgie.

Die Qualität maschinell aufbereiteter Erythrozyten ist Gegenstand verschiedener Untersuchungen gewesen. Man kann davon ausgehen, daß über 80% der Erythrozyten unter Entfernung des Plasmaanteils unzerstört zurückgewonnen werden können. Das hergestellte Erythrozytenkonzentrat ist weitgehend von Stromata und freiem Hämoglobin befreit. Die osmotische Resistenz der Zellen ist normal, was als Maß für die Integrität der Membranen gelten kann.

Von Finck et al. [13] haben die Qualität gewaschener autotransfundierter Erythrozyten aufwendig untersucht. Die In-vivo-Überlebensrate mit mit $51_{Cr}$ markierten autologen Erythrozyten nach Aufbereitung mit einem Zellseparator betrug nach 24 h 90%. Damit ist ein frühzeitiger Abbau auszuschließen. Die vorgenannten Befunde reihen sich in das Gesamtbild eines unproblematischen Verfahrens ein, welches im Einzelfall (Massivblutung, z.B. Aorten-, V.-Cava-Ruptur, Nierenabriß; Mangel an geeigneten Blutkonserven) lebensrettend sein kann.

Bei der derzeit angewendeten Art der maschinellen Autotransfusion wird das komplette Plasma verworfen. Auf diese Weise sollen vor allem Mediatoren einer aktivierten plasmatischen Gerinnung eliminiert werden. Andererseits gerät man ab einer gewissen Höhe des Blutverlustes in ein Plasmadefizit, welches durch aufwendige präoperative Verfahren (Plasmapherese) kompensiert werden kann. Dies ist jedoch nur in der Elektivchirurgie möglich. Die Idee liegt nahe, eine Hämokonzentration durch Abpressen des Plasmawassers mit ausreichender Elimination von Mediatoren und Heparin zu erreichen und so das Plasmadefizit zu vermeiden. Diese Strategie hat bereits seit Jahren in einigen Kliniken Eingang in den kardiochirurgischen Bereich gefunden, wo das in der Herz-Lungen-Maschine nach extrakorporaler Zirkulation verbleibende Restblut nach Passieren eines Hämofilters unter Zurückhalten des Plasmas dem Patienten retransfundiert wird. Während der erythrozytensparende Effekt von Hämoseparation und Hämofiltration äquivalent eingeschätzt werden kann, resultieren nach Hämofiltration weitaus bessere Gerinnungs- und Eiweißparameter, wie wir dies in einer aktuellen Studie haben zeigen können [4]. Die günstigen Daten haben uns veranlaßt, eine einfache Maschine zu entwikkeln, die antikoaguliert abgesaugtes Blut nach Grobfiltrierung mittels Hämofiltration aufarbeitet. Im Vergleich zur Zellseparation zeigen sich die erwartete geringere Konzentrierung (Hämatokrit 40 statt 70) und ein höherer Anteil an freiem Hämoglobin und Heparin. Ein kausaler Zusammenhang zwischen dem Anstieg von freiem Hämoglobin und posttraumatischem Nierenversagen wird vermutet, ist jedoch unbewiesen. Laut Dzik u. Sherburne [12] gibt es auch im Jahre 1992 „... no definitive study that resolves the controversy concerning hemolysis and renal failure". Die Heparinkonzentration nach Hämofiltration ist mit etwa 0,8 Einheiten pro ml im tolerablen Bereich. Andererseits verfügt das Blut nach Hämofiltration noch über einen relativ hohen Anteil an Thrombozyten und eine physiologische Zusammensetzung an Eiweißen und Gerinnungsfaktoren inklusive Antithrombin III.

## Schlußfolgerung

Für beinahe jede operative Disziplin bieten sich einzelne Techniken oder das komplette Spektrum aller möglichen autologen Verfahren an. Die Ent-

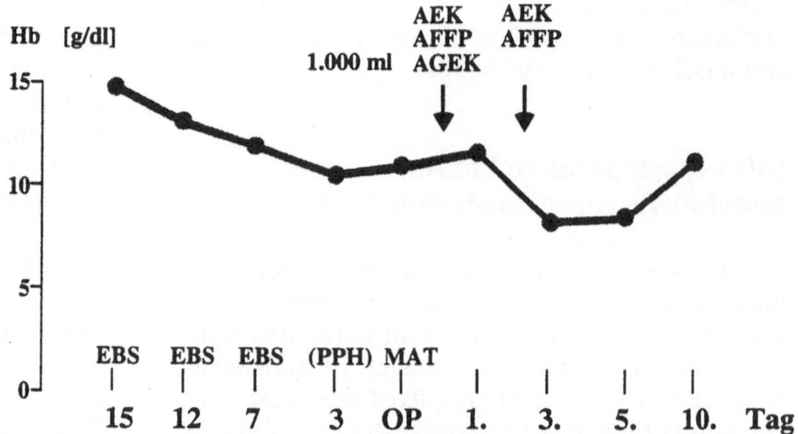


**Abb. 3.** Verlauf der Hämoglobinkonzentration bei einem Patienten mit elektiver Aortenchirurgie während der prä-, intra- und postoperativen Phase sowie die Anwendung einer differenzierten, autologen Hämotherapie. 15 Tage präoperativ Beginn der Eigenblutgewinnung (3mal EBS = 3 AEK + AFFP; 1mal PPH = 3 AFFP), wodurch am Op.-Tag 3 AEK und 6 AFFP verfügbar waren. Intraoperativ 2,7 l Blutverlust mit Rückgabe von 1000 ml AGEK. Kein Fremdblut während des Klinikaufenthaltes. *AEK* autologes Erythrozytenkonzentrat, *AFFP* autologes Fresh-frozen-Plasma, *AGEK* autologes gewaschenes Erythrozytenkonzentrat

wicklung der Autotransfusion am St. Johannes-Hospital (Abb. 2) macht deutlich, daß die autologe Bluttransfusion mit ihren vielfältigen Möglichkeiten keineswegs nur Spezialkliniken vorbehalten bleibt. Exemplarisch ist die Kombination der verschiedenen Techniken am Beispiel eines elektiven Aorteneingriffes in Abb. 3 dargestellt.

Auch wenn im Vorfeld einer geplanten Operation scheinbar ausreichend Eigenblutprodukte bereitgestellt worden sind, sollten alle autologen Optionen genutzt werden, also die ANH, wenn der Hb-Wert > 11,5 g/dl ist, und die sterile Gewinnung des antikoagulierten Wundblutes.

*Eigenblutprogramme führen nach unseren Berechnungen bei sinnvollem Einsatz, zu keiner relevanten Mehrbelastung des Krankenhausbudgets, solange die Kostenträger eine Verschiebung aus dem Sachkosten- (homologe Blutprodukte) hin zu dem Personalkostenbereich tolerieren. Es macht nachdenklich, wenn Juristen (BGH 91) uns an unsere Verpflichtung zu einer qualitativ bestmöglichen Medizin erinnern müssen.*

## Literatur

1. Allen JP, Allen FB (1982) The minimum acceptable level of haemoglobin. Anaesthesiol Clin 20:1–22
2. Bailey MS, Johnston CLW, Yates CJP, Somerville PG, Dormandy JA (1979) Preoperative haemoglobin as predictor of diabetic amputations. Lancet I:168–170
3. Barbier-Böhm G, Desmonte JM, Conderc E, Moulin D, Prokocimer D, Olivier H (1980) Comparative effects of induced hypotension and normovolemic hemodilution on blood loss in total hip arthroplasty. Br J Anaesth 52:1039–1043
4. Bormann B von, Weidler B, Holleufer R, Müller-Wiefel H, Trobisch H (1992) Alternative maschinelle Autotransfusion. Hämofiltration vs. Hämoseparation. AINS 27:11–17
5. Bormann B von, Friedrich M (1991) Der kritische Hämatokrit aus klinischer Sicht. AINS 26:219–223
6. Bormann B von, Friedrich M, Müller-Wiefel H (1990) Kombinierte Autotransfusion in der Gefäßchirurgie. Angio 12:109–116
7. Bormann B von, Aulich S, Klein R (1993) Volumentherapie in der operativen Medizin. Krankenhausarzt 66:44–51
8. Bott K, Weidig A, Dahlmann H (1990) Blutverlust und Fremdblutbedarf bei elektiven allgemeinchirurgischen Eingriffen als Grundlage der Indikation zur präoperativen Eigenblutspende. Chirurg 61:121–126
9. Carson JL, Spence RK, Poses RM, Bonavita G (1988) Severity of anaemia and operative mortality and morbidity. Lancet II: 727–729
10. Claes Y, Hemelrijck J van, Gerven M van, Arnout J, Vermylen J, Weidler B, Aken H van (1992) The influence of hydroxyethylstarch (HES) on coagula-

tion in patients during the perioperative period. Anesth Analg 75:24–30

11. Dietrich KA, Conrad StA, Herbert CA, Levy GL, Romero MD (1990) Cardiovascular and metabolic response to red blood cell transfusion in critically ill volume-resuscitated nonsurgical patients. Crit Care Med 18:940–944
12. Dzik WH, Sherburne B (1990) Intraoperative blood salvage: medical controversies. Trans Med Rev 4:208–235
13. Finck M von, Schmidt R, Schneider W, Feine U (1986) Die Qualität gewaschener autotransfundierter Erythrozyten. Anaesthesist 35:686–690
14. Gombotz H (1992) Operationen bei Zeugen Jehovas. Hämatologie München Sympomed 1:88–93
15. Goodnough LT (1989) Predeposit of designated blood does not protect against homologous blood exposure in patients who predeposit autologous blood for elective surgery. Am J Clin Pathol 92:484–489
16. Heiss MM, Mempel W, Delanoff C, Mempel M, Jauch KW, Schildberg FW (1992) Die Eigenblutspende (EBS) bei Tumorpatienten. Chir Gastroenterol 8:92–96
17. Isbister JP (1984) Autotransfusion: An impossible dream? Anaesth Intensive Care 12:236–240
18. Jeekel J (1990) Eigenblutspende vor operativen Eingriffen bei onkologischen Patienten. Therapie der Gegenwart 129:38
19. Laxenaire MC, Aug F, Voisin C, Chevreaud C, Bauer P, Bertrand A (1986) Retentissement de l'hemodilution sur la fonction ventriculaire du coronarien. Ann Franc Anaesth Reanim 5:218–222
20. Levine E, Rosen A, Sehgal L, Gould S, Sehgal H, Moss G (1990) Physilogic effects of acute anemia: implications for a reduced transfusion trigger. Transfusion 30:11–16
21. Maetani S, Niskhikawa T, Hirakawa A, Tobe T (1986) Role of blood transfusion in organ system failure following major abdominal surgery. Ann Surg 203:275–281
22. Messmer KFW (1975) Hemodilution. Surg Clin North Am 75:659–678
23. Office of Medical Applications of Research. National Institutes of Health (1988) Consensus Conference Perioperative red cell transfusion. J Am Med Assoc 260:1700–1703
24. Vara-Thorbeck R, Guerrero-Fernandez Marcote JA (1985) Hemodynamic response of elderly patients undergoing major surgery under moderate normovolemic hemodilution. Eur Surg Res 17:372–376
25. Vincent JL (1991) Plugging the leaks? New insights into synthetic colloids. Crit Care Med 19:316–318
26. Weisel R, Dennis R, Manny J, Mannietz J, Valeri R, Hechtman H (1978) Adverse effects of transfusion therapy during abdominal aortic aneurysmectomy. Surgery 83:682–690

# Management der schwierigen Intubation – unter besonderer Berücksichtigung des Einsatzes der Fiberbronchoskopie

B. LANDAUER

Warnung: „*A patient does not die from failure of tracheal intubation, but from failure of oxygenation.*"

Seit dem Erscheinen der von dem Kasseler Chirurgen Franz Kuhn im Jahre 1911 publizierten Schrift „Die perorale Intubation" (Abb. 1 und 2)

Die

Perorale Intubation.

Ein Leitfaden zur

Erlernung und Ausführung der Methode

mit reicher Kasuistik.

Von

Dr. Franz Kuhn,

Elisabeth-Krankenhaus in Kassel.

Mit einem Vorwort

von

Geh. Rat Prof. Dr. O. Hildebrand,

Direktor der chirurg. Klinik in der Kgl. Charité in Berlin.

Mit 22 Abbildungen.

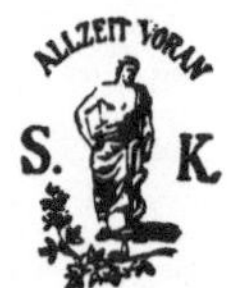


BERLIN 1911

VERLAG VON S. KARGER

KARLSTRASSE 15.

**Abb. 1.** Die perorale Intubation von Franz Kuhn

hat sich das dort in seinem Prinzip beschriebene und von dem schottischen Arzt Sir William MacEwen bereits 30 Jahre vorher inaugurierte Verfahren als eine der Standardtechniken des anästhesiologischen, notfall- und intensivmedizinischen Repertoires etabliert. Wesentliche Fortschritte sind dabei in den letzten Jahrzehnten weniger im Grundsätzlichen als in der Ausweitung anästhesiologisch-pharmakologischer Möglichkeiten, insbesondere der Einführung von Muskelrelaxanzien, sowie in der Technologie der verwendeten Komponenten, wie Laryngoskope und Tubusmaterial, zu verzeichnen.

## Definition und Häufigkeit der schwierigen Intubation

Nach wie vor gibt es Kranke, bei denen sich meist aus anatomischen Gründen die konventionellen Intubationstechniken äußerst schwierig gestalten oder gänzlich versagen. Hiermit ist naturgemäß bei Patienten mit offensichtlichen Gesichtsanomalien, Einschränkungen der Kieferbeweglichkeit, raumfordernden Prozessen im Bereich der oberen Luftwege, anatomischen Mißbildungen der Halswirbelsäule sowie bei Kranken mit anamnestisch bekannten Intubationsschwierigkeiten zu rechnen (Abb. 3). Aber auch phänotypisch in dieser Hinsicht völlig unauffällige Kranke können sich überraschend als Kandidaten für eine schwierige Intubation herausstellen.

*Zustände und Krankheitsbilder bei denen primär mit einer schwierigen Intubation zu rechnen ist:*

---

*Gesichtsanomalien (angeboren, erworben, traumatisch):*

- Mikrognatie,
- Pierre-Robin-Syndrom (Unterkieferhypoplasie, Glossoptose, mediane Gaumenspalte),

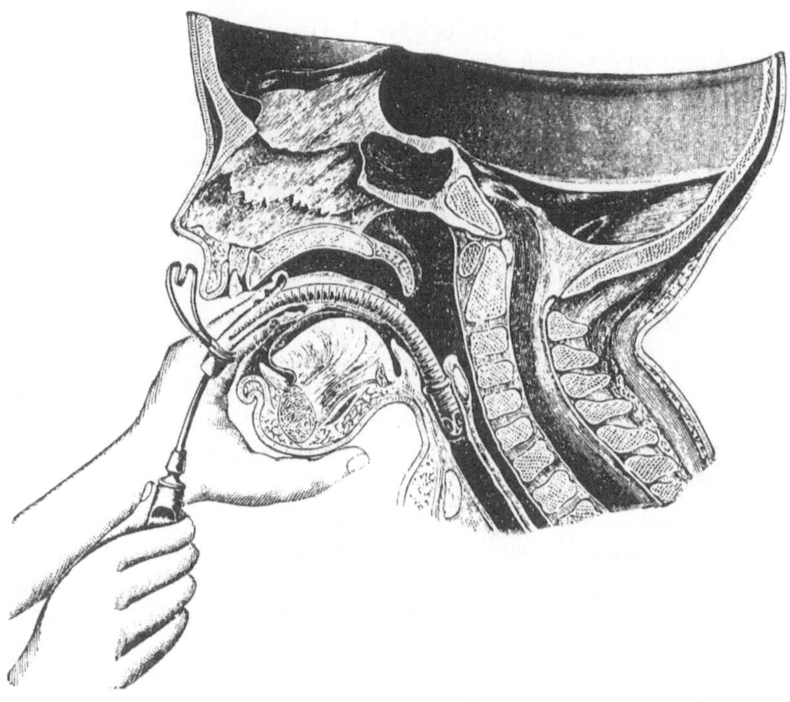

**Abb. 2.** Das von Kuhn konzipierte und heute noch praktizierte Prinzip der endotrachealen Intubation

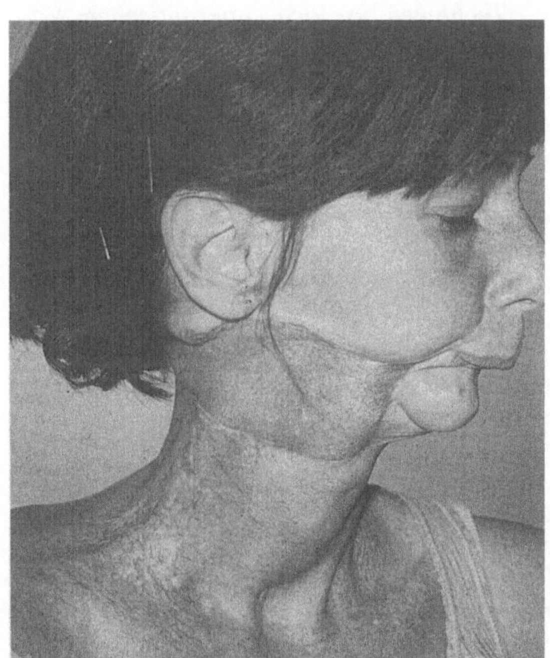

**Abb. 3.** Patientin, die nach einer länger zurückliegenden tumorbedingten Unterkieferresektion und Bestrahlung zu einem plastisch rekonstruktiven Eingriff mit „konventionellen" Mitteln nicht zu intubieren war. Erst mit Hilfe der Fiberoptik konnte diese schwierige Intubation innerhalb von Minuten problemlos und atraumatisch gemanagt werden

- Treacher-Collins-Syndrom (Unterkieferhypoplasie, Makrostomie, Wolfsrachen),
- Morbus Crouzon (Maxillahypoplasie),
- Akrokephalosyndaktylie (Maxillahypoplasie, Choanalatresie),
- Akromegalie,
- Verbrennungen,
- Gesichtsschädelfrakturen LeFort II und III,
- Zustand nach entsprechenden Eingriffen u.a.;

*Einschränkungen der Kieferbeweglichkeit:*

- Ossär- bzw. narbenbedingte Kiefersperren,
- entzündlich-reflektorisch bedingte Kiefersperren,
- Kieferschienung mit Fixation;

*raumfordernde Prozesse im Bereich der oberen Luftwege;*

*Einschränkungen der Halswirbelsäule durch*

- Frakturen und Luxationen der HWS,
- Spondylarthritis ankylopoetica (M. Bechterew),
- Klippel-Feil-Syndrom (Synostose der HWS);

*anamnestisch bekannte Intubationsschwierigkeiten.*

Als Definition der schwierigen Laryngoskopie und damit meist auch der Intubation kann gelten, daß trotz Druck auf den Kehlkopf die hintere Stimmbandkommissur und die Aryknorpel nicht einsehbar sind. Als einschlägige Verdachtsmomente – verläßliche Zeichen gibt es nicht – sind dabei zu werten: Übergewicht, Einschränkung von Kiefer-, Kopf- und Halswirbelsäulenbeweglichkeit, „fliehendes" Kinn, „voluminöse" obere Schneidezähne, Schwierigkeiten bei der Maskenbeatmung nach Narkoseeinleitung sowie Begleiterkrankungen, die mit einer Behinderung der allgemeinen Gelenksfunktion einhergehen, wobei v.a. die chronische Polyarthritis und der länger bestehende Diabetes mellitus zu nennen sind.

Samsoon u. Young gaben 1987 die Häufigkeit einer derartigen Konstellation bei allgemeinchirurgischen Patienten mit 1:2230 an. Überraschenderweise war in ihrem geburtshilflichen Krankengut diese Inzidenz mit 1:280 fast um gut eine Zehnerpotenz höher, wobei sich hinsichtlich der Gründe nur spekulieren läßt.

Daß diese Inzidenz stark durch das jeweils zu versorgende operative Krankengut bestimmt wird (z.B. Mund-Kiefer-, plastische-, Neurochirurgie, Traumatologie und Orthopädie), ist einleuchtend. Wir selbst rechnen pro 1000 Intubationsnarkosen mit 1–2 schwierigen, auf konventionellem Wege nicht oder nur mit „Brachialgewalt" durchzuführenden Intubationen.

Als Screeningtest wird in diesem Zusammenhang das von Mallampati 1983 angegebene Verfahren empfohlen, wonach sich die Intubation um so leichter gestaltet, je mehr bei geöffnetem Mund und herausgestreckter Zunge von den Gaumenbögen und dem Zäpfchen zu sehen ist.

## Konventionelle Techniken

Das Spektrum „konventioneller" Techniken zum Management der schwierigen Intubation umfaßt, von der Optimierung der Patientensituation durch Lagerung sowie ggf. Vertiefung der Narkose und Muskelrelaxation einmal abgesehen, den Einsatz von Sonderspateln, -tuben und -zubehör, die Wahl des nasotrachealen Zuganges „unter Sicht" oder „blind", das aus heutiger Sicht etwas heroisch anmutende Verfahren der retrograden Intubation, die Verwendung der Obturatortechnik, neuerdings vorteilhafterweise auch der Larynxmaske, den Verzicht auf eine Intubation überhaupt oder gar die Tracheotomie.

Intubationshilfe leisten auch starre Endoskope mit 30°- bzw. 70°-Winkeloptik nach Bumm, die seitlich an den Laryngoskopspatel angeclipt werden. Zu ihren prinzipiellen Nachteilen gehören der stark gewöhnungsbedürftige endoskopische Blick, die zusätzliche Einengung des meist beschränkten Oropharyngealraumes durch die zusätzlich eingebrachte Optik sowie die Tatsache, daß bei weitem nicht alle Intubationsprobleme mit einer solchen Sichthilfe – und um nichts anderes handelt es sich hier – lösbar sind.

Bei allen diesbezüglichen Bemühungen sollten 2 Maximen nicht vergessen werden: zunächst die Feststellung von Kreienbühl, wonach weniger Patienten zu Schaden kommen, weil sie nicht intubierbar sind, als durch den Umstand, daß man nicht aufhören kann zu versuchen, sie doch noch zu intubieren, sodann die schon eingangs zitierte Warnung: „a patient does not die from failure of tracheal intubation but from failure of oxygenation".

*Die nachstehende Übersicht zeigt die „konventionellen" Techniken vs. dem fiberoptischen Vorgehen bei schwieriger Intubation:*

| Konventionelle Techniken | vs. |
|---|---|
| – verbesserte Jackson-Position<br>– überlanger Spatel<br>– Sonderspatel (z.B. nach Wiemers oder Siker)<br>– Sondertuben (z.B. Mallinckrodt Endotrol)<br>– Führungsdrähte (z.B. Flexguide)<br>– nasotrachealer Zugang (unter Sicht oder „blind")<br>– Magill-Zange<br>– Intubationshaken (z.B. nach Haindl)<br>– retrograde Intubation<br>– Obturatortechnik (Notfallmedizin)<br>– Larynxmaske<br>– Verzicht auf Intubation (z.B. Ketaminmononarkose)<br>– Tracheotomie | fiberoptische Intubation |

Diesen, z.T. außerordentlich aufwendigen und für den Patienten belastenden konventionellen Verfahren steht bereits seit Ende der 60er Jahre die optisch gezielte Plazierung des Endotrachealtubus mit Hilfe eines Fiberglasbronchoskops vorteilhaft gegenüber. Sie wurde von Murphy 1967 und Kronschwitz 1969 erstmalig in England bzw.

**Tabelle 1.** Fiberoptische Intubation vs. „konventionelle" Techniken bei schwierigen anatomischen Verhältnissen (+ groß; Ø nicht ins Gewicht fallend)

| | Konventionelles Vorgehen[a] | Fiberoptische Intubation |
|---|---|---|
| Erfolgsrate | + bis ++[b] | +++ |
| Zeitaufwand | ++ bis +++ | + |
| Sicherheit | + bis ++[b] | +++ |
| Nötige Erfahrung des Anästhesisten | +++ | + |
| Belastung für den Patienten | | |
| – physisch | ++ (Zahn-, Schleimhautläsionen) | Ø |
| – psychisch | Ø (in Narkose) | + bis Ø (Oberflächenanästhesie, evtl. Sedierung Narkose) |
| Komplikationen | ++ (z.B. Via falsa) | Ø |
| Investitionskosten | Ø | +++[c] |
| Betriebskosten | ++ | + |
| Kosten-Nutzen-Verhältnis | + | +++ |

[a] Siehe vorige Übersicht
[b] Je nach Erfahrung des Durchführenden
[c] Anschaffungskosten eines geeigneten Bronchoskops augenblicklich ca. DM 20 000,- (1993).

Deutschland einem größeren Kreis vorgestellt. Daß die Fiberbroncho-skopie zum Management der schwierigen Intubation erst heute breite Popularität erlangt hat, ist v.a. dem Umstand zuzuschreiben, daß die Geräte der ersten Generation zahlreiche Wünsche hinsichtlich Bild- und Lichtqualität, Sichtwinkel und Absaugmöglichkeit unbefriedigt ließen, und so auch diesbezüglich aufgeschlossene Anästhesisten erheblich frustrierten.

## Vorteile der Fiberbronchoskopie bei der schwierigen Intubation

Zu den unbestreitbaren Vorzügen der Fiberbronchoskopie gehört, daß sie auch unter schwierigen Umständen eine erfreulich hohe Erfolgsrate besitzt, wobei der nötige Zeitaufwand vergleichsweise gering ist (Tabelle 1). Führen bei den „konventionellen" Intubationsbemühungen vor allem Übung und Geschick des Durchführenden sowie häufig auch ein nicht unerhebliches Maß an Glück zum Erfolg, so benötigt die technisch allerdings anspruchsvollere Fiberbronchoskopie auch bei schwierigen anatomischen Gegebenheiten nur wenig Erfahrung und ist auch vom diesbezüglich ungeübten Anästhesisten innerhalb kurzer Zeit zu erlernen. Da der Patient dabei auch wach bleiben kann und der einzuschlagende Weg nicht „blind", sondern aktiv und „optisch kontrolliert" gesucht wird, beinhaltet dieses Verfahren kein nennenswertes Sicherheitsrisiko. Dies ist um so bedeutender, wenn es sich um Kranke handelt, deren durch eine Intubation zu sichernder Luftweg bereits durch das zugrundeliegende Leiden „per se" in mehr oder minder großem Ausmaß kompromittiert ist.

Bei ausreichender Oberflächenanästhesie der mit der Fiberoptik zu passierenden Regionen fällt die psychische Belastung auch nicht narkotisierter Patienten durch dieses Verfahren kaum ins Gewicht. Physische Beeinträchtigungen und Komplikationen in Form von Zahn- und Schleimhautschäden sowie Läsionen der empfindlichen Kehlkopfregion sind im Gegensatz zum „konventionellen" Prozedere nahezu ausgeschlossen. Allerdings sind die Investitionskosten für ein derartiges Gerät nicht unerheblich: So beläuft sich der Anschaffungspreis eines modernen Instruments, einschließlich der transportablen 150-W-Lichtquelle, derzeit auf rund 20000 DM[1]. Dieser Nachteil wird

[1] Zum Beispiel bei Pentax FB-15 X, Olympus LF 2, Olympus BF P-20 und andere.

jedoch bei häufigem Einsatz durch die niedrigeren Betriebskosten wieder ausgeglichen: Sieht man von dem Extrem einer Tracheotomie einmal ab, so verursachen auch die konventionellen Intubationsversuche einen nicht unerheblichen Materialaufwand in Form von verschiedenen Tuben, Führungskathetern sowie sonstigen Spezialgerätschaften aus der Reihe der Einmalartikel und damit natürlich entsprechende Kosten, wobei der Mehraufwand an Zeit noch nicht einmal berücksichtigt ist.

In Anbetracht dieser Fakten spricht auch die heute im medizinischen Bereich nicht mehr weg zu denkende Kosten-Nutzen-Analyse eindeutig für den Einsatz des Fiberbronchoskops bei der „schwierigen" Intubation. In diesem Zusammenhang darf nicht vergessen werden, daß derartige Geräte auch bei der seitengetrennten Intubation sowie auf der Intensivstation zur gezielten endobronchialen Diagnostik und Therapie wertvolle Hilfe leisten und daher auch in vermehrtem Maße eingesetzt werden sollten (vgl. Tabelle 1).

Ein Problem sei allerdings in diesem Zusammenhang nicht verschwiegen, nämlich, daß in dem Maße, in dem der Anästhesist lernt, in derartigen Situationen mit dem Fiberbronchoskop umzugehen, sein Engagement und seine Fähigkeit, das Problem der schwierigen Intubation auf konventionelle Weise zu meistern, deutlich nachlassen, desgleichen, daß jede Art von Sichtbehinderung oder Atemwegsverlegung größeren Ausmaßes die Einsatzmöglichkeiten der auf ungestörte Sicht und freie anatomische Passagewege angewiesenen Fiberbronchoskopie drastisch einschränkt.

## Anforderungen an das Fiberbronchoskop

Um Enttäuschungen, wie sie in den Anfangsjahren der Fiberbronchoskopie nahezu die Regel waren und das Verfahren der fiberoptischen Intubation unnötig in Mißkredit brachten, zu vermeiden, sollten Geräte, die zur Intubation eingesetzt werden, folgende technische Anforderungen erfüllen: So sollte ihre Arbeitslänge, um nach Aufbringen des Endotrachealtubus noch genug Spielraum zu haben, 58–60 cm betragen. Um Endotrachealtuben bis zu einem Innendurchmesser von 5–6 mm einsetzen zu können, sollte darüber hinaus der Außendurchmesser des Fiberglasbündels 5 mm nicht überschreiten. Als Minimum für den optischen Sichtwinkel sind 85° zu fordern. Die meisten Standardgeräte besitzen deutlich weitere Sichtwinkel und ermöglichen damit auch für den Ungeübten eine leichtere Orientierung. Um sichtbehinderndes Sekret bzw. Blut zu entfernen, ist ein integrierter Absaugkanal von 1,2–2 mm Durchmesser eine „Conditio sine qua non". 2 Lichtleiter im Verein mit einer 150 W starken, transportablen Lichtquelle garantieren in allen Situationen eine gute Ausleuchtung des Arbeitsfeldes. Hinsichtlich der Manövrierbarkeit schließlich genügt ein Flexions- bzw. Deflexionswinkel von ca. 100°, da, im Gegensatz zum diagnostischen Einsatz, bei der schwierigen Intubation keine extremen Richtungsänderungen zu bewältigen sind. Insgesamt gilt, je besser das Bronchoskop, um so geringer die Anforderungen an den Anwender. Unseres Erachtens haben alle renommierten Hersteller für den hier zur Diskussion stehenden Zweck geeignete Geräte anzubieten.

Entsprechend den Feststellungen von Kuhn – „schlimme Beobachtungen und Erfahrungen zwingen mich immer von neuem, für das Instrumentarium als solches besondere Aufmerksamkeit zu fordern. Denn nur sein mangelhafter Zustand verursacht den Mißerfolg, wie ich leider schon erfahren mußte" – gestaltet sich die Praxis der fiberoptischen Intubation nach Überprüfung der notwendigen Gerätschaften hinsichtlich Vollständigkeit und Funktionstüchtigkeit beim wachen bzw. narkotisierten Patienten wie folgt:

1) wacher, u.U. sedierter, vagolytisch prämedizierter Patient,
2) Oberflächenanästhesie der zu passierenden anatomischen Regionen,
3) pulsoxymetrisch überwachte Präoxygenierung,
4) Einführen des mit einem Tubus armierten Bronchoskops,
5) Aufsuchen des Kehlkopfs und der Stimmbänder, u.U. Komplettierung der Oberflächenanästhesie
6) Vorschieben des Instrumentes tief in die Trachea,
7) Abstreifen des Tubus über die Fiberoptik,
8) optische Lagekontrolle und Entfernen des Geräts,
9) Narkoseeinleitung und -fortführung,
10) Extubation erst nach vollständigem Erwachen.

Beim narkotisierten Patienten:

1) narkotisierter, mit Maske beatmeter Patient,
2) Einlegen eines „geschlitzten" Guedel-Tubus,
3) pulsoxymetrisch überwachte Präoxygenierung,

4) Einführen des mit einem Tubus armierten Bronchoskops,
5) Aufsuchen des Kehlkopfs und der Stimmbänder,
6) Vorschieben des Instrumentes tief in die Trachea,
7) Abstreifen des Tubus über die Fiberoptik nach Entfernung des Guedel-Tubus,
8) optische Lagekontrolle und Entfernen des Gerätes,
9) Narkosefortführung
10) Extubation erst nach vollständigem Erwachen.

Es hat sich bewährt, Fiberbronchoskop, Lichtquelle und das notwendige Zubehör einsatzbereit auf einen fahrbaren Wagen zu installieren, der problemlos zum Patienten gebracht werden kann. Außerordentlich empfehlenswert in diesem Zusammenhang ist die Komplettierung der Gerätschaften durch ein Pulsoxymeter, das in diesen, bezüglich der Oxygenierung potentiell kritischen Situationen kontinuierlich, visuell und akustisch über die aktuelle $O_2$-Sättigung des Blutes informiert und damit u.U. zu einschlägigen Maßnahmen veranlaßt.

## Praktisches Vorgehen

Wir betrachten es als einen entscheidenden Vorteil des Verfahrens, daß es nicht nur am bereits narkotisierten, sondern auch am wachen, allerdings sedativ und vagolytisch ausreichend prämedizierten Patienten durchgeführt werden kann, so daß Atemwegsprobleme, die sich bei derartigen Kranken bereits häufig mit Einleitung einer Narkose einstellen, sicher umgangen werden (vgl. die 1. vorige Übersicht). Von der Oberflächenanästhesie der durch den Intubationsvorgang betroffenen Schleimhäute mit Oxybuprocain-Hydrochlorid (Novesine Wander 1%) wird nach lokaler Vasokonstriktorapplikation großzügig Gebrauch gemacht, wobei bei Aspirationsgefährung die Stimmbandregion bewußt nicht anästhesiert werden sollte. Eine Oberflächenbehandlung mit Kokainlösung (4–10%, Höchstdosis 100 mg) besitzt den Vorteil, Anästhesie und Vasokonstriktion mit nur einem Medikament zu bewirken. Die Tatsache, daß es sich hierbei jedoch um ein Betäubungsmittel mit allen Konsequenzen handelt, stand bisher einer weiteren Verbreitung des Kokains zu diesem Zweck entgegen.

In diesen Fällen wird der nasotracheale Zugang bevorzugt, der bei vielen Kranken aufgrund ihres Leidens häufig der einzig gangbare Weg ist. Da nach einer schwierigen Intubation postnarkotisch der Tubus stets so lange in situ belassen werden sollte, bis sich der Kranke wieder vollständig erholt hat und selbst für die sichere Freihaltung seiner Atemwege sorgen kann, bietet sich bereits aus diesem Grund die subjektiv sehr viel besser tolerierte nasale Route an. Von Vorteil ist außerdem, daß der Patient hierbei durch Zubeißen das empfindliche Gerät nicht beschädigen kann.

Nach einer ausreichenden Präoxygenierung und unter fortlaufender pulsoxymetrischer Überwachung, wobei sogar für den Intubationsvorgang selbst Vorrichtungen für eine $O_2$-Zufuhr existieren, sowie einer evtl. Reinigung von Mund und Rachen wird das mit einem größenmäßig gut passenden und gleitend gemachten, vorzugsweise flexiblen Tubus versehene Bronchoskop in den unteren Nasengang eingeführt und aktiv unter Sichtkontrolle in den Pharynx dirigiert. Geräte mit großem Sichtwinkel, gegebenenfalls unterstützt durch aufgefordertes Tiefatmen, erleichtern dabei die Identifizierung des Kehlkopfeingangs erheblich. Eventuelle, die Sicht beeinträchtigende Sekrete werden durch den Arbeitskanal abgesaugt. Es versteht sich daher von selbst, daß Endoskope mit fehlender oder ungenügender Absaugmöglichkeit das technische Vorgehen u.U. erheblich erschweren. Ähnliches gilt für zu elastische Geräte und Instrumente mit schlechter Glasfaserqualität oder zu schwacher Lichtquelle, wie sie vor einiger Zeit noch häufig angeboten wurden und das Verfahren unnötig in Mißkredit brachten. Ein Beschlagen der Optik kann in diesem Zusammenhang durch vorheriges Eintauchen in warmes Wasser oder aber durch Vorbehandlung mit entsprechenden Mitteln verhindert werden.

Nach Identifikation der Stimmritze wird das Gerät während einer Inspiration ausreichend weit in die Trachea eingeführt, um eine Dislokation des als Führung dienenden Instruments beim „Abstreifen“ des Tubus in die Trachea sicher zu vermeiden („Peitschenphänomen“). Unter Umständen kann bereits zu diesem Zeitpunkt die Anästhesie mit jedem beliebigen Injektionsnarkotikum eingeleitet und nach Wirkungseintritt der Tubus über die Fiberoptik als innere Schiene in seine definitive Position gebracht werden. Eine kurze optische Lagekontrolle, wobei sich die Tubusspitze in sicherem Abstand von der Carina befinden sollte, beschließt das Manöver, das bei einiger Übung kaum mehr als 2–4 min in Anspruch nimmt und nun in jedem Fall die Narkoseeinleitung und -fortführung erlaubt.

Im Gegensatz zur klassischen diagnostischen Bronchoskopie bevorzugen wir die dem Patienten gegenüberliegende Position des Anästhesisten, da Endoskop und Tubus so während des Einführvorganges einen günstigeren C-förmigen Verlauf nehmen. Steht der Operateur hinter dem Kopf des Kranken, verläuft die Fiberoptik S-förmig und der Tubus läßt sich aufgrund der erhöhten inneren Reibung schlechter vom Gerät in die Luftröhre abschieben. Das initiale Einbringen des Tubus in den Oropharynx mit anschließendem Einführen der Fiberoptik, wie dies von manchen Autoren praktiziert wird, halten wir für weniger günstig, da dieses Prozedere für den wachen Kranken wesentlich unangenehmer ist und häufig zu Schleimhautverletzungen mit entsprechenden, das weitere Vorgehen mit der Fiberoptik behindernden Blutungen führt.

Beim bereits narkotisierten Kranken erleichtert neuerdings die Verfügbarkeit eines „geschlitzten" Guedel-Tubus (Fa. Rüsch) das orale Vorgehen ganz erheblich, so daß in unproblematischen Fällen der fiberoptischen Tubusplazierung auf diesem Wege und in Allgemeinnarkose der Vorzug zu geben ist (vgl. die 2. vorige Übersicht).

## Mögliche Probleme beim Einsatz der Fiberoptik

Insgesamt gilt, daß das technisch einfache Verfahren der Fiberbronchoskopie in der klinischen Anwendung auffallend komplikationsarm ist und auch vom wachen Kranken i.allg. gut toleriert wird. Ernstere Probleme haben eine Inzidenz von unter 1%, wobei bronchiale (ca. 0,2%) und kardiovaskuläre (ca. 0,5%) Reaktionen im Vordergrund stehen. Letztere sind – ähnlich wie bei der „konventionellen" Laryngoskopie – durch sympathikoton vermittelte Anstiege der Herzfrequenz, des peripheren Widerstandes und damit des Blutdrucks charakterisiert. Sie können, soweit sie nicht hypoxiebedingt sind, was sich durch pulsoxymetrische Überwachung mit Sicherheit ausschließen läßt, durch die Vorgabe kleiner Mengen eines Analgetikums (z.B. 0,05–0,1 mg Fentanyl), gegebenenfalls kombiniert mit einem Sedativum (z.B. 5 mg Diazepam), caupiert werden. Einer Allgemeinnarkose kommt in diesem Zusammenhang eine gewisse Schutzfunktion zu.

Orientierungsschwierigkeiten beim wachen Patienten begegnet man – eine ausreichende Erfahrung des Anwenders und Einsatz geeigneten Materials vorausgesetzt – dadurch, daß man den Patienten zum Tiefatmen mit Exposition der Stimmbänder auffordert. Das Problem stellt sich naturgemäß häufiger bei Geräten mit nur engem Sichtwinkel. Beim narkotisierten Kranken dagegen ist durch Vorziehen des Unterkiefers und durch Einlegen eines „geschlitzten" Guedel-Tubus, ggf. unter Zuhilfenahme des Laryngoskops zur Aufrichtung der Epiglottis eine Sichtbarmachung des Kehlkopfeinganges i.allg. ohne Schwierigkeiten möglich.

Ein häufiges Problem dagegen stellen Sichtbehinderungen durch Sekrete und Blut dar. Der frühzeitige Abbruch traumatisierender „konventioneller" Intubationsversuche, ein sachgerechtes Abschwellen der Nasenschleimhäute bei Wahl dieses Zugangsweges sowie eine ausreichende vagolytische Prämedikation schaffen im Verein mit der Verwendung moderner Geräte mit einem entsprechend dimensionierten Absaugkanal Abhilfe.

Dislokationen des Bronchoskops bei der endgültigen Plazierung des Tubus verhindert man dadurch, daß die Spitze des Gerätes bis zur Carina vorgeschoben wird.

Ein „Aufsitzen" des Tubus auf den Stimmbändern bzw. den Aryknorpeln ist v.a. bei der Verwendung weitlumiger Kaliber ein immer wieder zu beobachtendes Ereignis. Ihm kann durch gute Relaxation, Drehung des Tubus, so daß eine Schräge gleichsam als Gleitfläche zum Tragen kommt oder der Einsatz einer, das Faserbündel in der Trachea zentrierenden Intubationshilfe abgeholfen werden.

Bei „engen" Nasenverhältnissen ist stets der orale Zugang zu erwägen, ansonsten auf kleinere Geräte auszuweichen. In jedem Fall ist der Arbeitsteil des Endoskops ebenso wie die Tubusinnenseite ausreichend gleitfähig zu machen. Die Positionierung des Anwenders gegenüber dem Kopf des Patienten vermeidet – im Gegensatz zum „klassischen" Vorgehen – zusätzliche, den Abschiebwiderstand erhöhende Krümmungen. Keinesfalls sollte beim Vorschieben des Tubus sowie bei der anschließenden Entfernung des Gerätes Gewalt angewendet werden, da dies zur Zerstörung der diffizilen Technik, u.U. auch zur Herniation des Schutzüberzuges führt.

Eine Hypoxie läßt sich durch Vorgabe von reinem Sauerstoff für einige Minuten, gegebenenfalls durch eine gleichzeitige $O_2$-Insufflation über den

Absaugkanal des Gerätes oder eine in den anderen Nasengang plazierte Sonde bzw. Maske (mit z.B. dem Mainzer Universaladapter) verhindern und durch den Einsatz eines Puloxymeters rechtzeitig erkennen. Die typischen, bereits zur Sprache gekommenen Probleme von Geräten der „ersten Generation", wie zu geringe Eigenstabilität, unzureichende Arbeitslänge und Aktionsradius, Fehlen eines separaten Absaugkanales, ungenügende Lichtquelle, zu kleiner Blickwinkel sowie schlechte Glasfaserqualität, stellen dagegen beim Gebrauch moderner Fiberbronchoskope kein Thema mehr dar.

## Schlußbemerkung

Insgesamt sehen wir in der fiberbronchoskopischen Intubation eine echte und außerodentlich elegante Alternative zu den konventionellen Techniken der Tubusplazierung beim Management der schwierigen Intubation. Das Verfahren erfüllt vollständig das von Kuhn bereits im Jahre 1911 aufgestellt Postulat, wonach „es bei der Intubation absolut nicht statthaft ist, Gewalt anzuwenden. Dementsprechend sollte auch bei dieser unblutigen Operation Blut nicht zum Vorschein kommen. In Wirklichkeit gilt es ja auch bei keiner Phase des Eingriffes, Hindernisse zu überwinden. Verfährt man richtig, dann muß der ganze Akt der Operation leicht, gefällig und gewaltlos gelingen; der Induktor muß leicht in der Hand ruhen, die Tube, nachdem sie richtig auf den Aditus aufgesetzt ist, leicht und von selbst in die Tiefe gleiten."

## Literatur


Benumof JL (1992) Laryngeal mask airway. Anesthesiology 77:843

Bonfils P (1983) Endotracheale Intubation mit der Fiberoptik. Intensivbehandlung 8:53

Bumm P (1992) Intubationshilfe durch starre Endoskope. Anästhesiol Intensivmed Notfallmed Schmerzther 27:279

Emslander HPS, Daum S (1988) Fiberbronchoskopie. Dustri, München, Deisenhofen

Jaschinski U, Eckart J (1992) Erste Erfahrungen mit starren Winkeloptiken als Intubationshilfe bei der schwierigen Intubation. Anästhesiol Intensivmed Notfallmed Schmerzther 27:286

Kronschwitz H (1969) Die nasotracheale Intubation mit einem Intubation-Fiberskop. Anaesthesist 18:58

Kuhn F (1902) Die pernasale Tubage. MMW 49:1456

Mallampati RS (1983) Clinical signs to predict difficult tracheal intubation. Can Anaesth Soc J 30:316

Murphy P (1967) A fibreoptic endoscope used for nasal intubation. Anaesthesia 22:489

Reissel E, Orko R, Lindgren L (1990) Predictability of difficult laryngoscopy in patients with long-term diabetes mellitus. Anaesthesia 45:1024

Samsoon GLT, Young IRB (1987) Difficult tracheal intubation: A retrospective study. Anaesthesia 42:487

Williams KN, Carli F, Cormack RS (1991) Unexpected, difficult laryngoskopy: A prospektive study in routine general surgery. Br J Anaesth 66:38

Wilson ME, Spiegelhalter D, Robertson JA, Lesser P (1988) Predicting difficult intubation. Br J Anaesth 61:211

# Volumentherapie bei Säuglingen und Kleinkindern

E. Breucking

Eine adäquate Infusionstherapie junger Kinder ist nur durch Kenntnis und Berücksichtigung der physiologischen Besonderheiten dieser Altersgruppe möglich. Das frühe Kindesalter bildet aufgrund der bei der Geburt noch nicht abgeschlossenen Reifung der Vitalfunktionen keine homogene Gruppe. Es gibt vielmehr im Neugeborenen-, Säuglings- und Kleinkindesalter sowohl qualitative als auch deutliche quantitative Unterschiede der Organfunktionen. Im einzelnen möchte ich deshalb zunächst die physiologischen Grundlagen des Wasser-Elektrolyt-Haushaltes, der Nierenfunktion, Aspekte der Kreislaufregulation und des $O_2$-Transports sowie die Besonderheiten und Veränderungen in der perioperativen Phase besprechen. Im weiteren möchte ich dann auf die spezielle Infusionstherapie sowie den Blutvolumenersatz eingehen und schließlich zur Überwachung einer perioperativen Infusions- und Volumentherapie bei diesen jungen Kindern Stellung nehmen.

## Physiologische Grundlagen

### *Wasser-Elektrolyt-Haushalt*

Altersabhängig bestehen erhebliche quantitative Unterschiede im Wasserbestand und im täglichen Flüssigkeitsumsatz.

Der Anteil des Gesamtkörperwassers am Körpergewicht beträgt beim reifen Neugeborenen 75% gegenüber 60% beim Erwachsenen. Unreife Frühgeborene weisen sogar einen Wert von 85% auf. Während des Säuglingsalters nimmt der Wasseranteil langsam ab und erreicht den Erwachsenenwert etwa im Alter von 12–18 Monaten. Die Verteilung des Gesamtkörperwassers auf die verschiedenen Flüssigkeitsräume variiert ebenfalls mit Alter und Reife. Während der intrazelluläre Flüssigkeitsanteil im Verlauf des 1. Lebensjahres leicht von 35% auf 40% ansteigt, bleibt der intravasale Anteil der Extrazellulärflüssigkeit mit 5% praktisch konstant. Die deutlichsten Veränderungen betreffen die Größe des Extrazellulärraums, der beim größeren Kind und Erwachsenen 20%, beim reifen Neugeborenen jedoch 40% und beim Frühgeborenen sogar 50% beträgt [21]. Dieser große Extrazellulärraum muß von einer noch unreifen Nierenfunktion reguliert werden, woraus sich eine größere Anfälligkeit kleinerer Kinder gegenüber Störungen im Wasser-Elektrolyt-Haushalt bzw. fehlerhafter Infusionstherapie ergibt [4].

Vergleicht man den täglichen Flüssigkeitsumsatz eines Säuglings mit dem eines Erwachsenen in Relation zum Extrazellulärraum (EZR), so zeigt sich, daß ein 7 kg schwerer Säugling bei einer Ausfuhr von 700 ml und einem EZR von 2100 ml ein Drittel seiner Extrazellulärflüssigkeit ersetzen muß, während der Umsatz bei einem Erwachsenen von 70 kg KG mit einem EZR von 14000 ml und einer Ausscheidung von 2000 ml nur ein Siebtel des Extrazellulärraumes beträgt.

Die normalen täglichen Flüssigkeits- und Elektrolytverluste erfolgen über Niere, Stuhl, Atmung und Haut. Die renalen Verluste werden durch die Zufuhr und den Reifegrad der Niere bestimmt und später eingehend besprochen. Die Verluste über den Stuhl sind mit weniger als 10% gering. Die Verluste über die Atmung, die normalerweise 25 ml/kg KG/Tag betragen, werden durch die Wärme und Feuchte der Atemgase stark beeinflußt. Die Flüssigkeitsverluste über die Haut sind alters- und reifeabhängig unterschiedlich durch die Dicke und Durchblutung der Haut sowie durch die Relation zwischen Körperoberfläche und Körpergewicht bestimmt. Je jünger und unreifer ein Kind ist, desto größer ist die Perspiratio insensibilis. Die klinische Relevanz dieser insensiblen Verluste wird noch dadurch unterstrichen, daß der Flüssigkeitbestand kleiner Kinder, wenn man ihn nicht auf das Körpergewicht, sondern auf die Körperoberfläche bezieht, geringer als im späteren Leben ist.

Der tägliche Flüssigkeitsumsatz ist von der Stoffwechselleistung abhängig. Zur Metabolisierung von 100 kcal werden 100 ml Wasser benötigt [22]. Säuglinge und Kleinkinder haben mit 100 kcal/kg KG pro Tag einen etwa dreifach höheren Energieumsatz als Erwachsene und deshalb einen entsprechend erhöhten Wasserbedarf.

### *Nierenfunktion*

Die Aufgabe der Niere ist die Kontrolle und Regulation der Größe und Zusammensetzung des Extrazellulärraums. Da die tägliche Aufnahme von Flüssigkeit und Elektrolyten nur grob dem Bedarf entspricht, kommt der Niere die Feinregulierung im Wasser-Elektrolyt-Haushalt zu. Zum Zeitpunkt der Geburt ist die Nierenfunktion noch unreif, die Teilfunktionen sind qualitativ bereits ausgebildet, quantitativ jedoch noch stark von der Nierenfunktion Erwachsener unterschieden. Während der Fetalzeit dient die Niere noch nicht der Exkretion harnpflichtiger Substanzen, sondern der Produktion des Fruchtwassers.

Die glomeruläre Filtrationsrate (GFR) beträgt bei der Geburt etwa 30 ml/1,73 $m^2$ KO/min und erreicht den Erwachsenenwert von 120 ml/1,73 $m^2$ KO/min im Alter von 12–14 Monaten [18]. Der Anstieg der GFR verläuft postpartal rasch durch die vermehrte Durchblutung der Niere, besonders der Nierenrinde, bei Abfall des renovaskulären Widerstandes und Anstieg des systemischen Blutdrucks und daraus resultierendem Anstieg des effektiven Filtrationsdrucks [10].

Die Tubulusfunktionen sind bei der Geburt zum Teil bereits voll entwickelt, andere Partialfunktionen sind bis zum 18. Lebensmonat ausgereift. So ist die Fähigkeit, einen verdünnten Urin auszuscheiden, sowohl bei reifen, wie auch bei unreifen Neugeborenen vorhanden. Die Verdünnung erreicht Werte von 40–50 mosmol/kg $H_2O$ [10], Dagegen ist die Fähigkeit zur Produktion eines konzentrierten Urins eingeschränkt [18, 20]. Reifgeborene und Säuglinge konzentrieren ihren Urin auf 700–800 mosmol/kg $H_2O$, Frühgeborene nur auf 500–600 mosmol/kg $H_2O$, während die reife Niere größerer Kinder und Erwachsener eine Konzentrationsleistung von 1000–1200 mosmol/kg $H_2O$ aufweist. Die Regulation durch Adiuretin ist dabei in allen Altersstufen vorhanden [18].

Dieser eingeschränkten tubulären und glomerulären Funktion steht die Kontrolle des großen Extrazellulärraums und hohen Energieumsatzes gegenüber, woraus sich die größere Anfälligkeit der Neugeborenen und Säuglinge für Störungen im Wasser-Elektrolyt-Haushalt leicht erklärt.

Natrium, das Hauption des Extrazellulärraums und dort für die Isotonie verantwortlich, zeigt in Bedarf und Regulation alterstypische Besonderheiten. Aufgrund des großen Extrazellulärvolumens sowie des hohen Energie- und Flüssigkeitsumsatzes ist der tägliche Natriumbedarf bei Säuglingen und Kleinkindern deutlich höher als bei Erwachsenen. Nur in den ersten Lebenstagen muß die Natriumzufuhr wegen der noch reduzierten glomerulären Filtrationsrate vorsichtig erfolgen. Das Renin-Angiotensin-Aldosteron-System ist bereits bei Neugeborenen voll entwickelt, die renale Ansprechbarkeit für Aldosteron scheint jedoch unmittelbar postpartal noch vermindert zu sein [6, 18]. Ein Prozent des ultrafiltrierten Natriums wird bei Säuglingen mit dem Harn ausgeschieden. Dagegen sind unreife Neugeborene Salzverlierer. Die fraktionierte Natriumausscheidung kann 5% oder mehr betragen [10]. Auch bei Natriummangel bleibt die Natriumausscheidung bestehen, so daß sich rasch eine Hyponatriämie entwickeln kann [6].

Der tägliche Kaliumbedarf kleiner Kinder übersteigt wegen des anabolen Stoffwechsels mit Zellaufbau den Bedarf Erwachsener und ist dem Gewichtszuwachs direkt proportional.

### *Kreislauf*

Die Regulationen des Wasser-Elektrolyt-Haushalts dienen auch der Konstanthaltung des intravasalen Volumens. Kurzfristig können intravasale Defizite durch Einstrom von Flüssigkeit aus dem interstitiellen Anteil des Extrazellulärraums kompensiert werden. Der Kreislauf dient der Perfusion und nutritiven Versorgung aller Organe und kann dieser Aufgabe nur gerecht werden, wenn neben dem intravasalen Volumen auch der Perfusionsdruck, der kolloidosmotische Druck, die Fließeigenschaften und v.a. die $O_2$-Transportkapazität des Blutes dem Bedarf entsprechen. Neugeborene sind nach der Umstellung von der fetalen Zirkulation noch deutlich kreislauflabil, da sich der linke Ventrikel erst langsam an die erhöhte Druckarbeit adaptiert und das Herzzeitvolumen beim Neugeborenen mit 250 ml/kg KG/min extrem hoch ist gegenüber 150 ml/kg KG/min beim 6 Wochen alten Säugling [16] und 80 ml/kg KG/min beim Erwachsenen.

**Tabelle 1.** Normalwerte des Blutdrucks in Abhängigkeit vom Alter

| Alter | Systolisch [mm Hg] | Diastolisch [mm Hg] |
|---|---|---|
| Neugeborene | 75–85 | 40–50 |
| 2 Wochen bis 4 Jahre | 85 | 60 |
| 6 Jahre | 90 | 60 |
| 8 Jahre | 95 | 62 |
| 10 Jahre | 100 | 65 |
| 15 Jahre | 115 | 72 |

Bei Säuglingen und Neugeborenen kann das Herzzeitvolumen nur über die Zunahme der Frequenz, nicht des Schlagvolumens gesteigert werden [14]. Die altersabhängigen Normalwerte für Pulsfrequenz und Blutdruck sind in den Tabellen 1 und 2 zusammengestellt [2].

Das Blutvolumen von Säuglingen und Kleinkindern liegt bei 80–100 ml/kg KG. Blutvolumen und Blutdruck korrelieren sehr gut miteinander, so daß die Blutdruckmessung ein exzellenter Parameter zur Beurteilung des Volumenstatus ist [16].

Eine normale periphere Perfusion ist durch die Rekapillarisierungszeit leicht zu erkennen [14]. Die Minderperfusion durch Zentralisation beim Volumenmangel zeigt sich durch verzögerte Kapillarfüllung bei kalter, blasser, „grauer“ Haut.

Bei der Geburt enthalten die Erythrozyten noch etwa 75–80% fetales Hämoglobin (HbF), das sich vom adulten Hämoglobin (HbA) durch die Linksverschiebung der Dissoziationskurve mit erhöhter $O_2$-Affinität unterscheidet. Die erschwerte $O_2$-Abgabe an das Gewebe wird durch eine erhöhte Hämoglobinkonzentration kompensiert. Im Verlaufe der 3 ersten Lebensmonate fällt die Hämoglobinkonzentration von 16–18 g/dl auf 10–12 g/dl (Trimenonreduktion) bei vollständigem Ersatz des HbF durch HbA und erhöhter 2,3-DPG-Konzentration, wodurch die $O_2$-Abgabe an das Gewebe beträchtlich erleichtert wird. Gleichzeitig sinkt der $O_2$-Verbrauch von 18 ml/ kg KG/min bei der Geburt auf 10 ml/kg KG/min [16]. Im späteren Säuglings- und Kleinkindesalter könnte daher sogar eine niedrigere Hämoglobinkonzentration als im Erwachsenenalter von etwa 8 g/dl eine ausreichende Gewebeoxygenierung erlauben [14].

Den unteren Grenzwert und den Normbereich des präoperativen Hämatokrits zeigt Tabelle 3 [2].

### *Besonderheiten der perioperativen Phase*

In der perioperativen Phase gibt es sehr vielfältige Einflüsse auf die Wasser-Elektrolyt-Homöostase.

Durch die präoperative Flüssigkeitskarenz kommt es bei fortbestehender Ausscheidung von Wasser und Natrium zur Schrumpfung des Extrazellulärvolumens, die nach 11stündiger Fastenperiode bereits 10% betragen kann; das sind 2–3 ml/kg KG/h [1]. Die Nüchternzeit muß deshalb zeitlich begrenzt bleiben, bei Säuglingen nicht länger als 4 h, bei Kleinkindern 6 h. Hypoglykämien sind aufgrund der Nahrungskarenz nicht zu erwarten, außer bei Neu- und Frühgeborenen [5, 15].

Narkose und Operation lösen dann eine „Streßreaktion“ aus, die durch die Ausschüttung verschiedener Streßhormone charakterisiert ist und zu typischen Veränderungen der Wasser-Elektrolyt- und Glukosehomöostase führt [4]. Der Anstieg von Adiuretin und Aldosteron bewirkt eine Wasser- und Natriumretention sowie eine Verschiebung von Wasser und Natrium zwischen dem intravasalen und interstitiellen Raum. Die Vasodilatation durch die Inhalationsanästhetika kann über eine relative Hypovolämie diese Reaktion noch verstärken und zur Abnahme der Urinproduktion führen.

**Tabelle 2.** Normalwerte der Pulsfrequenz in Abhängigkeit vom Alter

| Alter | Unterer Grenzwert (Schläge/min) | Mittelwert (Schläge/min) | Oberer Grenzwert (Schläge/min) |
|---|---|---|---|
| Neugeborene | 70 | 120 | 170 |
| 1–12 Monate | 80 | 120 | 160 |
| 2 Jahre | 80 | 110 | 130 |
| 4 Jahre | 80 | 100 | 120 |
| 6 Jahre | 75 | 100 | 115 |
| 8 Jahre | 70 | 90 | 110 |
| 10 Jahre | 70 | 90 | 110 |

**Tabelle 3.** Hämatokritwerte in Abhängigkeit vom Alter

| Alter | Unterer Grenzwert [%] | Normbereich [%] |
|---|---|---|
| Neugeborene | 45 | 45–66 |
| 2. Lebenswoche | 42 | 42–66 |
| 3. Lebensmonat | 30 | 31–41 |
| Ältere Kinder | 30 | 34–42 |

Beatmung im halboffenen Narkosesystem ohne suffiziente Anfeuchtung erhöht den Flüssigkeitsverlust über den Respirationstrakt. Die Verwendung von Infrarotstrahlern ebenso wie die Verdunstung an großen Wundflächen läßt die Perspiratio insensibilis je nach Größe des Eingriffs sehr deutlich ansteigen.

Durch die Streßreaktion kommt es auch zur Freisetzung von Katecholaminen, die ihrerseits die Insulinsekretion supprimieren, sowie zum Anstieg weiterer antiinsulinärer Hormone, insbesondere des Glukagons, führen. Diese hormonelle Konstellation bewirkt durch einen vermehrten Abbau von Glykogen, eine gesteigerte Lypolyse und eine verstärkte Glukoneogenese aus Glyzerin und glukoplastischen Aminosäuren ein höheres Angebot an Glukose bei gleichzeitig vermindertem Verbrauch in den insulinabhängigen Zellen [4]. Diese Regulation ist schon bei jungen Säuglingen wirksam und reicht nur bei sehr unreifen Kindern wegen der fehlenden Depots nicht zur Aufrechterhaltung eines normalen Blutglukosespiegels aus [15]. Die Schwere des operativen Traumas hat altersunabhängig Einfluß darauf, wie ausgeprägt die hormonelle Streßreaktion ausfällt und wie lange sie postoperativ weiterbesteht [19].

## Infusionstherapie

### *Basisbedarf an Flüssigkeit und Elektrolyten*

Die physiologischen Besonderheiten des Wasser-Elektrolyt-Haushalts junger Kinder sind zusammenfassend dadurch gekennzeichnet, daß die Kontrolle eines großen Extrazellulärraums und die Bewältigung eines höheren Energieumsatzes mit einer Nierenfunktion erfolgen muß, die in ihrer Leistungsbreite noch deutlich reduziert ist [4]. Das führt zu einem altersabhängig unterschiedlichen Basisbedarf an Flüssigkeit und Elektrolyten, der

**Tabelle 4.** Basisbedarf an Wasser (ml; Dosierung pro kg KG und Tag)

| | | |
|---|---|---|
| 1. | Lebenstag | 50–70 |
| 2. | Lebenstag | 70–90 |
| 3. | Lebenstag | 80–100 |
| 4. | Lebenstag | 100–120 |
| 5. | Lebenstag | 100–130 |
| 1. | Lebensjahr | 100–140 |
| 2. | Lebensjahr | 80–120 |
| 3.–5. | Lebensjahr | 80–100 |
| 6.–10. | Lebensjahr | 60–80 |
| 10.–14. | Lebensjahr | 50–70 |

**Tabelle 5.** Basisbedarf an Elektrolyten (mmol; Dosierung pro kg KG und Tag)

| | |
|---|---|
| Natrium | 3–5 |
| Kalium | 1–3 |
| Kalzium | 0,1–1–3[a] |
| Magnesium | 0,1–0,7 |
| Chlorid | 3–5 |
| Phosphat | 0,5–2,5[a] |

[a] Bei wachsenden Frühgeborenen.

aus den Tabellen 4 und 5 entnommen werden kann [9].

In den ersten Lebenstagen sowie bei sehr unreifen Kindern muß jedoch in jedem Einzelfall individuell bilanziert werden. Als Kohlenhydrat sollte bei Kindern grundsätzlich Glukose infundiert werden, um Zwischenfälle durch eine Fruktoseintoleranz sicher zu vermeiden.

Während für Neu- und Frühgeborene die Infusionslösung individuell zusammengestellt werden muß, kann die Infusionstherapie des Basisbedarfs im gesamten Säuglings- und Kleinkindesalter mit 2 Basislösungen (Tabelle 6) erfolgen, die die erforderliche Elektrolytsubstitution durch die Variation der altersentsprechenden Flüssigkeitsmenge sicherstellen [3, 4].

Diese Lösungen enthalten außerdem 5% Glukose (50 g/l) und dienen der Substitution des Basisbedarfs. Schon vorhandene Defizite oder zusätzliche Verluste können durch sie nicht ersetzt werden. Sie eignen sich zur Infusionstherapie in der prä- und postoperativen Phase sowie in der konservativen Pädiatrie.

**Tabelle 6.** Zusammensetzung der Basislösungen (mmol/l)

| Bestandteile | Pädiafusin I (für Säuglinge und Kleinkinder bis zum 2. Lebensjahr) | Pädiafusin II (für Kinder ab dem 3. Lebensjahr) |
|---|---|---|
| $Na^+$ | 35 | 70 |
| $K^+$ | 18 | 18 |
| $Ca^{2+}$ | 2 | 3 |
| $Mg^{2+}$ | 3 | 4 |
| $Cl^-$ | 34 | 64 |
| Acetat | 20 | 26,5 |
| Malat | 3 | 3 |
| Phosphat | 2 | 2 |

### *Korrigierter Basisbedarf*

Den Besonderheiten der perioperativen Phase muß bei der intraoperativen Infusionstherapie sowie in der frühen postoperativen Phase Rechnung getragen werden. Neben dem Ausgleich des Defizits durch die Flüssigkeitskarenz muß v.a. der hormonell (Adiuretin, Aldosteron) bedingten Tendenz zur Natrium- und Wasserretention entgegengewirkt und die vermehrte Perspiratio insensibilis berücksichtigt werden. Daraus ergibt sich, daß der intraoperative Flüssigkeitsbedarf höher liegt als der Basisbedarf. Folgende Dosierungsempfehlung hat sich als gut praktikabel erwiesen [4]:

*Intraoperative Flüssigkeitssubstitution:*

Säuglinge 6–8 ml/kg KG/h,
Kleinkinder 4–6 ml/kg KG/h,
Schulkinder 2–4 ml/kg KG/h.

Kompliziertere Berechnungsschemata sind in den meisten Fällen weniger praktikabel und erhöhen deshalb die therapeutische Sicherheit nicht [7, 14].

Die intraoperative Natriumsubstitution muß aus den genannten Gründen ebenfalls deutlich höher als der Basisbedarf angesetzt werden. Eine Natriumkonzentration von 100 mmol/l wird empfohlen (Tabelle 7). Wegen der ausgeprägten Tendenz zur Wasserretention sollten intraoperative Lösungen zumindest einen Natriumanteil von 70 mmol/l enthalten [3]. In keinem Fall dürfen elektrolytfreie Infusionslösungen eingesetzt werden, da sie bei altersentsprechender Infusionsmenge zur Hypoosmolarität mit der Gefahr der Wasserintoxikation führen.

**Tabelle 7.** Zusammensetzung der intraoperativen Lösung (mmol/l)

| Bestandteile | Pädiafusin OP |
|---|---|
| $Na^+$ | 100 |
| $Ca^{2+}$ | 2 |
| $Mg^{2+}$ | 3 |
| $Cl^-$ | 110 |

Auf eine routinemäßige Kaliumzufuhr sollte intraoperativ verzichtet werden, da in dieser Phase die Einflüsse auf den Kaliumhaushalt unterschiedlicher Natur mit teils gegenläufigen Effekten sind. Nur bei längerdauernden Operationen ist eine individuelle, gezielte Substitution nötig.

Eine intraoperative Glukosezufuhr ist wegen der streßinduzierten Erhöhung der antiinsulinären Hormone nicht erforderlich. Die Blutglukosespiegel bleiben im Säuglings- und Kindesalter ebenso wie bei Erwachsenen auch bei zuckerfreier Infusion (z.B. Ringerlaktat) während und nach der Operation im Normbereich. Eine Ausnahme hiervon machen nur sehr unreife Kinder mit geringer Glykogen-, Fett- und Muskelproteinreserve. Eine unkontrolliert hohe Kohlenhydratzufuhr kann dagegen zu gefährlichen Hyperglykämien mit Hyperosmolarität führen. Ein Glukoseanteil von 2% wäre für die intraoperative Phase ideal [17]. Ein 5%iger Glukoseanteil ist praktikabel, da hierunter die intra- und postoperativen Blutglukosespiegel unter 250 mg% bleiben [3, 4].

### *Korrekturbedarf*

Zum korrigierten intraoperativen Basisbedarf, der bei jedem Eingriff substituiert werden muß, addieren sich bei größeren Operationen alle zusätzlichen Verluste über Drainagen, Transsudation in den 3. Raum, Magensaft oder Darmsekrete. Der

Korrekturbedarf ergibt sich aus der Summe dieser zusätzlichen Verluste und muß individuell ermittelt und zugeführt werden. Zur Substitution des Korrekturbedarfs eignet sich Ringerlaktatlösung. Je nach Krankheitsbild kann der Korrekturbedarf sogar die Menge des korrigierten Basisbedarfs weit überschreiten.

In der postoperativen Phase gelten die gleichen Richtlinien zur Ermittlung und Substitution des Korrekturbedarfs.

Präoperativ oder auch unabhängig von einer Operation kann es bei verschiedenen Krankheitszuständen durch erhebliche Verluste von Körperflüssigkeiten oder mangelnde Flüssigkeitsaufnahme zu schwere Exsikkosen kommen. Das Defizit muß geschätzt und ebenfalls als Korrekturbedarf zusätzlich zum Basisbedarf dem kleinen Patienten infundiert werden. Bei Kleinkindern und Säuglingen kann sich aufgrund der physiologischen Besonderheiten eine Dehydratation rasch entwickeln und v.a. bei Säuglingen auch schnell lebensbedrohlich werden. Das Ausmaß der Exsikkose läßt sich am besten durch den Gewichtsverlust beschreiben (Tabelle 8).

Bei schwerer Dehydratation, wenn Kreislaufschock und Bewußtseinsstörung das klinische Bild bestimmen, sollte ein Viertel des Korrekturbedarfs in den ersten beiden Stunden infundiert werden [8, 13].

**Tabelle 8.** Schweregrade und Therapie der Dehydratation. (Nach [1])

| Gewichtsverlust | Dehydratation | Korrekturbedarf |
|---|---|---|
| Bis 5% | Leicht | 25 ml/kg KG/24h |
| Bis 10% | Mäßig | 50 ml/kg KG/24h |
| Bis 15% | Schwer | 75 ml/kg KG/24h |
| Über 15% | Lebensbedrohlich | 100 ml/kg KG/24h + 20–30 ml/kg KG Albumin 5% in 1 h |

### *Blutersatz*

Es ist sehr nützlich, vor Beginn einer Operation mit erwartetem Blutverlust das Blutvolumen eines kleinen Kindes auszurechnen, um die Relevanz des sichtbaren Blutverlusts sofort zu erkennen und den Ausgleich aquädat und genau vorzunehmen. Gerade bei Säuglingen ist jedoch auch bei genauer Beobachtung des Operationsfeldes der Blutverlust oft schwer abschätzbar.

Blutverluste bis zu 10% des Blutvolumens können durch Vollelektrolytlösungen, z.B. Ringerlaktat, ersetzt werden. Kreislaufwirksame Blutverluste werden bis zu einem für die $O_2$-Transportkapazität noch ausreichenden Hämatokrit durch kolloidale Lösungen ausgeglichen.

Die Grenze der Transfusionspflichtigkeit wird heute in vielen Fällen bis zu einem kritischen Hämatokrit herabgesetzt.

Kritischer Hämatokrit:

- Neugeborene 40%,
- Frühgeborene 45%,
- 3. Lebenswoche 36%,
- 6. Lebenswoche 24%,
- ältere Kinder 24%.

Allerdings müssen dann alle anderen Determinanten des $O_2$-Transports optimiert sein: Herzzeitvolumen und $O_2$-Sättigung!

Zur Transfusion werden auch im Säuglings- und Kleinkindesalter Blutkomponentenpräparationen verwendet. Eine genaue Dosierung der Transfusionsmenge ist mit Hilfe von Injektions- oder Perfusorspritzen möglich und nötig. Bei schneller Transfusion größerer Mengen an Erythrozytenkonzentrat oder Frischplasma kann es durch die Citratbelastung zum Abfall des ionisierten Kalziums kommen mit der Folge gefährlicher Herzrhythmusstörungen. Deshalb muß in solchen Fällen die Konzentration des ionisierten Kalziums engmaschig kontrolliert und Kalzium substituiert werden. Als Volumenersatz wird bei Neugeborenen und Säuglingen üblicherweise Humanalbumin- oder Plasmaproteinlösung infundiert. Die natürlichen Kolloide werden bevorzugt, weil bei verminderter Metabolisierung in diesem Lebensalter Nebenwirkungen der künstlichen Kolloide auf das Gerinnungssystem gefürchtet sind. Untersuchungen zur Verträglichkeit künstlicher Kolloide liegen für das Säuglings- und Kleinkindesalter nicht vor. Im Schulalter kann jedoch Hydroxyäthylstärke als Volumenersatzmittel empfohlen werden [12].

Fremdblutsparende Maßnahmen, die bei Erwachsenen heute mit Erfolg eingesetzt werden, also Eigenblutspende, isovolämische Hämodilution und maschinelle Autotransfusion, spielen bei Säuglingen und Kleinkindern keine Rolle. Bei Schulkindern sind in den letzten Jahren erste Erfahrungen veröffentlicht worden [11].

## Überwachung der perioperativen Infusionstherapie

Vorraussetzung und Erstmaßnahme zur Kontrolle der Infusionstherapie im Säuglings- und Kleinkindesalter ist die genaue Applikation der berechneten *Infusionsmenge und -geschwindigkeit.* Sie kann nur durch technische Hilfsmittel wie Perfusorspritzen oder Infusionspumpen sichergestellt werden.

Die einfachen Kreislaufparameter *Blutdruck* und *Puls* sind zur Beurteilung des Volumenzustandes sehr aussagekräftig und unerläßlich. Die Blutdruckmessung kann in den meisten Fällen intermittierend oszillometrisch erfolgen.

Intraoperativ sollte auf eine *EKG*-Ableitung und die *Pulsoxymetrie* nicht verzichtet werden. *Hautfarbe* und *Rekapillarisierungszeit* sind gute klinische Beurteilungskriterien.

Die Urinproduktion ist ein sehr wesentlicher Parameter zur Überwachung der Infusionstherapie. Die *Stundenurinmenge* sollte mindestens 1 ml/kg KG/h betragen. Häufig genügt die diskontinuierliche Messung im Auffangbeutel. Bei größeren Operationen oder schweren Erkrankungen ist jedoch eine kontinuierliche Harnableitung über Blasenkatheter oder suprapubischen Katheter erforderlich.

*Laborkontrollen* dienen der Bestimmung des Hämatokrit, der Serumkonzentrationen von Natrium, Kalium, Kalzium, Harnstoff, Kreatinin und Blutzucker sowie der Blutgase und des Säure-Basen-Status.

*Erweitertes Monitoring* ist im Kleinkindesalter häufig entbehrlich. Die Indikation zu invasiven Maßnahmen muß sehr streng gestellt werden. Natürlich kann jedoch auch im Säuglings- und Kleinkindesalter bei großen, blutreichen Operationen sowie in der Kardiochirurgie auf eine arterielle Kanülierung und kontinuierliche Blutdruckmessung wie auf die Messung des zentralen Venendrucks keinesfalls verzichtet werden.

## Literatur


1. Ahnefeld FW (1976) Prä-, intra- und postoperative Infusionstherapie. In: Dick W, Ahnefeld FW (Hrsg) Kinderanästhesie. Springer, Berlin Heidelberg New York Tokyo
2. Ahnefeld FW, Altemeyer K-H, Fösel T (1987) Kinderanästhesie. Manual 5. Kohlhammer, Stuttgart Berlin Köln Mainz
3. Altemeyer K-H, Schöch G, Breucking E, Seeling W, Schmitz E, Dick W (1979) Vergleichende Untersuchungen zur perioperativen Infusionstherapie im Kindesalter. Infusionstherapie 6:63–71
4. Altemeyer K-H, Kraus GB (1990) Die perioperative Infusionstherapie im Kindesalter. Anaesthesist 39:135–143
5. Aun CST, Panesar NS (1990) Paediatric glucose homeostasis during anaesthesia. Br J Anaesth 64:419–424
6. Bennet EJ (1975) Fluid balance in the newborn. Anesthesiology 43:210–224
7. Berry FA (1986) Practical aspects of fluid and electrolyte therapy. In: Berry FA (ed) Anesthetic management of difficult and routine pediatric patients. Churchill Livingstone, New York Edinburgh London Melbourne, pp 107–136
8. Dell RB (1973) Pathophysiology of dehydration. In: Winter RW (ed) The bodyfluids in pediatrics. Little Brown, Boston, pp 134–154
9. Deutsche Arbeitsgemeinschaft für künstliche Ernährung/Österreichische Arbeitsgemeinschaft für klinische Ernährung (1987) Empfehlungen zur parenteralen Infusions- und Ernährungstherapie im Kindesalter. Infusiontherapie 14:41–44
10. Gortner L (1989) Niere und Wasser-Elektrolyt-Haushalt. In: Ahnefeld FW, Altemeyer K-H, Fösel T, Kraus G-B, Rügheimer E (Hrsg) Anästhesie bei Früh- und Neugeborenen. Springer, Berlin Heidelberg New York Tokyo, pp 24–35
11. Haberkern M, Dangel P (1991) Normovolaemic haemodilution and intraoperative autotransfusion in children: Experience with 30 cases of spinal fusion. Eur J Pediatr Surg 1:30–35
12. Hausdörfer J, Hagemann H, Heine J (1986) Vergleich der Volumenersatzmittel Humanalbumin 5% und Hydroxyäthylstärke 6% (40000/0,5) in der Kinderanästhesie. Anästh Intensivther Notfallmed 21:137–142
13. Heird WC, Winters RW (1973) Fluid therapy for the pediatric surgical patient. In: Winters RW (Hrsg) The bodyfluids in pediatrics. Little Brown, Boston, pp 595–611
14. Kretz F-J, Striebel HW (1991) Kinderanästhesie. Editiones Roche, Basel
15. Larsson LE, Nilsson K, Niklasson A, Andreasson S, Ekström-Jodal B (1990) Influence of fluid regimens on perioperative blood-glucose concentrations in neonates. Br J Anaesth 64:413–418
16. Linderkamp O, Zilow EP (1989) Herz-Kreislauf-System des Neugeborenen. In: Ahnefeld FW, Altemeyer K-H, Fösel T, Kraus G-B, Rügheimer E (Hrsg) Anästhesie bei Früh- und Neugeborenen. Springer, Berlin Heidelberg New York Tokyo, S 11–23
17. Mikawa K, Maekawa N, Goto R, Tanaka O, Yaku H, Obara H (1991) Effects of exogenous intravenous glucose on plasma glucose and lipid ho-

meostasis in anesthetized children. Anesthesiology 74:1017–1022
18. Oetliker OH (1975) Physiologische Grundlagen zur Therapie der Wasser-, Elektrolyt- und Säure-Basen-Störungen im Säuglings- und Kindesalter. Infusionstherapie 2:18–23
19. Platt MPW, Tarbit MJ, Aynsley-Green A (1990) The effects of anesthesia and surgery on metabolic homeostasis in infancy and childhood. J Pediatr Surg 25:472–478
20. Rowe M, Lloyd DA, Lee M (1986) Is the refractometer specific gravity a reliable index for pediatric fluid management? J Pediatr Surg 21:580–582
21. Winters RW (1973) Regulation of normal water and electrolyte metabolism. In: Winters RW (Hrsg) The bodyfluids in pediatrics. Little Brown, Boston, pp 95–112
22. Winters RW (1973) Maintenance fluid therapy. In: Winters RW (eds) The bodyfluids in pediatrics. Little Brown, Boston, pp 113–133

# Besondere Probleme der Anästhesie bei Säuglingen und Kleinkindern

K.-H. ALTEMEYER

Säuglinge und Kleinkinder werden in Deutschland überwiegend nicht in speziellen Kinderabteilungen operativ versorgt; im Gegenteil, Kinder dieser Altersstufe können in jedem Krankenhaus zur Operation anstehen und müssen dort auch behandelt werden. Aus dem mangelnden Umgang mit den kleinen Patienten ergibt sich die Mehrzahl der besonderen Probleme der Anästhesie bei Säuglingen und Kleinkindern. Weitere Schwierigkeiten resultieren aus den physiologischen Besonderheiten bei Kindern dieser Altersstufen. Hinzu kommen dann nicht selten noch technische Probleme, die vor allen Dingen die Venenpunktion, die Maskenbeatmung und die Intubation betreffen.

Wenn man sich vor Augen führt, daß für den Facharzt lediglich 50 Narkosen bei Säuglingen und Kleinkindern erforderlich sind, wird sehr schnell deutlich, wo anzusetzen ist, um dem angehenden Facharzt und den betroffenen Patienten mehr Sicherheit zu geben.

## Patientengut

Die angesprochenen Altersstufen umfassen zum einen Säuglinge, das heißt per definitionem Kinder zwischen dem 1. und 12. Lebensmonat, wobei hiervon die Neugeborenenperiode in den ersten 4 Lebenswochen ausgenommen wird. Zum anderen wird die Gruppe der Kleinkinder angesprochen und damit die Altersstufe vom 1. bis einschließlich dem 5. Lebensjahr. Die Krankheiten, die zur Operation anstehen und auf deren Narkoseprobleme im folgenden näher eingegangen werden soll, beschränken sich daher im wesentlichen auf die typischen Eingriffe im Bereich der Chirurgie, wie z.B. die Operation einer Pylorusstenose, Leistenhernie, Nabelhernie, Retentio testis, Phimose oder Ileus und auf urologische Eingriffe, die sich z.T. mit den vorhergenannten Krankheitsbildern überschneiden. Hinzu kommen noch die Korrektur von Harnröhrenmißbildungen, die typischen HNO-Eingriffe wie Adenotomie und Tonsillektomie sowie die Schieloperation im Bereich der Augenklinik.

Bewußt ausgelassen und nicht besprochen werden sollen die Operationen von angeborenen Mißbildungen in der Neugeborenenperiode und die speziellen Probleme der Herz- und Thoraxchirurgie, der Urologie und der Kieferchirurgie.

## Voruntersuchungen

Entscheidend für die Sicherheit der Narkoseführung und für die optimale postoperative Betreuung dieser Altersgruppen ist die genaue Kenntnis darüber, ob präoperative Risikofaktoren vorhanden sind oder nicht. Da normalerweise ein Anästhesist, der nicht speziell mit den Krankheitsbildern dieser Altersgruppe vertraut ist, mit einer solchen Beurteilung überfordert ist, muß hier eine enge Zusammenarbeit mit dem oder den zuständigen Kinderärzten gesucht werden. In aller Regel hat dieser eine genaue Kenntnis über den Verlauf der Schwangerschaft, die Geburt und die bisherige Entwicklung des Kindes. Risikofaktoren, manifeste Vorerkrankungen sowie eine mögliche medikamentöse Vorbehandlung müssen ebenso bekannt sein wie durchgemachte Operationen in Narkose und mögliche Komplikationen in deren Verlauf. Die präoperative körperliche Untersuchung und damit die Beurteilung des Entwicklungsstandes und der verschiedenen Organfunktionen ist primär sicherlich Aufgabe von Kinderärzten; der zuständige Anästhesist sollte sich jedoch unabhängig davon immer im Rahmen einer eigenen Untersuchung ein Bild von seinem kleinen Patienten machen. Banale Infekte, vergrößerte Adenoide oder eine verlegte Nasenatmung sind für Pädiater oft nur von untergeordneter Bedeutung, können aber in der Narkose, vor allen Dingen in der Ausleitungsphase, zu erheblichen Problemem führen. Zudem dient eine solche Voruntersuchung zur ersten Kontaktaufnahme mit dem Kind. Wenn immer möglich sollte auch das Gespräch mit den Eltern oder zumindest einem Elternteil gesucht werden, weil hier die beste Gelegenheit besteht, das Kind und seine gewohnte Umgebung kennenzulernen, Fragen der Eltern zu beantworten und Ängste abzubauen. Erklärungen zur Narkose gehören zu den originären Aufgaben des Anästhesisten und sind, wenn sie gut durchgeführt werden, als „Droge Arzt“ ein wirksamer Bestandteil der Prämedikation.

Anlaß zu Diskussionen geben immer wieder Schutzimpfungen. Vor allen Dingen niedergelassene Pädiater haben es oft nicht leicht, Impfplanung, chronische Infekte und noch anstehende Operationstermine unter einen Hut zu bringen. Zwei Probleme gilt es jedoch zu beachten. Zum einen kann bei einem operativen Wahleingriff ein zu kurzer Abstand zur Impfung die Immunitätslage des Kindes so verändern, daß daraus eine pathologische Impfreaktion resultiert. Zum anderen kann durch die veränderte Immunreaktion das Angehen einer gewollten Impfreaktion beeinträchtigt werden, so daß der Impferfolg ausbleibt. Für die Praxis und nach vielen Diskussionen mit Pädiatern hat sich folgende Vorgehensweise für operative Wahleingriffe bewährt: Bei Lebendimpfungen und unter der Voraussetzung eines unkomplizierten Impfverlaufs sollte ein Abstand von 4 Wochen eingehalten werden, für alle übrigen Impfungen reichen unter der gleichen Voraussetzung 10–14 Tage.

Die Befunde aus der Anamnese und der körperlichen Untersuchung bestimmen in Abstimmung mit der geplanten Operation den Umfang weiterer zusätzlicher Voruntersuchungen.

Jeder Schematismus ist besonders in diesen Altersstufen der Sache wenig dienlich, Leitsatz sollte immer sein: sowenig wie möglich, soviel wie nötig.

Ein Blutbild, zumindest jedoch die Bestimmung von Hämoglobin- oder Hämatokritwert sind in fast allen Empfehlungen für diese Altersstufen enthalten. Unentbehrlich ist einer dieser Werte in den ersten 3–4 Lebensmonaten, um das Ausmaß einer möglichen Trimenonanämie beurteilen zu können. Die untere Grenze für operative Wahleingriffe, die früher bei einem Hb-Wert von 10,0 g% angesetzt wurde, wird heute großzügiger gehandhabt. Es werden dabei Werte von 7,0–8,0 g% toleriert, ohne daß präoperativ eine Transfusion von Erythrozytenkonzentrat erfolgt. Ist die Operation aufschiebbar, sollte gewartet werden, bis der Wert sich spontan bessert, wenn nicht, sollte bei derart niedrigen Werten die Narkose und Operation von erfahrenen Kollegen vorgenommen werden, damit die $O_2$-Transportkapazität und damit die $O_2$-Versorgung nicht durch eine insuffiziente Ventilation oder einen inadäquaten Blutverlust unter die kritische Grenze abfällt.

Die Ergänzung des Blutbildes durch die Leukozytenzahl und ein Differentialblutbild ist immer dann sinnvoll, wenn ein Infekt ausgeschlossen werden soll. Eine Leukozytose mit Granulozytose und Linksverschiebung ist dabei Ausdruck eines bakteriellen, eine Leukopenie mit Lymphozytose Ausdruck eines viralen Infektes.

Eine Urinanalyse ist nur angebracht, wenn in der Anamnese Harnwegsinfekte beschrieben werden oder wenn sie als differentialdiagnostisches Kriterium beim akuten Bauch benötigt wird.

Die Bestimmung der Leberenzyme ist nur bei entsprechenden Vorerkrankungen sinnvoll, das gleiche gilt für die Nierenretentionswerte Harnstoff und Kreatinin.

Normale Muskelenzyme schließen eine Muskelerkrankung nicht aus, erhöhte Werte sind häufig abnahmebedingt und tragen mehr zur Verwirrung als zur Klärung bei.

Die Messung der Elektrolyte Natrium, Kalium und Chlorid in Verbindung mit der Blutgasanalyse ist obligat bei der Pylorusstenose und allen Krankheitsbildern mit einer Ileus- oder Peritonitissymptomatik. Eine Pylorusstenose ist ein pädiatrischer und kein kinderchirurgischer Notfall, die typischerweise vorliegende hypochlorämische, hypokaliämische Alkalose und das Flüssigkeitsdefizit müssen präoperativ ausgeglichen sein. Das Serumkalium und der pH-Wert müssen vor der Operation wieder im Normbereich sein, der BE sollte nicht über + 5 liegen.

Beim Ileus oder bei der Peritonitis ist immer ausreichend Zeit vorhanden, um das oft erhebliche intravasale Volumendefizit an plasmaisotoner Flüssigkeit zumindest teilweise präoperativ auszugleichen; eine Hypokaliämie und eine Azidose sollten nicht mehr nachweisbar sein.

Ein Ruhe-EKG ist in aller Regel entbehrlich, bei Hinweisen auf angeborene oder erworbene Vitien natürlich in Verbindung mit weiteren Untersuchungen obligat. Hierzu zählen die Sonographie und das Thoraxröntgenbild. Das letztere hat nur hierbei oder bei Hinweisen auf pulmonale Vorerkrankungen seine Berechtigung.

## Nüchternzeiten – Prämedikation

Die Nüchternzeiten für die 2 angesprochenen Altersgruppen ergeben sich aus den physiologischen Daten. Der Grundumsatz ist rund 3fach höher und damit auch der direkt davon abhängige Flüssigkeitsbedarf. Generell läßt sich deshalb festlegen, daß die Nüchternperiode natürlich kürzer als im Erwachsenenalter sein muß; sie sollte nicht unter 4 h und nicht über 6 h liegen. Diese Anhaltswerte können für beide Altersstufen gelten.

Zur Prämedikation im engeren Sinne lassen sich keine einheitlichen Leitlinien aufstellen. Wichtig vor jeder Gabe von Pharmaka ist die kritische Analyse des Ablaufs bis hin zur Narkoseeinleitung. Je kindgerechter die präoperative Zeitspanne unter Berücksichtigung der verschiedenen Altersstufen organisiert wird, desto geringer ist der Bedarf an Medikamenten bis zur Einleitung der Narkose. Eine medikamentöse Prämedikation kann und darf kein Ersatz für eine schlechte Organisation sein. Unruhe auf der Station, kurzfristige oder unsinnige Untersuchungen oder Laborabnahmen in der direkten präoperativen Phase, unnötig lange Nüchternzeiten, unbehandelte präoperative Schmerzen, unruhige oder ängstliche Eltern, die unter Tränen das Kind zum Operationssaal begleiten, Hektik im Operationsvorraum mit langen Wartezeiten in diesem Bereich, ein unbekannter Anästhesist, eine hektisches Anästhesieteam, eine teilnahmslose Kinderschwester auf dem Transport und vieles mehr sind typische Fehler, die die Phase bis zur Narkoseeinleitung negativ beeinflussen können. Es ist klar, daß nicht in jedem Fall alle Störfaktoren vom Kind ferngehalten werden können, es lassen sich in den meisten Fällen jedoch sehr viele vermeiden. Wenn dann noch der Anästhesist am Vortag guten Kontakt zum Kind gefunden hat und seinen kleinen Patienten am Operationstag direkt vom Bett abholt, sind wesentliche Voraussetzungen für eine ruhige Narkoseeinleitung gewährleistet. In einem direkten Vergleich zweier Gruppen, bei denen diese Voraussetzungen weitgehend eingehalten worden sind, konnte in einer Dissertation an meiner Abteilung gezeigt werden, daß die Ergebnisse im Verhalten der Kinder mit und ohne orale Prämedikation in Form von Dormicum-Saft nahezu gleich waren. Ambulante Kinder, Kinder mit Schmerzen, unruhige und/oder ängstliche Kinder benötigen jedoch oft eine zusätzliche Prämedikation. Hier hat sich die orale Gabe von Dormicum zur Anxiolyse in einer Dosierung von 0,3–0,5 mg/kg KG 30–60 min präoperativ bewährt.

Im Säuglingsalter verzichten wir in aller Regel auf eine sedierende Prämedikation. Wir geben jedoch hier wie auch bei allen Kleinkindern bereits präoperativ ein Suppositorium aus einem Gemisch von Paracetamol und Codein, damit die analgetische Wirkung bereits in der Ausleitungsphase der Narkose zum Tragen kommt. Eine weitere wertvolle Hilfe und eine wichtige Erneuerung im Bereich der Kinderanästhesie ist die Entwicklung einer Lokalanästhetikacreme (Emla), die auf die voraussichtliche Punktionsstelle augetragen wird und nach einer Einwirkungszeit von rund 1 h eine schmerzfreie Venenpunktion garantiert.

## Narkoseeinleitung

Prinzipiell stehen für das Kindesalter 4 Einleitungsverfahren zur Verfügung. Dazu zählen die Inhalationseinleitung, die rektale Einleitung, die intramuskuläre Einleitung und die intravenöse Einleitung. Von allen 4 Verfahren ist die intravenöse Einleitung das sicherste Vorgehen und deshalb obligat bei allen Risikopatienten und aspirationsgefährdeten Kindern. Je unerfahrener der Anästhesist ist, desto eher wird dieses Einleitungsverfahren zwingend, weil insbesondere die Inhalationseinleitung Erfahrungen mit Kindernarkosen zur Voraussetzung hat.

Die rektale Einleitung hat ihre Probleme in der veränderten Pharmakokinietik und damit in der Wirkdauer der applizierten Medikamente, wie es z.B. für Brevimytal belegt ist. Hier ist aufgrund der erforderlichen hohen Dosierung (25 mg/kg KG) und der Variation von Resorption und Abbau mit einer Wirkdauer von Stunden anstelle der sonst kurzen Zeitspanne von Minuten bei der intravenösen Applikation zu rechnen. Wählt man ein solches Einleitungsverfahren, muß die postoperative Überwachung entsprechend engmaschig über einen längeren Zeitraum von 3–4 h durchgeführt werden, um einen Rebound mit Atemdepression frühzeitig zu erkennen. Dieses Verfahren eignet sich vor allen Dingen für ängstliche, aber ruhige Kinder.

Die intramuskuläre Einleitung sollte die Ausnahme sein. Infrage kommen hierfür Ketanest (5 mg/kg KG) oder Brevimytal (5 mg/kg KG) in Verbindung mit 0.01 mg Atropin/kg KG. Dieses Verfahren ist die Ultima ratio für Kinder, die laut schreiend und strampelnd in den OP kommen, und bei denen jede Form der Kontaktaufnahme auch bei bestem Willen nicht mehr möglich ist. Eine rektale Einleitung wäre in solchen Fällen die schlechteste Lösung, weil hier eine 5–10 min dauernde Exzitation die Situation noch weiter verschlechtern kann.

Bei der praktischen Durchführung der Einleitung per inhalationem wird dem Kind zunächst ein Gemisch aus Sauerstoff und Lachgas vor Mund und Nase geführt, um bei ausreichender Lachgaswirkung schrittweise Halothan in steigenden Konzentrationen von 0,5–2,0 Vol.-% zuzusetzen. Bei ausreichender Narkosetiefe – Pupillen mittelweit, zentral fixiert – wird ein venöser Zugang gelegt, um dann entweder nach weiterer Narkosevertiefung durch Hyperventilation ohne Relaxierung zu intubieren oder direkt nach Legen des Zugangs mit Hilfe eines Relaxans die Intubation vorzunehmen. Dieses Verfahren gilt allgemein für kleine Kinder als schonend, jedoch ist die lange Zeitdauer der Einleitung, die Umgebungsbelastung mit volatilen Anästhetika und auch die negativen Berichte von Kindern über dieses Einleitungsverfahren durchaus als Nachteil mitaufzuführen.

Die intravenöse Einleitung ist, wie bereits erwähnt, das sicherste Einleitungsverfahren und hat den Vorteil, daß die Umgebungsbelastung mit den volatilen Anästhetika entfällt. Gerade in Verbindung mit der Lokalanästhetikacreme ist eine schmerzfreie Venenpunktion heute in aller Regel möglich, so daß ein wichtiges Argument zugunsten der Inhalationseinleitung entfällt. Für nichtnüchterne oder aspirationsgefährdete Säuglinge und Kleinkinder ist die intravenöse Einleitung sowieso obligat, so daß ich auch heute noch unter diesen Voraussetzungen das intravenöse Einleitungsverfahren als Methode der Wahl für Kinder aller Altersstufen bevorzuge.

Nach der Venenpunktion erfolgt die intravenöse Gabe von 0,1 mg Atropin/kg KG und im Anschluß daran die Gabe von 3–5 mg Trapanal/kg KG, zur Intubation ist bei aspirationsgefährdeten Kindern die Gabe von 2,0 mg Lysthenon/kg KG die Regel. Ausgenommen von der Gabe von Succinylcholin werden lediglich Kinder mit einer malignen Hyperthermiegefährdung oder Kinder mit akuter Hyperkaliämiegefahr, wie sie z.B. bei neuromuskulären Erkrankungen, Muskelerkrankungen nach ausgedehnten Verbrennungen oder bei längerdauernder Immobilisation vorkommen können. Als Alternative zum Succinylcholin bietet sich z.B. das Norcuron an, das in einer Dosierung von 0,08–0,1 mg/kg KG gegeben wird. Zu beachten ist aber, daß Norcuron bei Säuglingen eine deutlich verlängerte Wirkung haben kann und damit die Relaxierung über Stunden andauern kann. Kontraindikationen für die Gabe von Barbituraten sind ein manifester Schock, ausgeprägte allergische Diathesen oder eine Porphyrie. In diesen Fällen kann alternativ Ketanest in einer Dosierung von 1–2 mg/kg KG als Einleitungshypnotikum gegeben werden.

## Narkosebeatmung

Die Standardnarkose für die typischen Eingriffe im Säuglings- und Kleinkindesalter ist nach wie vor die Inhalationsnarkose mit einem Gemisch aus Sauerstoff, Lachgas und Halothan. Dieses Anästhesieverfahren ist sowohl als Masken- wie auch als Intubationsnarkose möglich, wobei sich Maskennarkosen auf Säuglinge über 6 Monate und Kleinkinder beschränken sollten. Kinder, die aspirationsgefährdet sind, oder Kinder mit anderen Risikofaktoren scheiden für eine Maskennarkose aus. Als weitere Kontraindikationen für Maskennarkosen gelten Eingriffe im Kopf- und Halsbereich sowie Lagerungen, bei denen ein freier Zugang zum Gesichtsbereich nicht möglich ist. Die Maskennarkose erfordert insgesamt Übung und Erfahrung und ist daher kein Verfahren für den Anfänger. Masken und Anästhesiezubehör müssen den anatomischen und physiologischen Gegebenheiten Rechnung tragen und einen möglichst kleinen apparativen Totraum aufweisen. Spezielle Säuglings- und Kleinkindermasken, wie z.B. Rendell-Baker-Masken, stehen hier zur Verfügung.

Die Intubation stellt gerade im Säuglings- und Kleinkindesalter das sicherste Verfahren für eine suffiziente Ventilation dar. Die Auswahl der Tubusgröße richtet sich nach Alter und Gewicht:

| | Innendurchmesser (mm) |
|---|---|
| unter 2,5 kg | 2,5 |
| 2,5–5,0 kg | 3,0 |
| 5,0–8,0 kg | 3,5 |
| 8,0–10 kg | 4,0 |
| 10,0–15,0 kg | 4,5 |
| 15,0–20,0 kg | 5,0 |

Unabhängig von der gewählten Tubusgröße sollte in jedem Fall eine Tubusgröße darunter und darüber bereitliegen, um bei Abweichungen von dieser Norm sofort zur Verfügung zu stehen.

Eine typischer Fehler beim Intubieren ist die zu tiefe und damit endobronchiale Fehlplazierung der Tubusspitze. Die Trachea von Säuglingen und Kleinkindern ist von *endlicher* Länge, von der Stimmritze bis zur Tubusspitze gerechnet beträgt die Intubationstiefe bei Säuglingen 2–3 cm und bei Kleinkindern 3–4 cm. Längenmarkierte Tuben mit entsprechend eingefärbter Spitze erleichtern erheblich das praktische Vorgehen und bieten später die Möglichkeit einer optischen Kontrolle der Tubuslage.

Tuben für diese Altersstufen sind ausschließlich Tuben ohne Blockermanschette, weil die engste Stelle in Höhe des Ringknorpels und nicht im Bereich der Stimmritze liegt. Der Schleimhautwulst in Höhe des Ringknorpels dichtet bei altersentsprechender Auswahl der Tubusgröße ausreichend ab. Das gilt auch für Eingriffe im HNO-Bereich. Bei korrekter Auswahl der Tubusgröße ist bei Beatmungsdrücken über 20 cm/$H_2O$ ein leichtes Tubusleck normal und Hinweis für die Auswahl der richtigen Tubusgröße.

Für kurze Eingriffe ist die orotracheale Intubation das Verfahren der Wahl, das gleiche gilt für aspirationsgefährdete Kinder. Für längerdauernde Operationen mit Nachbeatmung sowie für einen Transport bietet die nasotracheale Intubation erhebliche Vorteile.

Die Intubationsspatel müssen den Altersgruppen angepaßt sein; bei Kindern unter 5 kg ist ein gerade Spatel vom Typ Foregger oder Miller von Vorteil, bei einem Körpergewicht über 5 kg können MacIntosh-Spatel der verschiedenen Größen eingesetzt werden.

Für die Narkosebeatmung haben sich die Erwachsenenkreisteile in Verbindung mit speziellen Kinderschläuchen (Ulmer Kinderset) für Säuglinge und Kleinkinder bewährt. Spülgassysteme, wie z.B. das Kuhn-System, haben einen hohen Frischgasverbrauch, Probleme mit der Anfeuchtung und Vorwärmung der Narkosegase und bieten erst durch eine umständliche Zusatzkonstruktion die Möglichkeit der Abgasbeseitigung. Ebenfalls ist die Beatmungsüberwachung bei Spülgassystemen problematisch. Zur Ergänzung sei hier noch erwähnt, daß bei einer Erhöhung des Frischgasflows auf das 3fache des Atemminutenvolumens jedes Kreissystem zu einem Spülgassystem wird.

Viele der typischen operativen Eingriffe im Kindesalter sind von kürzerer Dauer, so daß eine assistierte oder kontrollierte Handbeatmung ausreichend ist. Bei einer Beatmungsdauer von mehr als 60 min hat sich jedoch eine maschinelle Beatmung bewährt, wobei ein Narkosebeatmungsgerät für die Kinderanästhesie folgende Kriterien aufweisen sollte:

1) volumenkonstante Beatmung als Arbeitsprinzip,
2) vorwählbare Einstellung und Abgabe eines Atemzugvolumens zwischen 10 und 500 ml,
3) Frequenzvariation zwischen 10 und 60 (80) min.
4) variables I:E-Verhältnis (mindestens 1:1, 1:1,5, 1:2),
5) variable Überdruckbegrenzung,
6) PEEP-Einstellung bis zu 15 cm/$H_2O$,
7) schnelle Umschaltmöglichkeit von Maschinen- auf Handbeatmung,
8) ausreichende Anfeuchtung und Vorwärmung der Atemgase.

Die meisten der heute zur Verfügung stehenden Geräte erfüllen leider diese Wünsche nicht. Im Grunde sollte ein modernes Narkosebeatmungsgerät heute Kinder und Erwachsene gleichermaßen versorgen können, ohne das Zusatzapparaturen oder Zweitgeräte erforderlich wären.

## Narkoseverfahren

Als Narkoseverfahren der Wahl gilt nach wie vor für die üblichen Eingriffe bei Säuglingen und Kleinkindern die Inhalationsanästhesie mit einem Gemisch aus Sauerstoff, Lachgas und Halothan. Kombinationen mit Lokal- oder Regionalanästhesieverfahren können z.B. bei bestimmten Indikationen bereits intraoperativ mit Erfolg eingesetzt werden und bis in die postoperative Phase als exzellentes Analgesieverfahren angewandt werden. Bereits intraoperativ kann dadurch der Narkosemittelverbrauch gesenkt werden; oft kann auch das Narkoseverfahren selbst bis zur Anlage der Lokal- oder Regionalanästhesie erheblich vereinfacht werden. Als Beispiel hierfür gilt die Operation einer Phimose, wo mit Hilfe einer kurzen intravenösen Anästhesie (z.B. Dormicum-Ketanest) eine Peniswurzelblockade ermöglicht wird, mit deren Hilfe dann die eigentliche Operation durchgeführt werden kann. Dieses Analgesieverfahren wirkt auch optimal als Analgetikum in der postoperativen Phase und stellt heute die Methode der Wahl für diesen operativen Eingriff dar.

Für größere Operationen unterhalb des Bauchnabels ist für diese Altergruppe auch die Kombination mit einer Kaudalanästhesie möglich, ein typisches Beispiel hierfür ist z.B. die operative Korrektur von Harnröhrenmißbildungen oder ausgedehnte orthopädische Eingriffe im Becken- oder Beinbereich.

Bei längerdauernden Eingriffen ist ebenfalls die zusätzliche Gabe von Opiaten, z.B. Fentanyl in einer Dosierung von initial 10–20 µg/kg KG sinnvoll, um intraoperativ eine ausreichende Analgesie unter Vermeidung hoher Gaben volatiler Anästhetika sicherstellen zu können. Als wichtige Voraussetzung für die Opiatgabe ist jedoch die Intubationsnarkose zu nennen, weil bei Maskennarkosen die eintretende Thoraxrigidität zu Problemen führen kann. Eine weitere Voraussetzung für die intraoperative Opiatapplikation ist die Möglichkeit der postoperativen Nachbeatmung und das Sicherstellen einer ausreichenden postoperativen Überwachung der Ventilation, die über längere Zeit nach der Extubation erfolgen muß.

## Intraoperative Flüssigkeits- und Volumensubstitution

Die perioperative Infusionstherapie muß die physiologischen Besonderheiten des Kindesalters beachten. Diese haben zunächst einmal direkten Einfluß auf die präoperativen Nüchternzeiten, wie bereits oben erwähnt. Bei Einhaltung einer Flüssigkeitskarenz von nicht länger als 4–6 h kann das so entstandene Defizit intraoperativ mitausgeglichen werden. Dabei sollte die intraoperative Flüssigkeitszufuhr immer mit Drosselstücken, Dosierkammern oder Infusionspumpen kontrolliert werden, um Fehlinfusionen zu vermeiden. Die mittlere Dosierung für die Wasser-Elektrolyt-Substitution beträgt in diesen Altersgruppen rund 4 ml/kg KG und Stunde und wird als Basiszufuhr praktisch allen Altersstufen gerecht. Entscheidend ist jedoch die Zusammensetzung dieser Infusionslösungen. Im Hinblick auf den Natriumanteil sollten diese Lösungen mindestens 70 mmol/l enthalten, besser jedoch 100 mmol/l. Ebenfalls ist die Infusion einer Ringerlaktatlösung möglich. Dieser hohe Natriumanteil ist erforderlich, da es intraoperativ durch den Streß immer zu einer inadäquaten Adiuretinreaktion mit der Tendenz zur Wasserretention kommt. Natriumarme oder noch schlimmer natriumfreie Lösungen führen deshalb sehr rasch zu dem Bild der Wasserintoxikation, insbesondere dann, wenn die oben genannten Flüssigkeitsmengen überschritten werden.

Der Glukoseanteil in den Infusionslösungen sollte nicht über 5% liegen, besser noch darunter. Hypoglykämien sind mit Ausnahme von extrem unreifen Kindern intraoperativ bei Einhaltung der Nüchternzeiten ungewöhnlich. Durch die Streßreaktion mit der Folge des absoluten oder relativen Insulinmangels besteht immer die Tendez zur Hyperglykämie, die die physiologischen Bereiche deutlich überschreiten kann, wenn der Glukoseanteil perioperativ zu hoch gewählt wird. Zuckeraustauschstoffe wie Sorbit oder Fruktose sind wegen der möglichen Fruktoseintoleranz für das gesamte Kindesalter gefährlich und deshalb kontraindiziert. Xylit ist diesen Altersstufen als Infusionszusatz entbehrlich.

In aller Regel kommt es bei den typischen Eingriffen in diesen Altersstufen nicht zu einem relevanten Volumenverlust, so daß eine Volumenersatztherapie selten erforderlich wird. Erst wenn mehr als 10% des zirkulierenden Blutvolumens – man rechnet 80–100 ml/kg KG – verloren gehen, wird eine Volumensubstitution erforderlich. Diese Verluste können zunächst einmal mit kristalloiden Lösungen in Form von Ringerlaktat ausgeglichen werden, man muß jedoch beachten, daß für eine ausreichende Volumenwirkung die 3fache Menge des Blutverlustes in Form von Ringerlaktat ersetzt werden muß. Kommt es zu weiteren Volumenverlusten, können kolloidale Volumenersatzmittel erforderlich sein, in diesen Altersstufen wäre dann die Substitution mit Serumpräparaten sinnvoll. Unter der Voraussetzung einer Normovolämie sollte die Substitution von Erythrozytenkonzentraten mit einer strengen Indikationsstellung erfolgen. Wenn keine kardialen oder pulmonalen Vorerkrankungen bestehen, können bei Normovolämie Hb-Werte bis zu 7 g% toleriert werden. Die Substitution von Fresh-frozen-Plasma dient der Ersatztherapie von Gerinnungsfaktoren, so daß diese erst nach einer Gerinnungsanalyse vorgenommen werden sollte. Bei normalen plasmatischen Ausgangswerten für die Gerinnung wird eine Substitution von plasmatischen Gerinnungsfaktoren erst bei einer Verdünnung des zirkulierenden Volumens von rund 70–75% erforderlich. In diesen Fällen ist gleichzeitig die Kontrolle der Thrombozytenzahlen notwendig, um eine thrombopenisch bedingte Blutung frühzeitig erkennen zu können. Auch hier wäre dann die gezielte Substitution erforderlich.

## Intraoperatives Monitoring

Bei der Überwachung der Kinder in der Narkose unterscheiden wir Standard- und Zusatzmaßnahmen.

Bei der Überwachung der Beatmung ist die Inspektion der Haut- und Blutfarbe wie auch die Kontrolle der Atemexkursionen ebenso obligat wie die kontinuierliche Auskultation mit Hilfe des präcordialen Stethoskopes. Die Beatmungsdruckmessung ist fester Bestandteil des Kreisteiles ebenso wie die Überwachung der inspiratorischen $O_2$-Konzentration. Optimalerweise wird die $O_2$-Versorgung des Kindes zusätzlich noch mit Hilfe der Pulsoxymetrie überwacht. Dieses nichtinvasive kontinuierliche Meßverfahren ist eine echte Bereicherung des Monitorings und zeigt frühzeitig an der richtigen Stelle, nämlich am Patienten, eine $O_2$-Mangelsituation an. Nicht erfaßt werden allerdings bis heute Dyshämoglobinämien, wie z.B. solche mit Met- oder CO-Hämoglobin. Ebenfalls kann aufgrund des Meßprinzips eine eingeschränkte $O_2$-Transportkapazität durch eine Anämie nicht erfaßt werden, denn bei einem Hb-Abfall auf niedrige Werte kann das restliche Hämoglobin immer noch ausreichend mit Sauerstoff gesättigt sein.

Zusätzliche Überwachungsverfahren für die Beatmung, wie z.B. die endexspiratorische $CO_2$-Messung, können in Verbindung mit dem Kreissystem auch bei kleinen Kindern durchgeführt werden und der Sicherstellung der Normoventilation dienen. Die wesentliche Voraussetzung für die endexspiratorische $CO_2$-Messung ist jedoch ein normales Ventilations-Perfusions-Verhältnis in der Lunge, weil es sonst zu falsch-niedrigen Meßwerten kommt. Als Alternative für die $CO_2$-Überwachung ist die transkutane $CO_2$-Messung möglich. Eichung und Einpendeln der Meßsonde sind jedoch zeitaufwendig und deshalb nur für längere Eingriffe sinnvoll.

Die altersabhängigen Normdaten für Atemfrequenz, Atemhubvolumen, Resistance und Compliance für Kinder aller Altersstufen sind in der Tabelle 1 dargestellt.

Bei den Standardmaßnahmen für die Herz-Kreislauf-Überwachung stehen zunächst einmal die einfachen klinischen Größen, wie die Palpation der peripheren Pulse und die Überprüfung des Kapillarpulses, im Vordergrund. Hinzu kommt auch hier das präkordiale Stethoskop, mit dem sich nicht nur die Atmung oder Beatmung, sondern gleichzeitig auch die Herzfrequenz, der Herzrhythmus und die Herztonstärke als orientierende Größe für den Blutdruck überwachen läßt.

Die Blutdruckmessung, dopplersonographisch oder oszillometrisch, ist heute für das gesamte Kindesalter möglich und obligat. Diese Messung gehört mit zu den entscheidenden Fortschritten in der Kreislaufüberwachung, insbesondere bei kleinen Kindern, weil die Pulsfrequenzmessung allein keine Rückschlüsse auf die Kreislaufsituation erlaubt.

Die kontinuierliche EKG-Überwachung wird fälschlicherweise häufig in ihrer Aussagefähigkeit mit einem intakten Kreislauf gleichgesetzt; die Ableitung der elektrischen Herzaktionen erlaubt jedoch nur eine eindeutige Aussage über Herzrhythmusstörungen.

EKG-Herzfrequenz und Pulsfrequenz, und das sollte stets beachtet werden, müssen nicht immer identisch sein.

Zusätzliche Überwachungsmaßnahmen, wie z.B. die Bestimmung der Stundenurinmenge, die kontinuierliche arterielle Druckmessung und die Bestimmung des zentralvenösen Drucks sind größeren Eingriffen mit der Gefahr größerer Blutverluste vorbehalten. Die Indikation für diese

**Tabelle 1.** Normdaten für Atemfrequenz, Atemhubvolumen, Resistance und Compliance bei Kindern

| | Neugeborene | Säuglinge | Kleinkinder | Schulkinder |
|---|---|---|---|---|
| Atemfrequenz ($min^{-1}$) | 40–60 | 30–60 | 30–40 | 12–20 |
| Atemhubvolumen ($ml \cdot kg\ KG^{-1}$) | 8–10 | 8–10 | 8–10 | 8–10 |
| Resistance ($cm/H_2O \cdot l^{-1} \cdot s$) | 40 | 20–30 | 20 | 1–2 |
| Compliance ($ml \cdot cm/H_2O^{-1}$) | 5 | 10–20 | 20–40 | 100 |

**Tabelle 2.** Normwerte der Pulsfrequenz, des Blutdrucks und des Hämatokrits bei Kindern
Durchschnittliche Pulsfrequenz pro Minute in Abhängigkeit vom Alter (wache Kinder)

| Alter | Unterer Grenzwert | Mittelwert | Oberer Grenzwert |
|---|---|---|---|
| Neugeborene | 70 | 120 | 170 |
| 1–12 Monate | 80 | 120 | 160 |
| 2 Jahre | 80 | 110 | 130 |
| 4 Jahre | 80 | 100 | 120 |
| 6 Jahre | 75 | 100 | 115 |
| 8 Jahre | 70 | 90 | 110 |
| 10 Jahre | 70 | 90 | 110 |

Durchschnittliche Bludruckwerte (mm/Hg) in Abhängigkeit vom Alter (wache Kinder)

| Alter | Systolisch (mm HG) | Diastolisch (mm HG) |
|---|---|---|
| Neugeborene | 75–85 | 40–50 |
| 2 Wochen bis 4 Jahre | 85 | 60 |
| 6 Jahre | 90 | 60 |
| 8 Jahre | 95 | 62 |
| 10 Jahre | 100 | 65 |
| 15 Jahre | 115 | 72 |

Durchschnittliche Hämatokritwerte (%) in Abhängigkeit vom Alter

| Alter | Unterer Grenzwert | Normbereich |
|---|---|---|
| Neugeborene | 43 | 43–66 |
| 2. Lebenswoche | 42 | 42–66 |
| 3. Lebensmonat | 30 | 31–41 |
| Ältere Kinder | 30 | 34–42 |

Die unteren Grenzwerte sind Minimalwerte bei stabilem Kreislauf.

Meßverfahren sollte in Kindesalter immer streng gestellt werden.

Die wichtigsten Normdaten für die Pulsfrequenz, die Blutdruckwerte und die Hämatokritwerte sind in Tabelle 2 dargestellt.

Die kontinuierliche Messung der Rektal- oder Ösophagustemperatur ist eine Standardüberwachungsmaßnahme. Die frühzeitige Information bei beginnender Hypothermie gehört ebenso dazu wie die Früherkennung eines unkontrollierten Temperaturanstiegs im Rahmen einer sich entwickelnden malignen Hyperthermie.

Um unnötige Wärmeverluste zu vermeiden, sollten Operationssäle, in denen Kinder versorgt werden, optimalerweise in ihrer Raumtemperatur zwischen 20 °C und 30 °C regulierbar sein. Heizmatten allein, auch in Verbindung mit Wärmefolien und Wattepackungen, reichen oft nicht aus, um kleine Kinder vor Unterkühlung zu schützen. Alternativ zur Raumklimatisierung können auch Rotlichtlampen eingesetzt werden; hier besteht aber leicht die Gefahr der lokalen Überwärmung mit Hautschäden und der unkontrollierten Erhöhung der Perspiratio insensibilis mit der Folge des möglichen Flüssigkeitsdefizits. Die Sicherung der Normothermie ist bei kleinen Kindern ein wichtiger Faktor für einen ungestörten Narkoseverlauf; Hypothermie führt zu Azidose, Hypoglykämie und Hypoxie. Ausgekühlte Kinder, d.h. Kinder mit einer Temperatur unter 36 °C rektal oder ösophageal, dürfen nicht extubiert werden, sie sollten bis zur Normalisierung ihrer Körpertemperatur unter Kontrolle der Blutgasanalyse und des Blutzuckers nachbeatmet werden.

## Postoperative Überwachung und Schmerztherapie

Für die postoperative Überwachung hat sich auch für das Kindesalter die Einrichtung von Aufwachräumen bewährt. Hier soll jedoch nicht nur die optimale postoperative Überwachung der Vitalfunktionen sichergestellt werden, der Aufwachraum hat auch die Aufgabe, für die erste postoperative Zeitspanne eine ausreichende Schmerzbehandlung sicherzustellen. Im gesamten Ablauf der perioperativen Versorgung unserer Patienten weist die Schmerzbehandlung in der postoperativen Phase immer nocht große Mängel auf. Das gilt auch für das Kindesalter. Das Konzept der Schmerzbehandlung sollte daher bereits mit in die Planung präoperativ einbezogen werden. Man kann als Ergänzung der oralen Prämedikation gleichzeitig rektal ein altersentsprechendes Schmerzsuppositorium, z.B. eine Kombination aus Paracetamol und Kodein, geben, damit die analgetische Wirkung dann bereits am Schluß der Operation zur Entfaltung kommt und die postoperative Versorgung dieser Kinder im Aufwachraum erleichtet. Unabhängig davon sei hier noch einmal an die intraoperativen Nervenblockaden zur postoperativen Analgesie erinnert. Ebenfalls bringt die Applikation von z.B. 0,5%igem Bupivacain in die Operationswunde vor dem Verschließen oft ebenfalls eine gute analgetische Wirkung.

Neben der suffizienten Analgesie haben sich für die postoperative Betreuung von Kindern folgende Vorgehensweisen bewährt: Eltern gehören mit in den Aufwachraum und an das Bett der Kinder. Sie behindern nicht, sondern erleichtern in aller Regel die Arbeit, auch der Pflegekräfte. Das Händchenhalten durch die Mutter ist oft wirksamer als die Gabe von Medikamenten.

Die Ursachen für Unruhe und Weinen postoperativ ist nicht immer der Schmerz allein, ein trockener Mund oder Durst können ebenso quälend sein. Kinder sollten deshalb so früh wie möglich trinken dürfen. Starre Zeitspannen für die postoperative Nüchterperiode bringen mehr Nach- als Vorteile; eine flexible, kindgerechte Handhabung erleichtert den kleinen Patienten die unangenehmen Folgen einer Narkose und Operation erheblich.

Bei der apparativen Überwachung im Aufwachraum steht die Pulsoxymetrie ganz im Vordergrund des Monitorings. Sie gibt nicht nur Aufschluß über eine ausreichende Ventilation, sonderen gleichzeitig Informationen über eine ausreichende Zirkulation. Zusätzlich ist natürlich die Beobachtung des Kindes zwingend und ein unentbehrlicher Faktor im Bereich der postoperativen Betreuung. Dabei ist eine aufmerksame Mutter am Bett des Kindes nach unserer Ansicht stets eine wertvolle Hilfe.

Abschließen möchte ich meinen Beitrag mit einer kritischen Bemerkung, die ich bereits 1990 im Rahmen des Refresher-Kurses in Mannheim gemacht haben. Da sich in der Zwischenzeit die Dinge nicht wesentlich verändert haben, möchte ich noch einmal auf folgende Tatsachen hinweisen: Bei Kindern handelt es sich in aller Regel um Patienten, die ein langes Leben vor sich haben. Es ist deshalb immer wieder erstaunlich, mit welcher Sorglosigkeit in vielen Fällen selbst Risikokinder betreut werden. Kleine Kinder und kleine operative Eingriffe werden gleichgesetzt mit kleinem Risiko und entsprechend kleinem Aufwand in bezug auf die räumliche, apparative und personelle Ausstattung. Chirurgen, die nicht mit den speziellen Problemen dieser Altersstufe vertraut sind, empfinden oft die erforderlichen Maßnahmen als übertrieben und größtenteils entbehrlich; Anästhesisten sehen sich häufig gedrängt, eher den Forderungen des Operateurs nachzugeben als den Bedürfnissen der Kinder gerecht zu werden.

Verbessern läßt sich diese Situation nur durch eine Verbesserung der Ausbildung, auch im Bereich der Kinderanästhesie. Profunde Sachkenntnisse sind dabei die entscheidende Voraussetzung für das Erkennen der Probleme, denn nur Probleme, die erkannt sind, können sachgerecht im Interesse der Patienten gelöst werden. Es muß daher unser Ziel sein, die Ausbildung unserer Kollegen im Bereich der Kinderanästhesie weiter zu verbessern, sowohl im Rahmen von Fortbildungen, als auch durch eine Neuregelung im Rahmen der Facharztausbildung. Hierzu einen Beitrag zu leisten ist Sinn des Refresher-Kurses und Sinn meines Beitrags.

## Literatur

Ahnefeld FW, Altemeyer K-H, Fösel T (Hrsg) (1987) Kinderanästhesie. Kohlhammer, Stuttgart

Altemeyer K-H, Fösel T, Breucking E, Ahnefeld FW (1989) Narkosen im Kindesalter, 2. Aufl, Rüsch, Kernen Stuttgart

Dick W, Ahnefeld FW, Altemeyer K-H (Hrsg) (1987) Kinderanästhesie. Springer, Berlin Heidelberg New York Tokyo

Kretz FJ, Striebel HW (Hrsg) (1991) Kinderanästhesie – Basisinformationen. Editiones Roche; Basel

Saint-Maurice C, Schulte Steinberg O (1992) Regionalanästhesie bei Kindern. Fischer, Stuttgart Jena New York

# Volumenersatz: Wann, was, wieviel?

G. KREIENBÜHL

Theoretisch ist die perioperative Volumentherapie ganz einfach; sie setzt sich nämlich zusammen aus dem Basisbedarf des Patienten, dem Ersatz perioperativer Verluste und der Deckung vorbestehender Defizite. Bei den perioperativen Verlusten unterscheiden wir wieder zwischen den insensiblen, also nicht meßbaren Verlusten durch Evaporation und Sequestration von Extrazellulärflüssigkeit im Wundgebiet auf der einen Seite und den offensichtlichen, zumindest grundsätzlich meßbaren Verlusten von Blut und Sekreten.

## Basisbedarf und insensible intraoperative Verluste

Jeder operative Eingriff und jedes Trauma führt in der Frühphase zu einem Anstieg des Glukosespiegels. Eine weitere Zufuhr von glukosehaltigen Lösungen ist deshalb in der perioperativen Phase nicht sinnvoll. Als Basistherapie haben sich deshalb Vollelektrolytlösungen vom Typ Ringerlaktat oder Ringeracetat durchgesetzt. Die Zufuhr von glukosehaltigen Lösungen bedarf einer speziellen Indikation.

*Indikationen für die Zufuhr von Glukoselösungen:*

1) Patienten mit medikamentös bedingtem Diabetes mellitus,
2) Patienten mit totaler parentaler Ernähung (TPA), bei denen die TPA in der perioperativen Phase unterbrochen wird,
3) Patienten mit terminaler Niereninsuffizienz.

Auch bei Vorliegen einer Indikation zur Glukosezufuhr soll perioperativ nicht mehr als 125 g/24 h zugeführt werden. Bei glukosefreier perioperativer Flüssigkeitstherapie soll bei langdauernden Eingriffen nach spätestens 4 h eine Glukosespiegel bestimmt werden.

Als Grundregeln für den Basisbedarf, für die Deckung eines vorbestehenden Defizits infolge Nüchternheit und für die Deckung insensibler Verluste halten wir uns an folgende Regel:

*Infusionsbedarf:*

1) Ersatz des vorbestehenden Defizits infolge Nüchternheit: 2 ml/kg KG/h für die Zeit seit letzter Flüssigkeitsaufnahme bis Beginn der Anästhesie;
2) Erhaltungsbedarf:

| | |
|---|---|
| 2 ml/kg KG/h | als Basisbedarf, |
| + 4 ml/kg KG/h | bei minimalem operativem Trauma = 6 ml/kg KG/h, |
| + 6 ml/kg KG/h | bei mäßigem operativem Trauma = 8 ml/kg KG/h, |
| + 8 ml/kg KG/h | bei großem operativem Trauma = 10 ml/kg KG/h. |

Alle Infusionen als Ringerlaktat geben.

Es handelt sich hier um Regeln, die dem Bedarf des Patienten individuell angepaßt werden müssen.

Weitergehende vorbestehende Defizite müssen individuell abgeschätzt werden. Bei vorbestehenden Krankheiten kann dies sehr schwierig sein. Wichtig ist die Anamnese: Hat der Patient erbrochen? Hat er Durchfall? Ist der Darm für die Operation vorbereitet worden? Mit Spülungen? Mit Einläufen? Dann muß der Patient klinisch beurteilt werden. Es gelten die üblichen Kriterien zur Beurteilung des Kreislaufes, also Blutdruck, Puls, Füllung der Venen, Zustand der Haut (warm? trocken? rosig? Turgor?), sind die Augen haloniert? Sind die Schleimhäute trocken (*cave* Mundatmer)? Wurde die Diurese gemessen? Ist der Urin konzentriert? Neigt der Patient zu orthostatischem Kollaps? Falls vorhanden, sind die Flüssigkeitsbilanzen in den Krankenakten zu berücksichtigen.

## Blutersatz

Ein nicht behandelter Verlust von 50% des zirkulierenden Blutvolumens ist letal. Eine normovoläme Anämie mit einem Abfall des Hämoglobins auf die Hälfte des Normalwerts ist bei sonst gesunden Patienten problemlos mit dem Leben vereinbar. In der Therapie des Blutersatzes hat deshalb die Aufrechterhaltung der Normovolämie Priorität gegenüber der Aufrechterhaltung einer normalen $O_2$-Transportkapazität. Blut soll sowohl aus Gründen der Vermeidung transfusionsbedingter Komplikationen wie aus logistischen Gründen möglichst sparsam eingesetzt werden.

## Diagnose der Hypovolämie

Jeder erfahrene Anästhesist weiß, wie schwierig es ist, den intraoperativen Blutverlust adäquat zu schätzen [11]. Neben der möglichst genauen Quantifizierung der Blutverluste in Absaugflaschen und Tücher ist die klinische Diagnose der Hypovolämie am Patienten eine der wichtigsten und anspruchsvollsten Aufgaben des Anästhesisten. Die üblichen Kriterien, nämlich Blutdruck, Blutdruckamplitude, Pulsfrequenz und zentraler Venendruck, sind alle mehrdeutig und von geringer Sensitivität und Spezifität. Der Pulmonalarterienkatheter ist teuer, sein Nutzen nicht nachgewiesen. Er steht den meisten mittleren und kleinen Häusern nicht zur Verfügung. Die Interpretation der Werte erfordert eine große Erfahrung. Sowohl für den zentralvenösen Druck wie für den pulmonalkapillären Wedgedruck gilt, daß er neben dem Volumenstatus abhängig ist vom Gefäßtonus, von der Funktion des Myokards und insbesondere auch von der Compliance des linken bzw. rechten Ventrikels. Diese Compliance ist wiederum abhängig von der Myokarddurchblutung. Auch eine Tamponade verschlechtert die Compliance. Die Meßwerte sind also vieldeutig. Im Zweifelsfall sollte eine Volumenbelastung mit Kristalloiden (200 ml innerhalb von 10 min) durchgeführt werden. Ein Anstieg um 3–5 cm/$H_2O$ ist ein Hinweis dafür, daß keine Hypovolämie vorliegt. Die transösophageale Echokardiographie ist eine hervorragende Methode zur Beurteilung des Füllungszustands der Ventrikel, steht aber wieder nur dem hochspezialisierten Anästhesisten zur Verfügung. Zusätzliche Informationen gewinnt der Anästhesist aus der Analyse der Druckkurve oder der Plethysmographiekurve des Pulsoxymeters. Durch die Beatmung bedingte Druckabfälle bei Beginn der Expiration weisen auf eine Hypovolämie hin. Das Basendefizit ist ein wichtiger zusätzlicher Indikator einer ungenügenden $O_2$-Versorgung [4]. Gosain et al. [6] haben gezeigt, daß im Tierversuch die Durchblutung verschiedener Organe ganz unterschiedlich vom Volumenzustand abhängig ist. Haut und Pankreas werden sehr rasch minderdurchblutet, währenddem die Nierendurchblutung bis zu einem Blutverlust von 40% des zirkulierenden Volumens annähernd normal bleibt, dann aber abrupt abnimmt. Deshalb ist auch die Diurese ein zwar wichtiger Parameter, aber auch wieder mit einer relativ kleinen Sensitivität und Spezifität. Möglicherweise werden in Zukunft Messungen des subkutanen $pO_2$ als sensitive Indikatoren des Volumenzustandes in die Klinik Eingang finden.

Zusammenfassend bleibt also die Diagnose der Hypovolämie nach wie vor schwierig. Deshalb muß der Patient klinisch sehr gut beobachtet werden, die Daten kritisch interpretiert und immer wieder die Frage nach einer versteckten Hypovolämie gestellt werden.

## Gefahren der Bluttransfusion

Die Transfusion von homologem Blut ist nicht risikolos [7, 10, 17]. Die einzelnen Problemkreise sollen nur stichwortartig erwähnt werden:

1) Übertragung von Viren, v.a. Hepatitis und Aids;
2) Immunsuppression:
   - Tumorwachstum,
   - postoperative Infektionen;
3) Alloimmunisation;
4) transfusionsbedingtes nichtkardiogenes Lungenödem;
5) anaphylaktische Reaktionen.

Grundsätzlich kennt niemand das aktuelle Risiko der Krankheitsübertragung durch Bluttransfusionen, da dieses Risiko abhängig ist von der Sensitivität der angewandten Tests einerseits und der Durchseuchung der Spenderpopulation andererseits. Man schätzt, daß 4% der Blutempfänger an einer Hepatitis erkranken. Das HIV-Risiko wird nach deutschen Quellen auf 1:500 000 bis 1:300 000 geschätzt [5], amerikanische Schätzungen liegen aber auch so hoch wie 1:40 000 [19].

*Immunologische Probleme der Bluttransfusion:*

- vermehrte Metastasierung und Verkürzung des symptomfreien Überlebens bei Malignompatienten,
- postoperative Infektionen.

Die Studien über Malignompatienten sind in der Regel retrospektiv und randomisiert. Längst nicht alle Studien finden einen Zusammenhang zwischen Bluttransfusion und Tumorwachstum. Der immunsuppressive Effekt der Bluttransfusion in bezug auf Malignome dürfte deshalb nur schwach ausgeprägt sein. Eine Übersichtsarbeit ist zu dem Schluß gekommen, daß 17 von 19 Studien einen Zusammenhang zwischen postoperativen Infektionen und Bluttransfusionen gefunden haben, wobei in 12 dieser Studien die Bluttransfusion der wichtigste prognostische Indikator für eine postoperative Infektion war [7].

Neuere Erkenntnisse zeigen, daß die Hämorrhagie und Hypovolämie per se ebenfalls zu einer Immunsuppression führen [2].

## Weitere Probleme der Bluttransfusion

Diese sind:

- transfusionsbedingtes, akutes, nichtkardiogenes Lungenödem, wahrscheinlich durch Leukoagglutinine verursacht,
- Anaphylaxis, verursacht durch Antikörper gegen Plasmaproteine, Leukozyten oder Thrombozyten

## Gibt es einen kritischen Hämatokrit?

Die Arbeitsgruppe Messmer hat im akuten Tierexperiment gezeigt, daß die $O_2$-Transportkapazität bei akuter isovolämer Hämodilution ausgehend von einem normalen Hämatokrit zunimmt, bis bei einem Hämatokrit von 30% ein Optimum erreicht ist. Dann nimmt die $O_2$-Transportkapazität wieder ab. Die Diskussion der letzten Jahre hat sich v.a. mit dem Zusammenhang zwischen $O_2$-Transportkapazität und $O_2$-Verbrauch beschäftigt [12]. Es wird über weite Bereiche der $O_2$-Transportkapazität ein konstanter $O_2$-Verbrauch postuliert, der bei Erreichen einer kritischen unteren Schwelle linear zur $O_2$-Transportkapazität abnimmt. Obwohl einige dieser Untersuchungen methodisch heftig umstritten sind, kann man m.E. davon ausgehen, daß es eine kritische untere Grenze der $O_2$-Transportkapazität gibt. Allerdings ist der $O_2$-Verbrauch außerhalb wohl definierter experimenteller Bedingungen nicht konstant. Deshalb ist die kritische $O_2$-Transportkapazität für einen intubierten und sedierten oder anästhesierten Patienten kleiner als für einen Patienten, der postoperativ mobilisiert werden soll.

Im Tierversuch mit akuter Stenose eines einzigen Koronarastes kommt es bei einem Hämatokrit unter 20% zu regionalen Funktionsstörungen und zur Laktatproduktion des Myokards als Indikator für einen anaeroben Stoffwechsel (zit. nach [9]).

Singbartl et al. [14] beobachteten bei extremer Hämodilution bei Zeugen Jehovas und automatischer ST-Segmentanalyse bei 5 von 77 Patienten der ASA-Klassen I und II ST-Streckensenkungen bei einem mittleren Hämoglobingehalt von 47 g/l und bei 8 von 73 Patienten der ASA-Klasse III bei einem Hämoglobingehalt von 63 g/l. Es wurden keine Infarkte und keine Todesfälle beobachtet. Andererseits beobachteten Christopherson et al. [3] eine deutliche Häufung postoperativer Myokardischämien bei einem Hämatokrit unter 30%.

Van Woerkens et al. [20] berichteten über eine Zeugen Jehovas, der nach einer Operation wegen Magenblutung in extremer Hämodilution verstarb. Der Patient zeigte ein typisches Verhalten von $O_2$-Angebot und $O_2$-Verbrauch mit einer kritischen $O_2$-Angebotsschwelle von 184 ml/m$^2$/min (4,5 ml/kg KG/min). Der Hämoglobinwert betrug bei dieser kritischen Schwelle 40 g/l.

Was können wir aus den Erfahrungen mit den Zeugen Jehovas lernen? Spence et al. [1, 16] berichteten über 113 Wahloperationen bei Zeugen Jehovas. Kein Patient starb unabhängig vom präoperativen Hämoglobinwert, wenn der intraoperative Blutverlust kleiner als 500 ml war. In einer früher berichteten Serie der gleichen Arbeitsgruppe waren sowohl der präoperative Hämoglobinwert wie der Blutverlust unabhängige prognostische Fatoren bezüglich Mortalität. Ich schließe aus diesen Untersuchungen, daß bei einem anämen Patienten, der nicht blutet, symptomfrei und euvoläm ist, eine präoperative Bluttransfusion nicht indiziert ist. Je nach Hämoglobinwert müssen Blutverluste ab 500 ml ersetzt werden.

Bei euvolämen Patienten kann ein Hämatokrit von 30% als sicher gelten. Durch einen Hämatokrit zwischen 20% und 30% kann die Gefahr einer $O_2$-Schuld nur vermieden werden, wenn alle Kompensationsmechanismen funktionieren. Hier muß die Indikation zur Bluttransfusion individuell gestellt werden.

Wir haben nun die Basistherapie, die Korrektur insensibler Verluste einerseits und die Indikation zur Bluttransfusion andererseits besprochen. Wir wenden uns nun der Frage zu, welche Volumentherapie angewandt werden soll, wenn kein Blut zur Verfügung steht oder eine Bluttransfusion nicht oder noch nicht indiziert ist.

## Volumentherapie in der Vorklinikphase

Diskutiert werden z.Z. 2 Fragen, nämlich einerseits das Konzept des sog. „small volume resuscitation" und andererseits die Frage, ob in der Vorklinikphase überhaupt Volumentherapie betrieben werden soll.

Bei der „small volume resuscitation" [8] werden als Bolus innerhalb von 2–5 min 4 ml/kg KG einer hypertonen hyperonkotischen Salzlösung infundiert, in der Regel 7,5%ige Kochsalzlösung mit 6–10% Dextran 60–70 oder 6–10% HAES 200 000. Man erwartet von der „small volume resuscitation" 6 Effekte, nämlich eine Volumenmobilisierung, eine Vasodilatation, einen positivinotropen Effekt, eine Hämodilution, eine Steigerung der Vasomotion und eine Reduktion der Interaktion zwischen Leukozyten und dem Endothel postkapillärer Venolen.

Das Konzept ist tierexperimentell gut überprüft. Es liegen Berichte über klinisch-experimentelle Studien vor. Die Resultate sind der konventionellen Volumentherapie mindestens gleichwertig, wenn nicht sogar überlegen. Die regelmäßig auftretende Hypernatriämie scheint klinisch nicht von Bedeutung zu sein. Entsprechende Präparate sind bis jetzt in der Schweiz nicht zugelassen. Wir verfügen über keine persönlichen Erfahrungen mit diesem sicher sehr interessanten therapeutischen Ansatz. Wir können deshalb z.Z. noch nicht beurteilen, ob dies noch eine klinisch-experimentelle Methode ist oder ob sie mittlerweile reif ist für den breiten klinischen Einsatz. Für die Anhänger der Kolloidtherapie ist die Tatsache erfreulich, daß die Überlegenheit der Kombination hypertone Kochsalzlösung mit Kolloiden gegenüber reiner hypertoner Kochsalzlösung experimentell gesichert ist.

Vor allem in der amerikanischen Notfallmedizin wird (noch) das Konzept des „scoop and run" vertreten (aufladen und davonrasen). Diese Politik scheint durch 2 Faktoren bestimmt zu sein, erstens den Einsatz von sog. „paramedics" anstelle von Ärzten in der präklinischen Phase und das Überwiegen penetrierender Verletzungen durch Schuß- und Stichwaffen gegenüber dem stumpfen Trauma. Dabei wird argumentiert, daß eine Normalisierung des Blutdrucks zu einer vermehrten Blutung und damit zu einem zusätzlichen deletären Verlust an Erythrozytenmasse führen kann. In diesem Zusammenhang dürfte der tierexperimentelle Befund von Interesse sein, daß eine Volumentherapie mit kleinen Volumina isotoner Kochsalzlösung zwar keinen Einfluß auf den Blutdruck hat, daß aber das Herzminutenvolumen und damit die $O_2$-Versorgung des Gewebes deutlich verbessert werden. Wir sind deshalb der Meinung, daß unter europäischen Verhältnissen selbst eine nach üblichen Kriterien ungenügende Volumentherapie besser ist als keine Volumentherapie.

## Volumenersatz in der Klinikphase

Wir müssen nun doch noch auf die Kontroverse Kristalloide – Kolloide zu sprechen kommen. Velanovic [18] hat in einer Metaanalyse gezeigt, daß sich in klinischen Studien keine Überlegenheit der einen oder anderen Therapieform beweisen läßt. Blutvolumenersatz mit Kolloiden im Verhältnis 1:1 oder mit Vollelektrolytlösungen im Verhältnis 3:1–5:1 sind also gleichwertig.

Der große Pluspunkt für die Kristalloide liegt darin, daß sie billig sind, in unbegrenzten Mengen zur Verfügung stehen und keine anaphylaktoiden Reaktionen verursachen. Mit dem Einsatz von Kristalloiden kommt es zu einer vermehrten Ödembildung, besonders auch im Operationsgebiet. Diese Ödembildung kann die operativen Resultate beeinträchtigen. Die Elektrolytlösungen vergrößern quasi primär den Extrazellulärraum und nur sekundär das zirkulierende Blutvolumen.

Die Kolloide vergrößern primär den Intravalsalraum. Es kommt dabei weniger zu Ödembildungen. Ihr Nachteil liegt im Preis und im Auftreten anaphylaktoider Reaktionen. Zudem stehen natürliche Kolloide (Albumin) nur in begrenzter Menge zur Verfügung. Als künstliche Kolloide sind Dextran, Hydroxyäthylstärke und Gelatinepräparate im klinischen Einsatz. Die anaphylaktoiden Reaktionen sind insgesamt sehr selten. Sie sind bei den Dextranen durch die Einführung des Haptens und bei den Gelatinepräparaten durch die Änderung des Fabrikationsprozesses vermindert worden. Meines Erachtens besteht heute zwischen den 3 künstlichen Kolloiden kein gesicherter Unterschied in der Häufigkeit anaphylaktoider Reaktionen. Die Dextrane beeinträchtigen die Gerinnung am meisten, die Gelatinepräparate am wenigsten.

Die experimentellen Befunde von Smith [15] zeigen eine Überlegenheit der Kombination von Kristalloiden und Kolloiden gegenüber der Therapie mit nur Kristalloiden oder nur Kolloiden. Safar [13] hat in Tierversuchen mit extremer Hämodilution gezeigt, daß mit Kolloiden tiefere Hämatokritwerte überlebt werden als mit Kristalloiden.

Wir persönlich plädieren deshalb für eine Kombination großzügiger Kristalloidgaben mit künstlichen Kolloiden. Für die akute isovoläme Hämodilution bevorzugen wir die Gelatinepräparate. Sonst verwenden wir HAES-Präparate.

## Zusammenfassung

1) Der Erhaltungsbedarf und die insensiblen Verluste werden mit Vollelektrolytlösungen abgedeckt.
2) Bei Blutverlusten ist die Aufrechterhaltung der Isovolämie wichtiger als die Aufrechterhaltung der Erythrozytenmasse.
3) Für praktisch alle Patienten kann ein Hämoglobinwert von 100 g/l bzw. ein Hämatokritwert von 30% akzeptiert werden. Bei jungen und gesunden Patienten darf ein Hämoglobinwert von 70 g/l und ein Hämatokritwert von 20% akzeptiert werden. Wo die kritische Grenze beim einzelnen Patienten liegt, hängt von den Kompensationsmöglichkeiten des Patienten ab, im wesentlichen also von seiner Kreislaufregulation und damit von seinen Koronarien. Hier muß das klinische Urteil des Anästhesisten entscheiden. ST-Senkungen und Rhythmusstörung können der Ausdruck einer amämiebedingten Myokardischämie sein.
4) Ob der zellfreie Blutersatz mit Kristalloiden oder Kolloiden erfolgen soll, kann wissenschaftlich nicht entschieden werden. Wir bevorzugen großzügige Gaben von Kristalloiden, kombiniert mit künstlichen Kolloiden.
5) Wenn Blut indiziert ist, soll wenn immer möglich autologes Blut gegeben werden. Fremdbluttransfusionen, aber auch hämorrhagischer Schock, beeinträchtigen das Immunsystem.

## Literatur


1. Carson JL, Poses RM, Spence RK, Bonavita G (1988) Severity of anaemia and operative mortality and morbidity. Lancet I:727–729
2. Chaudry IH, Ayala A (1993) Immune consequences of hypovolemic shock and resuscitation. Curr Opin Anaesthesiol 6:385–392
3. Christopherson R, Frank S, Norris E, Rock P, Gottlieb S, Beattie C (1991) Low postoperative hematocrit is associated with cardiac ischemia in high-risk patients. Anesthesiology 75:A99
4. Davis JW, Shackford SR, Holbrook TL (1991) Base Deficit as a sensitive indicator of compensated shock and tissue oxygen utilization. Surg Gynecol Obstet 173:473–476
5. Glück D, Kubanek B, Ahnefeld FW (1988) Eigenblut-Transfusion. Anaesthesist 37:565–571
6. Gosain A, Rabkin J, Reymond J-P, Jensen JA, Hunt TK, Upton RA (1991) Tissue oxygen tension and other indicators of blood loss or organ perfusion during graded hemorrhage. Surgery 109:523–532
7. Isbister JP (1992) Blood transfusion, blood products, and autologous transfusion. Curr Opin Anaesthesiol 5:263–271
8. Kreimeier U, Frey L, Messmer K (1993) Small-volume resuscitation. Curr Opin Anaesthesiol 6:400–408
9. Leone BJ (1993) Advantages and dangers of hemodilution in cardic disease. Curr Opin Anaesthesiol 6:66–71
10. Lundsgaard-Hansen P (1990) Safety of modern transfusion practice. Curr Opin Anaesthesiol 3:269–274
11. Messinger G, Segal E, Perel A (1993) Monitoring of hypovolemia. Curr Opin Anaesthesiol 6:393–399
12. Reed RL (1993) Oxygen consumption and delivery. Curr Opin Anaesthesiol 6:329–334
13. Safar P. Resuscitation in hemorrhagic shock, coma and cardiac arrest. In: Cowley RA, Trump BF (1982) Pathophysiology of shock, anoxia, and ischemia, Chap 29. Williams & Wilkins, Baltimore London, pp 411–438
14. Singbartl G, Becker M, Frankenberg Ch, Maleszka H, Schleinzer W (1992) Intraoperative on-line ST-segment analysis with extreme normovolemic hemodilution. Anesth Analg 74:S295
15. Smith JAR, Norman JN (1982) The fluid of choice for resuscitation of severe shock. Br J Surg 69:702–705
16. Spence RK, Carson JA, Poses R, McCoy S, Pello M, Alexander J, Popovich J, Norcross E, Camishion RC (1990) Elective surgery without transfusion: Influence of preoperative hemoglobin level and blood loss on mortality. Am J Surg 159:320–324
17. Sugg U (1991) Transfusionsvermittelte Infektionen. Anästhesiol Intensivmed Notfallmed Schmerzther 26:214–215

18. Velanovich V (1989) Crystalloid versus colloid fluid resuscitation: a meta-analysis of mortality. Surgery 105:65–71
19. Ward JW, Holmberg SD, Allen JR, Cohn DL, Critchley SE, Kleinman SH, Lenes BA, Ravenholt O, Davis JR, Quinn MG, Jaffe HW (1988) Transmission of human immunodeficiency virus (HIV) by Blood transfusions screened as negative for HIV antibody. New Engl J Med 318:473–478
20. Woerkens ECSM van, Lanschot JJB van (1992) Profound Hemodilution: What is the critical level of hemodilution at which oxygen delivery-dependent oxygen consumption starts in an anesthetized human? Anesth Analg 75:818–821

# Deutsche Akademie für Anästhesiologische Fortbildung

## BEWERTUNGSBOGEN

zum 19. Kurs zur Weiter- und Fortbildung für Anästhesisten am
18. und 19. September 1993 in Dresden

**Referent:** C. Diefenbach, Köln

**Thema:** Muskelrelaxation und ihre Antagonisierung

Wir bitten um Ihr Urteil!

Mit der Bewertung helfen Sie uns, den Wert künftiger Kurse für Ihre klinische Tätigkeit weiter zu verbessern.

Benoten Sie bitte alle nachstehend aufgeführten Kriterien
(beste Note 1; schlechteste Note 6).

1. Einhaltung des Themas . . . . . . . . . . . . . . . . . . . . . . . . . . . . ____________
2. Rhetorik des Referenten . . . . . . . . . . . . . . . . . . . . . . . . . . . ____________
3. Didaktischer Aufbau des Vortrages . . . . . . . . . . . . . . . . . . . . ____________
4. Qualität der Diapositive . . . . . . . . . . . . . . . . . . . . . . . . . . . ____________
5. Herausarbeiten der wichtigsten Punkte . . . . . . . . . . . . . . . . . ____________
6. Bezug des Vortrages zur Klinik . . . . . . . . . . . . . . . . . . . . . . ____________
7. Das Thema sollte bei einem späteren Kurs wiederholt werden . . . . . . . ja ❐ nein ❐
8. Der Referent sollte erneut eingeladen werden . . . . . . . . . . . . . . . ja ❐ nein ❐

---

Ich bin im ____ Jahr der Weiterbildung zum Arzt für Anästhesie.

Ich bin Arzt für Anästhesie seit ____________

Ich bin Chefarzt für Anästhesie seit ____________

Ich bin kein Anästhesist, sondern ____________

---

Bitte benutzen Sie die Rückseite des Bogens für weitere Kommentare, Vorschläge und Kritik.
Das ausgefüllte Blatt geben Sie bitte gleich hier ab oder schicken es an:

Prof. Dr. J. Radke
Universitätsklinik Halle-Wittenberg, Klinik für Anästhesiologie,
Magdeburger Str. 16, 06112 Halle

# Deutsche Akademie für Anästhesiologische Fortbildung

## BEWERTUNGSBOGEN

zum 19. Kurs zur Weiter- und Fortbildung für Anästhesisten am
18. und 19. September 1993 in Dresden

**Referent:** F. Mertzlufft, G. Molter und A. Eckhardt, Homburg

**Thema:** Anästhesiologisches respiratorisches Monitoring

Wir bitten um Ihr Urteil!

Mit der Bewertung helfen Sie uns, den Wert künftiger Kurse für Ihre klinische Tätigkeit weiter zu verbessern.

Benoten Sie bitte alle nachstehend aufgeführten Kriterien
(beste Note 1; schlechteste Note 6).

1. Einhaltung des Themas . . . . . . . . . . . . . . . . . . . . . . . . . . . ____________
2. Rhetorik des Referenten . . . . . . . . . . . . . . . . . . . . . . . . . . ____________
3. Didaktischer Aufbau des Vortrages . . . . . . . . . . . . . . . . . . . . ____________
4. Qualität der Diapositive . . . . . . . . . . . . . . . . . . . . . . . . . . ____________
5. Herausarbeiten der wichtigsten Punkte . . . . . . . . . . . . . . . . . . ____________
6. Bezug des Vortrages zur Klinik . . . . . . . . . . . . . . . . . . . . . . ____________
7. Das Thema sollte bei einem späteren Kurs wiederholt werden . . . . . . . ja ❐ nein ❐
8. Der Referent sollte erneut eingeladen werden . . . . . . . . . . . . . . . ja ❐ nein ❐

---

Ich bin im ____ Jahr der Weiterbildung zum Arzt für Anästhesie.

Ich bin Arzt für Anästhesie seit ____________

Ich bin Chefarzt für Anästhesie seit ____________

Ich bin kein Anästhesist, sondern ____________

---

Bitte benutzen Sie die Rückseite des Bogens für weitere Kommentare, Vorschläge und Kritik.
Das ausgefüllte Blatt geben Sie bitte gleich hier ab oder schicken es an:

Prof. Dr. J. Radke
Universitätsklinik Halle-Wittenberg, Klinik für Anästhesiologie,
Magdeburger Str. 16, 06112 Halle

# Deutsche Akademie für Anästhesiologische Fortbildung

## BEWERTUNGSBOGEN

zum 19. Kurs zur Weiter- und Fortbildung für Anästhesisten am
18. und 19. September 1993 in Dresden

**Referent:** M. Tryba und B. Donner, Bochum

**Thema:** Gefahren der rückenmarknahen Schmerztherapie

Wir bitten um Ihr Urteil!

Mit der Bewertung helfen Sie uns, den Wert künftiger Kurse für Ihre klinische Tätigkeit weiter zu verbessern.

Benoten Sie bitte alle nachstehend aufgeführten Kriterien
(beste Note 1; schlechteste Note 6).

1. Einhaltung des Themas . . . . . . . . . . . . . . . . . . . . . . . . . . . . ________
2. Rhetorik des Referenten . . . . . . . . . . . . . . . . . . . . . . . . . . . ________
3. Didaktischer Aufbau des Vortrages . . . . . . . . . . . . . . . . . . . . ________
4. Qualität der Diapositive . . . . . . . . . . . . . . . . . . . . . . . . . . . ________
5. Herausarbeiten der wichtigsten Punkte . . . . . . . . . . . . . . . . . ________
6. Bezug des Vortrages zur Klinik . . . . . . . . . . . . . . . . . . . . . . . ________
7. Das Thema sollte bei einem späteren Kurs wiederholt werden . . . . . . . ja ❐ nein ❐
8. Der Referent sollte erneut eingeladen werden . . . . . . . . . . . . . . . . ja ❐ nein ❐

---

Ich bin im ____ Jahr der Weiterbildung zum Arzt für Anästhesie.

Ich bin Arzt für Anästhesie seit ________________

Ich bin Chefarzt für Anästhesie seit ________________

Ich bin kein Anästhesist, sondern ________________

---

Bitte benutzen Sie die Rückseite des Bogens für weitere Kommentare, Vorschläge und Kritik.
Das ausgefüllte Blatt geben Sie bitte gleich hier ab oder schicken es an:

Prof. Dr. J. Radke
Universitätsklinik Halle-Wittenberg, Klinik für Anästhesiologie,
Magdeburger Str. 16, 06112 Halle

# Deutsche Akademie für Anästhesiologische Fortbildung

## BEWERTUNGSBOGEN

zum 19. Kurs zur Weiter- und Fortbildung für Anästhesisten am
18. und 19. September 1993 in Dresden

**Referent:** L. Brandt und B. Lazica, Wuppertal

**Thema:** Pathophysiologie und Therapie des TUR-Syndroms

Wir bitten um Ihr Urteil!

Mit der Bewertung helfen Sie uns, den Wert künftiger Kurse für Ihre klinische Tätigkeit weiter zu verbessern.

Benoten Sie bitte alle nachstehend aufgeführten Kriterien
(beste Note 1; schlechteste Note 6).

1. Einhaltung des Themas . . . . . . . . . . . . . . . . . . . . . . . . . . . . ________
2. Rhetorik des Referenten . . . . . . . . . . . . . . . . . . . . . . . . . . . ________
3. Didaktischer Aufbau des Vortrages . . . . . . . . . . . . . . . . . . . . ________
4. Qualität der Diapositive . . . . . . . . . . . . . . . . . . . . . . . . . . . ________
5. Herausarbeiten der wichtigsten Punkte . . . . . . . . . . . . . . . . . ________
6. Bezug des Vortrages zur Klinik . . . . . . . . . . . . . . . . . . . . . . ________
7. Das Thema sollte bei einem späteren Kurs wiederholt werden . . . . . . . ja ❐ nein [
8. Der Referent sollte erneut eingeladen werden . . . . . . . . . . . . . . . . ja ❐ nein [

---

Ich bin im ____ Jahr der Weiterbildung zum Arzt für Anästhesie.

Ich bin Arzt für Anästhesie seit ________

Ich bin Chefarzt für Anästhesie seit ________

Ich bin kein Anästhesist, sondern ________

---

Bitte benutzen Sie die Rückseite des Bogens für weitere Kommentare, Vorschläge und Kritik.
Das ausgefüllte Blatt geben Sie bitte gleich hier ab oder schicken es an:

Prof. Dr. J. Radke
Universitätsklinik Halle-Wittenberg, Klinik für Anästhesiologie,
Magdeburger Str. 16, 06112 Halle

# Deutsche Akademie für Anästhesiologische Fortbildung

## BEWERTUNGSBOGEN

zum 19. Kurs zur Weiter- und Fortbildung für Anästhesisten am
18. und 19. September 1993 in Dresden

**Referent:** A. Machotta, Berlin

**Thema:** Anästhesie bei Patienten mit vollem Magen

Wir bitten um Ihr Urteil!

Mit der Bewertung helfen Sie uns, den Wert künftiger Kurse für Ihre klinische Tätigkeit weiter zu verbessern.

Benoten Sie bitte alle nachstehend aufgeführten Kriterien
(beste Note 1; schlechteste Note 6).

1. Einhaltung des Themas . . . . . . . . . . . . . . . . . . . . . . . . . . . ________
2. Rhetorik des Referenten . . . . . . . . . . . . . . . . . . . . . . . . . ________
3. Didaktischer Aufbau des Vortrages . . . . . . . . . . . . . . . . . ________
4. Qualität der Diapositive . . . . . . . . . . . . . . . . . . . . . . . . . ________
5. Herausarbeiten der wichtigsten Punkte . . . . . . . . . . . . . . ________
6. Bezug des Vortrages zur Klinik . . . . . . . . . . . . . . . . . . . . ________
7. Das Thema sollte bei einem späteren Kurs wiederholt werden . . . . . . . ja ❐ nein ❐
8. Der Referent sollte erneut eingeladen werden . . . . . . . . . . . . . . . . . ja ❐ nein ❐

---

Ich bin im ____ Jahr der Weiterbildung zum Arzt für Anästhesie.

Ich bin Arzt für Anästhesie seit ________________

Ich bin Chefarzt für Anästhesie seit ________________

Ich bin kein Anästhesist, sondern ________________

---

Bitte benutzen Sie die Rückseite des Bogens für weitere Kommentare, Vorschläge und Kritik.
Das ausgefüllte Blatt geben Sie bitte gleich hier ab oder schicken es an:

Prof. Dr. J. Radke
Universitätsklinik Halle-Wittenberg, Klinik für Anästhesiologie,
Magdeburger Str. 16, 06112 Halle

# Deutsche Akademie für Anästhesiologische Fortbildung

## BEWERTUNGSBOGEN

zum 19. Kurs zur Weiter- und Fortbildung für Anästhesisten am
18. und 19. September 1993 in Dresden

**Referent:** M. Tryba und B. Donner, Bochum

**Thema:** Postoperative Schmerztherapie

Wir bitten um Ihr Urteil!

Mit der Bewertung helfen Sie uns, den Wert künftiger Kurse für Ihre klinische Tätigkeit weiter zu verbessern.

Benoten Sie bitte alle nachstehend aufgeführten Kriterien
(beste Note 1; schlechteste Note 6).

1. Einhaltung des Themas . . . . . . . . . . . . . . . . . . . . . . . . . . . ____________
2. Rhetorik des Referenten . . . . . . . . . . . . . . . . . . . . . . . . . . ____________
3. Didaktischer Aufbau des Vortrages . . . . . . . . . . . . . . . . . . . ____________
4. Qualität der Diapositive . . . . . . . . . . . . . . . . . . . . . . . . . . ____________
5. Herausarbeiten der wichtigsten Punkte . . . . . . . . . . . . . . . . ____________
6. Bezug des Vortrages zur Klinik . . . . . . . . . . . . . . . . . . . . . ____________
7. Das Thema sollte bei einem späteren Kurs wiederholt werden . . . . . . . ja ❐ nein ❐
8. Der Referent sollte erneut eingeladen werden . . . . . . . . . . . . . . . ja ❐ nein ❐

---

Ich bin im ____ Jahr der Weiterbildung zum Arzt für Anästhesie.

Ich bin Arzt für Anästhesie seit ____________

Ich bin Chefarzt für Anästhesie seit ____________

Ich bin kein Anästhesist, sondern ____________

---

Bitte benutzen Sie die Rückseite des Bogens für weitere Kommentare, Vorschläge und Kritik.
Das ausgefüllte Blatt geben Sie bitte gleich hier ab oder schicken es an:

Prof. Dr. J. Radke
Universitätsklinik Halle-Wittenberg, Klinik für Anästhesiologie,
Magdeburger Str. 16, 06112 Halle

# Deutsche Akademie für Anästhesiologische Fortbildung

## BEWERTUNGSBOGEN

zum 19. Kurs zur Weiter- und Fortbildung für Anästhesisten am
18. und 19. September 1993 in Dresden

**Referent:** H. Mang, Erlangen

**Thema:** Atemtherapeutische Maßnahmen nach der Extubation

Wir bitten um Ihr Urteil!

Mit der Bewertung helfen Sie uns, den Wert künftiger Kurse für Ihre klinische Tätigkeit weiter zu verbessern.

Benoten Sie bitte alle nachstehend aufgeführten Kriterien
(beste Note 1; schlechteste Note 6).

1. Einhaltung des Themas . . . . . . . . . . . . . . . . . . . . . . . . . . . . ________
2. Rhetorik des Referenten . . . . . . . . . . . . . . . . . . . . . . . . . . . ________
3. Didaktischer Aufbau des Vortrages . . . . . . . . . . . . . . . . . . . ________
4. Qualität der Diapositive . . . . . . . . . . . . . . . . . . . . . . . . . . . ________
5. Herausarbeiten der wichtigsten Punkte . . . . . . . . . . . . . . . . ________
6. Bezug des Vortrages zur Klinik . . . . . . . . . . . . . . . . . . . . . . ________
7. Das Thema sollte bei einem späteren Kurs wiederholt werden . . . . . . . ja ❒ nein ❒
8. Der Referent sollte erneut eingeladen werden . . . . . . . . . . . . . . . . ja ❒ nein ❒

---

Ich bin im ____ Jahr der Weiterbildung zum Arzt für Anästhesie.

Ich bin Arzt für Anästhesie seit ________________

Ich bin Chefarzt für Anästhesie seit ________________

Ich bin kein Anästhesist, sondern ________________

---

Bitte benutzen Sie die Rückseite des Bogens für weitere Kommentare, Vorschläge und Kritik.
Das ausgefüllte Blatt geben Sie bitte gleich hier ab oder schicken es an:

Prof. Dr. J. Radke
Universitätsklinik Halle-Wittenberg, Klinik für Anästhesiologie,
Magdeburger Str. 16, 06112 Halle

# Deutsche Akademie für Anästhesiologische Fortbildung

## BEWERTUNGSBOGEN

zum 19. Kurs zur Weiter- und Fortbildung für Anästhesisten am
18. und 19. September 1993 in Dresden

**Referent:** E. Martin und H. Schmidt, Heidelberg

**Thema:** Intensivtherapie bei schwerer Pankreatitis

Wir bitten um Ihr Urteil!

Mit der Bewertung helfen Sie uns, den Wert künftiger Kurse für Ihre klinische Tätigkeit weiter zu verbessern.

Benoten Sie bitte alle nachstehend aufgeführten Kriterien
(beste Note 1; schlechteste Note 6).

1. Einhaltung des Themas . . . . . . . . . . . . . . . . . . . . . . . . . . . ________
2. Rhetorik des Referenten . . . . . . . . . . . . . . . . . . . . . . . . . . ________
3. Didaktischer Aufbau des Vortrages . . . . . . . . . . . . . . . . . . . ________
4. Qualität der Diapositive . . . . . . . . . . . . . . . . . . . . . . . . . . ________
5. Herausarbeiten der wichtigsten Punkte . . . . . . . . . . . . . . . . ________
6. Bezug des Vortrages zur Klinik . . . . . . . . . . . . . . . . . . . . . ________
7. Das Thema sollte bei einem späteren Kurs wiederholt werden . . . . . . . ja ☐ nein ☐
8. Der Referent sollte erneut eingeladen werden . . . . . . . . . . . . . . . . ja ☐ nein ☐

---

Ich bin im ____ Jahr der Weiterbildung zum Arzt für Anästhesie.

Ich bin Arzt für Anästhesie seit ________

Ich bin Chefarzt für Anästhesie seit ________

Ich bin kein Anästhesist, sondern ________

---

Bitte benutzen Sie die Rückseite des Bogens für weitere Kommentare, Vorschläge und Kritik.
Das ausgefüllte Blatt geben Sie bitte gleich hier ab oder schicken es an:

Prof. Dr. J. Radke
Universitätsklinik Halle-Wittenberg, Klinik für Anästhesiologie,
Magdeburger Str. 16, 06112 Halle

# Deutsche Akademie für Anästhesiologische Fortbildung

## BEWERTUNGSBOGEN

zum 19. Kurs zur Weiter- und Fortbildung für Anästhesisten am
18. und 19. September 1993 in Dresden

**Referent:** H. A. Adams, Trier

**Thema:** Anästhesiologische Besonderheiten bei laparoskopischen Operationen

Wir bitten um Ihr Urteil!

Mit der Bewertung helfen Sie uns, den Wert künftiger Kurse für Ihre klinische Tätigkeit weiter zu verbessern.

Benoten Sie bitte alle nachstehend aufgeführten Kriterien
(beste Note 1; schlechteste Note 6).

1. Einhaltung des Themas . . . . . . . . . . . . . . . . . . . . . . . . . . ____________
2. Rhetorik des Referenten . . . . . . . . . . . . . . . . . . . . . . . . . ____________
3. Didaktischer Aufbau des Vortrages . . . . . . . . . . . . . . . . . . . ____________
4. Qualität der Diapositive . . . . . . . . . . . . . . . . . . . . . . . . . ____________
5. Herausarbeiten der wichtigsten Punkte . . . . . . . . . . . . . . . . . ____________
6. Bezug des Vortrages zur Klinik . . . . . . . . . . . . . . . . . . . . . ____________
7. Das Thema sollte bei einem späteren Kurs wiederholt werden . . . . . . . ja ❐ nein ❐
8. Der Referent sollte erneut eingeladen werden . . . . . . . . . . . . . . ja ❐ nein ❐

---

Ich bin im ____ Jahr der Weiterbildung zum Arzt für Anästhesie.

Ich bin Arzt für Anästhesie seit ____________

Ich bin Chefarzt für Anästhesie seit ____________

Ich bin kein Anästhesist, sondern ____________

---

Bitte benutzen Sie die Rückseite des Bogens für weitere Kommentare, Vorschläge und Kritik.
Das ausgefüllte Blatt geben Sie bitte gleich hier ab oder schicken es an:

Prof. Dr. J. Radke
Universitätsklinik Halle-Wittenberg, Klinik für Anästhesiologie,
Magdeburger Str. 16, 06112 Halle

# Deutsche Akademie für Anästhesiologische Fortbildung

## BEWERTUNGSBOGEN

zum 19. Kurs zur Weiter- und Fortbildung für Anästhesisten am
18. und 19. September 1993 in Dresden

**Referent:** J. Eckart, Augsburg

**Thema:** Grundsätze der parenteralen Ernährung

Wir bitten um Ihr Urteil!

Mit der Bewertung helfen Sie uns, den Wert künftiger Kurse für Ihre klinische Tätigkeit weiter zu verbessern.

Benoten Sie bitte alle nachstehend aufgeführten Kriterien
(beste Note 1; schlechteste Note 6).

1. Einhaltung des Themas . . . . . . . . . . . . . . . . . . . . . . . . . . . ________
2. Rhetorik des Referenten . . . . . . . . . . . . . . . . . . . . . . . . . . ________
3. Didaktischer Aufbau des Vortrages . . . . . . . . . . . . . . . . . . . ________
4. Qualität der Diapositive . . . . . . . . . . . . . . . . . . . . . . . . . . ________
5. Herausarbeiten der wichtigsten Punkte . . . . . . . . . . . . . . . . . ________
6. Bezug des Vortrages zur Klinik . . . . . . . . . . . . . . . . . . . . . ________
7. Das Thema sollte bei einem späteren Kurs wiederholt werden . . . . . . . ja ☐ nein ☐
8. Der Referent sollte erneut eingeladen werden . . . . . . . . . . . . . . . . ja ☐ nein ☐

---

Ich bin im ____ Jahr der Weiterbildung zum Arzt für Anästhesie.

Ich bin Arzt für Anästhesie seit ________________

Ich bin Chefarzt für Anästhesie seit ________________

Ich bin kein Anästhesist, sondern ________________

---

Bitte benutzen Sie die Rückseite des Bogens für weitere Kommentare, Vorschläge und Kritik.
Das ausgefüllte Blatt geben Sie bitte gleich hier ab oder schicken es an:

Prof. Dr. J. Radke
Universitätsklinik Halle-Wittenberg, Klinik für Anästhesiologie,
Magdeburger Str. 16, 06112 Halle

# Deutsche Akademie für Anästhesiologische Fortbildung

## BEWERTUNGSBOGEN

zum 19. Kurs zur Weiter- und Fortbildung für Anästhesisten am
18. und 19. September 1993 in Dresden

**Referent:** J. Radke, Halle

**Thema:** Theorie und Praxis der totalen intravenösen Anästhesie

Wir bitten um Ihr Urteil!

Mit der Bewertung helfen Sie uns, den Wert künftiger Kurse für Ihre klinische Tätigkeit weiter zu verbessern.

Benoten Sie bitte alle nachstehend aufgeführten Kriterien
(beste Note 1; schlechteste Note 6).

1. Einhaltung des Themas . . . . . . . . . . . . . . . . . . . . . . . . . . . . ______
2. Rhetorik des Referenten . . . . . . . . . . . . . . . . . . . . . . . . . . . ______
3. Didaktischer Aufbau des Vortrages . . . . . . . . . . . . . . . . . . . . ______
4. Qualität der Diapositive . . . . . . . . . . . . . . . . . . . . . . . . . . . ______
5. Herausarbeiten der wichtigsten Punkte . . . . . . . . . . . . . . . . . ______
6. Bezug des Vortrages zur Klinik . . . . . . . . . . . . . . . . . . . . . . ______
7. Das Thema sollte bei einem späteren Kurs wiederholt werden . . . . . . . ja ❐ nein [
8. Der Referent sollte erneut eingeladen werden . . . . . . . . . . . . . . . . ja ❐ nein [

---

Ich bin im ____ Jahr der Weiterbildung zum Arzt für Anästhesie.

Ich bin Arzt für Anästhesie seit ______

Ich bin Chefarzt für Anästhesie seit ______

Ich bin kein Anästhesist, sondern ______

---

Bitte benutzen Sie die Rückseite des Bogens für weitere Kommentare, Vorschläge und Kritik.
Das ausgefüllte Blatt geben Sie bitte gleich hier ab oder schicken es an:

Prof. Dr. J. Radke
Universitätsklinik Halle-Wittenberg, Klinik für Anästhesiologie,
Magdeburger Str. 16, 06112 Halle

# Deutsche Akademie für Anästhesiologische Fortbildung

## BEWERTUNGSBOGEN

zum 19. Kurs zur Weiter- und Fortbildung für Anästhesisten am
18. und 19. September 1993 in Dresden

**Referent:** U. Braun und U. Fritz, Göttingen

**Thema:** Möglichkeiten und Grenzen der Kehlkopfmaske

Wir bitten um Ihr Urteil!

Mit der Bewertung helfen Sie uns, den Wert künftiger Kurse für Ihre klinische Tätigkeit weiter zu verbessern.

Benoten Sie bitte alle nachstehend aufgeführten Kriterien
(beste Note 1; schlechteste Note 6).

1. Einhaltung des Themas . . . . . . . . . . . . . . . . . . . . . . . . . . . . ______________
2. Rhetorik des Referenten . . . . . . . . . . . . . . . . . . . . . . . . . . . ______________
3. Didaktischer Aufbau des Vortrages . . . . . . . . . . . . . . . . . . . . ______________
4. Qualität der Diapositive . . . . . . . . . . . . . . . . . . . . . . . . . . . ______________
5. Herausarbeiten der wichtigsten Punkte . . . . . . . . . . . . . . . . . ______________
6. Bezug des Vortrages zur Klinik . . . . . . . . . . . . . . . . . . . . . . ______________
7. Das Thema sollte bei einem späteren Kurs wiederholt werden . . . . . . . ja ❐ nein ❐
8. Der Referent sollte erneut eingeladen werden . . . . . . . . . . . . . . . . ja ❐ nein ❐

---

Ich bin im ____ Jahr der Weiterbildung zum Arzt für Anästhesie.

Ich bin Arzt für Anästhesie seit ______________

Ich bin Chefarzt für Anästhesie seit ______________

Ich bin kein Anästhesist, sondern ______________

---

Bitte benutzen Sie die Rückseite des Bogens für weitere Kommentare, Vorschläge und Kritik.
Das ausgefüllte Blatt geben Sie bitte gleich hier ab oder schicken es an:

Prof. Dr. J. Radke
Universitätsklinik Halle-Wittenberg, Klinik für Anästhesiologie,
Magdeburger Str. 16, 06112 Halle

# Deutsche Akademie für Anästhesiologische Fortbildung

## BEWERTUNGSBOGEN

zum 19. Kurs zur Weiter- und Fortbildung für Anästhesisten am
18. und 19. September 1993 in Dresden

**Referent:** J. Boldt, H. Hammermann und G. Hempelmann, Gießen

**Thema:** Therapie des akuten Herzversagens

Wir bitten um Ihr Urteil!

Mit der Bewertung helfen Sie uns, den Wert künftiger Kurse für Ihre klinische Tätigkeit weiter zu verbessern.

Benoten Sie bitte alle nachstehend aufgeführten Kriterien
(beste Note 1; schlechteste Note 6).

1. Einhaltung des Themas .......................... __________
2. Rhetorik des Referenten .......................... __________
3. Didaktischer Aufbau des Vortrages .......................... __________
4. Qualität der Diapositive .......................... __________
5. Herausarbeiten der wichtigsten Punkte .......................... __________
6. Bezug des Vortrages zur Klinik .......................... __________
7. Das Thema sollte bei einem späteren Kurs wiederholt werden ....... ja ❐ nein ❐
8. Der Referent sollte erneut eingeladen werden .................. ja ❐ nein ❐

---

Ich bin im ____ Jahr der Weiterbildung zum Arzt für Anästhesie.

Ich bin Arzt für Anästhesie seit __________

Ich bin Chefarzt für Anästhesie seit __________

Ich bin kein Anästhesist, sondern __________

---

Bitte benutzen Sie die Rückseite des Bogens für weitere Kommentare, Vorschläge und Kritik.
Das ausgefüllte Blatt geben Sie bitte gleich hier ab oder schicken es an:

Prof. Dr. J. Radke
Universitätsklinik Halle-Wittenberg, Klinik für Anästhesiologie,
Magdeburger Str. 16, 06112 Halle

# Deutsche Akademie für Anästhesiologische Fortbildung

## BEWERTUNGSBOGEN

zum 19. Kurs zur Weiter- und Fortbildung für Anästhesisten am
18. und 19. September 1993 in Dresden

**Referent:** B. von Bormann, Duisburg-Hamborn

**Thema:** Stufenkonzept bei blutsparenden Maßnahmen – Hämodilution, Autotransfusion, Eigenblutspende

Wir bitten um Ihr Urteil!

Mit der Bewertung helfen Sie uns, den Wert künftiger Kurse für Ihre klinische Tätigkeit weiter zu verbessern.

Benoten Sie bitte alle nachstehend aufgeführten Kriterien
(beste Note 1; schlechteste Note 6).

1. Einhaltung des Themas . . . . . . . . . . . . . . . . . . . . . . . . . . . ______________
2. Rhetorik des Referenten . . . . . . . . . . . . . . . . . . . . . . . . . . ______________
3. Didaktischer Aufbau des Vortrages . . . . . . . . . . . . . . . . . . . . ______________
4. Qualität der Diapositive . . . . . . . . . . . . . . . . . . . . . . . . . . ______________
5. Herausarbeiten der wichtigsten Punkte . . . . . . . . . . . . . . . . . . ______________
6. Bezug des Vortrages zur Klinik . . . . . . . . . . . . . . . . . . . . . . ______________
7. Das Thema sollte bei einem späteren Kurs wiederholt werden . . . . . . . ja ❐ nein ❐
8. Der Referent sollte erneut eingeladen werden . . . . . . . . . . . . . . . ja ❐ nein ❐

---

Ich bin im ____ Jahr der Weiterbildung zum Arzt für Anästhesie.

Ich bin Arzt für Anästhesie seit ______________

Ich bin Chefarzt für Anästhesie seit ______________

Ich bin kein Anästhesist, sondern ______________

---

Bitte benutzen Sie die Rückseite des Bogens für weitere Kommentare, Vorschläge und Kritik.
Das ausgefüllte Blatt geben Sie bitte gleich hier ab oder schicken es an:

Prof. Dr. J. Radke
Universitätsklinik Halle-Wittenberg, Klinik für Anästhesiologie,
Magdeburger Str. 16, 06112 Halle

# Deutsche Akademie für Anästhesiologische Fortbildung

## BEWERTUNGSBOGEN

zum 19. Kurs zur Weiter- und Fortbildung für Anästhesisten am
18. und 19. September 1993 in Dresden

**Referent:** B. Landauer, München

**Thema:** Management der schwierigen Intubation – unter besonderer Berücksichtigung des Einsatzes der Fiberbronchoskopie

Wir bitten um Ihr Urteil!

Mit der Bewertung helfen Sie uns, den Wert künftiger Kurse für Ihre klinische Tätigkeit weiter zu verbessern.

Benoten Sie bitte alle nachstehend aufgeführten Kriterien
(beste Note 1; schlechteste Note 6).

1. Einhaltung des Themas . . . . . . . . . . . . . . . . . . . . . . . . . . ________
2. Rhetorik des Referenten . . . . . . . . . . . . . . . . . . . . . . . . . ________
3. Didaktischer Aufbau des Vortrages . . . . . . . . . . . . . . . . . . . ________
4. Qualität der Diapositive . . . . . . . . . . . . . . . . . . . . . . . . . ________
5. Herausarbeiten der wichtigsten Punkte . . . . . . . . . . . . . . . . ________
6. Bezug des Vortrages zur Klinik . . . . . . . . . . . . . . . . . . . . . ________
7. Das Thema sollte bei einem späteren Kurs wiederholt werden . . . . . . . ja ❐ nein
8. Der Referent sollte erneut eingeladen werden . . . . . . . . . . . . . . . . ja ❐ nein

---

Ich bin im ____ Jahr der Weiterbildung zum Arzt für Anästhesie.

Ich bin Arzt für Anästhesie seit ________

Ich bin Chefarzt für Anästhesie seit ________

Ich bin kein Anästhesist, sondern ________

---

Bitte benutzen Sie die Rückseite des Bogens für weitere Kommentare, Vorschläge und Kritik.
Das ausgefüllte Blatt geben Sie bitte gleich hier ab oder schicken es an:

Prof. Dr. J. Radke
Universitätsklinik Halle-Wittenberg, Klinik für Anästhesiologie,
Magdeburger Str. 16, 06112 Halle

# Deutsche Akademie für Anästhesiologische Fortbildung

## BEWERTUNGSBOGEN

zum 19. Kurs zur Weiter- und Fortbildung für Anästhesisten am
18. und 19. September 1993 in Dresden

**Referent:** E. Breucking, Wuppertal

**Thema:** Volumentherapie bei Säuglingen und Kleinkindern

Wir bitten um Ihr Urteil!

Mit der Bewertung helfen Sie uns, den Wert künftiger Kurse für Ihre klinische Tätigkeit weiter zu verbessern.

Benoten Sie bitte alle nachstehend aufgeführten Kriterien
(beste Note 1; schlechteste Note 6).

1. Einhaltung des Themas . . . . . . . . . . . . . . . . . . . . . . . . . . ____________
2. Rhetorik des Referenten . . . . . . . . . . . . . . . . . . . . . . . . . ____________
3. Didaktischer Aufbau des Vortrages . . . . . . . . . . . . . . . . . . ____________
4. Qualität der Diapositive . . . . . . . . . . . . . . . . . . . . . . . . . ____________
5. Herausarbeiten der wichtigsten Punkte . . . . . . . . . . . . . . . ____________
6. Bezug des Vortrages zur Klinik . . . . . . . . . . . . . . . . . . . . ____________
7. Das Thema sollte bei einem späteren Kurs wiederholt werden . . . . . . . ja ☐ nein ☐
8. Der Referent sollte erneut eingeladen werden . . . . . . . . . . . . . . . . ja ☐ nein ☐

---

Ich bin im ____ Jahr der Weiterbildung zum Arzt für Anästhesie.

Ich bin Arzt für Anästhesie seit ____________

Ich bin Chefarzt für Anästhesie seit ____________

Ich bin kein Anästhesist, sondern ____________

---

Bitte benutzen Sie die Rückseite des Bogens für weitere Kommentare, Vorschläge und Kritik.
Das ausgefüllte Blatt geben Sie bitte gleich hier ab oder schicken es an:

Prof. Dr. J. Radke
Universitätsklinik Halle-Wittenberg, Klinik für Anästhesiologie,
Magdeburger Str. 16, 06112 Halle

# Deutsche Akademie für Anästhesiologische Fortbildung

## BEWERTUNGSBOGEN

zum 19. Kurs zur Weiter- und Fortbildung für Anästhesisten am
18. und 19. September 1993 in Dresden

**Referent:** K.-H. Altemeyer, Saarbrücken

**Thema:** Besondere Probleme der Anästhesie bei Säuglingen und Kleinkindern

Wir bitten um Ihr Urteil!

Mit der Bewertung helfen Sie uns, den Wert künftiger Kurse für Ihre klinische Tätigkeit weiter zu verbessern.

Benoten Sie bitte alle nachstehend aufgeführten Kriterien
(beste Note 1; schlechteste Note 6).

1. Einhaltung des Themas . . . . . . . . . . . . . . . . . . . . . . . . . . . ______________
2. Rhetorik des Referenten . . . . . . . . . . . . . . . . . . . . . . . . . . ______________
3. Didaktischer Aufbau des Vortrages . . . . . . . . . . . . . . . . . . ______________
4. Qualität der Diapositive . . . . . . . . . . . . . . . . . . . . . . . . . . ______________
5. Herausarbeiten der wichtigsten Punkte . . . . . . . . . . . . . . . ______________
6. Bezug des Vortrages zur Klinik . . . . . . . . . . . . . . . . . . . . . ______________
7. Das Thema sollte bei einem späteren Kurs wiederholt werden . . . . . . . ja ❐ nein ❐
8. Der Referent sollte erneut eingeladen werden . . . . . . . . . . . . . . . . ja ❐ nein ❐

---

Ich bin im ____ Jahr der Weiterbildung zum Arzt für Anästhesie.

Ich bin Arzt für Anästhesie seit ______________

Ich bin Chefarzt für Anästhesie seit ______________

Ich bin kein Anästhesist, sondern ______________

---

Bitte benutzen Sie die Rückseite des Bogens für weitere Kommentare, Vorschläge und Kritik.
Das ausgefüllte Blatt geben Sie bitte gleich hier ab oder schicken es an:

Prof. Dr. J. Radke
Universitätsklinik Halle-Wittenberg, Klinik für Anästhesiologie,
Magdeburger Str. 16, 06112 Halle

# Deutsche Akademie für Anästhesiologische Fortbildung

## BEWERTUNGSBOGEN

zum 19. Kurs zur Weiter- und Fortbildung für Anästhesisten am 18. und 19. September 1993 in Dresden

**Referent:** G. Kreienbühl, St. Gallen

**Thema:** Volumenersatz: Wann, was, wieviel?

Wir bitten um Ihr Urteil!

Mit der Bewertung helfen Sie uns, den Wert künftiger Kurse für Ihre klinische Tätigkeit weiter zu verbessern.

Benoten Sie bitte alle nachstehend aufgeführten Kriterien
(beste Note 1; schlechteste Note 6).

1. Einhaltung des Themas . . . . . . . . . . . . . . . . . . . . . . . . . . . ____________
2. Rhetorik des Referenten . . . . . . . . . . . . . . . . . . . . . . . . . . ____________
3. Didaktischer Aufbau des Vortrages . . . . . . . . . . . . . . . . . . . ____________
4. Qualität der Diapositive . . . . . . . . . . . . . . . . . . . . . . . . . . ____________
5. Herausarbeiten der wichtigsten Punkte . . . . . . . . . . . . . . . . ____________
6. Bezug des Vortrages zur Klinik . . . . . . . . . . . . . . . . . . . . . . ____________
7. Das Thema sollte bei einem späteren Kurs wiederholt werden . . . . . . . ja ❐ nein ❐
8. Der Referent sollte erneut eingeladen werden . . . . . . . . . . . . . . . . ja ❐ nein ❐

---

Ich bin im ____ Jahr der Weiterbildung zum Arzt für Anästhesie.

Ich bin Arzt für Anästhesie seit ____________

Ich bin Chefarzt für Anästhesie seit ____________

Ich bin kein Anästhesist, sondern ____________

---

Bitte benutzen Sie die Rückseite des Bogens für weitere Kommentare, Vorschläge und Kritik.
Das ausgefüllte Blatt geben Sie bitte gleich hier ab oder schicken es an:

Prof. Dr. J. Radke
Universitätsklinik Halle-Wittenberg, Klinik für Anästhesiologie,
Magdeburger Str. 16, 06112 Halle

# Für Notizen

Für Notizen

# Für Notizen

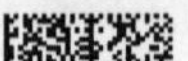